病历书写基本规范及解读

（最新版）

主　编　卢　娜　郑　艳　赵可晓

副主编　李炯俏　杨　诚　胡晓莺　纪　冰

　　　　唐　民

编　者　（以姓氏拼音为序）

安淑媛　毕璐娜　陈　鹤　戴丽娜

高　倩　谷兆敏　韩春山　李　平

林丽丽　刘欣悦　刘雪亮　马光红

裴　娜　苏　晨　孙　雪　孙宏权

汤　伟　王　琦　王　军　王美霞

肖雪英　雍静静　张　涛　周　永

辽宁科学技术出版社　　拂石医典
LIAONING SCIENCE AND TECHNOLOGY PUBLISHING HOUSE　FU SHI MEDBOOK

内容简介

本书共分十一章，内容包括：病历书写基本要求，门（急）诊病历书写要求及格式，入院记录书写要求及格式，入院记录书写要求及格式，病程记录书写要求及格式，知情同意书，专科病历书写重点要求，处方、医嘱书写要求及格式，医技科室常用申请单及报告单书写要求及格式，住院病案首页书写要求及格式，电子病历管理要求，病案（病历）管理质量与控制。

本书适合各级医院医务人员书写病历时参考，有助于促进病历质量持续提高。

图书在版编目（CIP）数据

病历书写基本规范及解读/卢娜，郑艳，赵可晓主编．—沈阳：辽宁科学技术出版社，2018.5

ISBN 978 - 7 - 5591 - 0766 - 4

Ⅰ．①病…　Ⅱ．①卢…　②郑…　③赵…　Ⅲ．①病案—书写规则　Ⅳ．①R197.323

中国版本图书馆 CIP 数据核字（2018）第 124726 号

出版发行：辽宁科学技术出版社
　　　　　北京拂石医典图书有限公司
　　　　　地址：北京海淀区车公庄西路华通大厦 B 座 15 层
联系电话：010-57262361/024-23284376
E - mail：fushimedbook@163.com
印 刷 者：三河市双峰印刷装订有限公司
经 销 者：各地新华书店

幅面尺寸：185mm×260mm
字　　数：502 千字
出版时间：2018 年 6 月第 1 版
印　张：20.25
印刷时间：2023 年 3 月第 8 次印刷

责任编辑：李俊卿
封面设计：咏　潇
版式设计：天地鹏博
责任校对：梁晓洁
封面制作：咏　潇
责任印制：丁　艾

如有质量问题，请速与印务部联系　联系电话：010-57262361

定　　价：58.00 元

前　言

病历是医务人员通过问诊、查体、辅助检查、诊断、治疗、护理等医疗活动获得有关资料，并通过归纳、分析、整理形成的医疗活动记录，完整、系统地记载患者疾病的发生、发展、诊断、治疗、归转，与患者及家属交代沟通等情况。一份病历集患者各种医疗信息于一体，具有备忘、备考、守信、凭证等功能，在医疗、教学、科研、医院管理、医疗付费、法律凭证、疾病预防、史料等方面发挥重要作用。

此次编写《病历书写基本规范及解读》，依据卫生部《病历书写基本规范》（卫医政发［2010］11号），国家卫生计生委、国家中医药管理局《医疗机构病历管理规定（2013年版）》（国卫医发［2013］31号），国家卫生计生委《住院病案首页数据填写质量规范（暂行）》（国卫办医发［2016］24号）和《住院病案首页数据质量管理与控制指标（2016）版》，国家卫生计生委、国家中医药管理局《电子病历应用管理规范（试行）》（国卫办医发［2017］8号）等文件精神，结合等级医院评审要求及医疗工作实际予以更新、补充、完善，更加注重规范执业行为、加强医患沟通、提高诊疗技术和病历书写质量，希望会对大家的病历书写及质量控制工作有所帮助。

全书共分十一章，内容包括：病历书写基本要求，门（急）诊病历书写要求及格式，入院记录书写要求及格式，入院记录书写要求及格式，病程记录书写要求及格式，知情同意书，专科病历书写重点要求，处方、医嘱书写要求及格式，医技科室常用申请单及报告单书写要求及格式，住院病案首页书写要求及格式，电子病历管理要求，病案（病历）管理质量与控制。

本书在编写过程中，参阅了《山东省病历书写基本规范（2010年版）》、安徽省《病历书写规范（最新版）》部分内容，在此谨致谢意。

由于编者水平有限，书中难免存在不妥之处，敬请指正。

编者

2018年5月

目　录

第一章　病历书写基本要求

第一节　病历的定义

　　病历是指医务人员在医疗活动过程中形成的文字、符号、图表、影像、切片等资料的总和，包括门（急）诊病历和住院病历，是患者的诊疗记录。对于患者的诊疗记录，曾经称呼不一，传统医学称之为诊籍、医案或脉案，现代医学称之为病案、病历，我国卫生部于1953年曾将诊籍、医案、病历等统称为病案。目前临床上对患者的诊疗记录最常用的称呼是病历和病案。2013年国家卫生计生委、国家中医药管理局印发的《医疗机构病历管理规定（2013年版）》（国卫医发〔2013〕31号）第二条规定："病历归档以后形成病案，"对病历和病案做了区分。

　　早在公元前6世纪就有了世界上最早的病历，在古希腊阿戈利斯湾的东海岸波罗奔尼撒半岛的一个村子里矗立着一尊阿克勒庇俄斯神像，病人纷纷来顶礼膜拜，祈祷自己早日痊愈，庙里的祭司们为方便诊治这些病人专门腾出一间房子来，并将每个病人的病情、症状、治疗结果一一记录在案，作为个人病历妥善保管起来，这是最早的病历。在我国，病历古称"医案""诊籍"等，对于医案，《辞源》中解释是"医生治疗疾病时理、法、方、药的连续记录"，即今之病历，是中医文献重要组成部分。我国最早的病历可追溯到西汉初年，西汉著名医家淳于意，因做过管理粮仓的小官，便被人们称为"仓公"，他注重详细记录病历，将典型病例进行整理，写出了中国医学史第一部医案——《诊籍》，《诊籍》是中国历史上最早的医案典范，开创了中国医学临床病案记录之先河。汉代历史学家司马迁在《史记》中为淳于意作传时，曾摘要记录了他的25份病历，这是我们现在所能见到的古人最早的"病历"。一般认为，我国现代病案管理起始于1921年北京协和医院建立病案室，目前病案管理正朝着电子化、信息化的方向发展，病历也在医、教、研、医院管理、医疗付款、医疗纠纷和法律依据、预防疾病等方面发挥着越来越不可估量的作用。

第二节　病历的价值及书写意义

一、病历的价值

　　病历是医务人员通过问诊、查体、辅助检查、诊断、治疗、护理等医疗活动获得有关资料，并通过归纳、分析、整理形成的医疗活动记录，完整、系统地记载了患者疾病的发生、发展、诊断、治疗、归转等情况。一份病历集患者各种医疗信息于一体，具有备忘、备考、守信、凭证等功能，在医疗、教学、科研、医院管理、医疗付费、法律凭证、预防疾病、史料等方面发挥重要作用。

　　（一）在医疗方面

　　现代医学的特点是群体参与性，病历资料可以作为医疗团体内或医疗机构之间信息传递的桥梁、纽带，医务人员在短时间内便可复习到患者的现病史、既往史、个人史、家族史、近期用药情况、药物过敏情况、辅助检查结果等重要的信息，对患者病情判断、诊疗计划至关重要。

（二）在医学教学方面

病历资料连续、系统地记载了患者病情和诊疗经过，反映出了某个病例的全貌；记录了疾病在不同体质、不同年龄患者身上不同的临床表现，也记录了不同体质、不同年龄患者诊疗方案的侧重，是"活的教科书"。

（三）在科研方面

病历为科学研究提供资料，病历连续、详细地记录患者诊疗过程，研读病历资料获取有效信息，通过描述性研究、分析性研究等探讨影响疾病发生发展的因素、探讨治疗效果。

近几年来，病历电子化管理，病历管理系统优化升级，促进了电子病历信息的有效共享，方便了各种科研大数据的提取，为大样本科学研究提供了便利。

（四）在医院管理方面

病历资料中包含着疾病诊断、手术操作、医疗用药、器械耗材、输血、住院日、非计划入院、辅助检查等大量原始信息，是医院管理中的平均住院日、人均费用、耗占比、药占比等重要信息来源，通过对病案资料的统计分析，便可了解医疗水平、管理水平，为制定医院管理目标、评价管理质量、医院评审、学科建设、病种管理、绩效考核提供依据。

（五）在医疗付费方面

医药卫生体制改革在我国如火如荼地进行着，社会医疗保险制度、商业医疗保险制度逐步完善，病历是进行医疗费用报销的基本凭证。目前我国采用按项目、单病种、相关疾病诊断分组（Diagnosis Related Groups，DRGs）等多元化医保支付方式。单病种付费模式通过统一的疾病诊断分类，科学地制定出每一种疾病的定额偿付标准，社保机构按照该标准与住院人次向定点医疗机构支付住院费用，这种支付方式与每个病例及其诊断有关。DRGs 付费模式根据病人的年龄、性别、住院天数、临床诊断、病症、手术、疾病严重程度等因素把病人分入诊断相关组，然后决定给医院多少补偿，是一种比单病种付费模式更为科学、合理的付费模式，我国处于起始阶段。北京版 DRGs（BJ‐DRGs）于 2008 年制定完成，目前北京多家医院试运行；上海等地区也推出相应的 DRGs，这些支付方式都需要病案的凭证作用。

（六）在法律依据方面

病历资料客观、真实、准确、及时、完整、规范，具有法律效力，是进行司法鉴定的可靠证据，为医疗纠纷鉴定、患者伤残级别鉴定、公民出生证明、公民死亡证明等提供原始材料。病历客观地记录了医务人员诊疗措施的合理性、及时性，当医患双方对医疗后果及其原因的认识上发生分歧造成医疗纠纷时，是纠纷调查过程中的可靠依据。

（七）在预防疾病方面

病历详细地记录了患者疾病的发生、个人史、既往史、发展、归转等信息，通过归纳总结、统计分析可获得疾病发生、发展的危险因素、保护因素等信息，为制定疾病预防措施提供依据。

（八）在史料方面

病历资料记录了医学发展史，体现了医学的进步；另外，病历也记录某些历史重要人物的疾病、健康状况，反映某一阶段的特殊历史。孙中山先生是中国民主革命的伟大先行者，许多资料记载孙中山先生死于肝癌，直到 1999 年海峡两岸学者交流孙中山事迹时，协和医院展示病案报告才证实孙中山先生原发癌是胆囊癌，后转移到肝，还原了历史真相。

二、病历书写意义

病历的书写质量反映一个医院医疗服务质量，反映一名医务工作者医德医风、业务水平、工作态度和综合素质能力，也是记录医疗行为是否规范的重要法律依据，因此，书写病历是医务工作者一项十分重要的临床实践。医务人员通过问诊、查体、辅助检查、诊断、治疗、护理等医疗活动获得有关资料，进行归纳、分析、整理形成病历，书写病历的过程也是培养、锻炼临床医师医疗思维的过程。临床医学家张孝骞教授曾经说过："写大病历的阶段至为重要，要通过它形成一种终身不改的习惯，即在诊务繁忙之中也能如条件反射般运用，在诊治病人过程中不遗漏任何要点。这种训练是短暂的，稍纵即逝，一旦落课，就无法再补，切勿等闲视之。"医务人员应本着严谨、规范、负责、敬业、实事求是的态度书写病历，在规范的基础上，着重提高病历的内涵质量。

第三节　病历的分类及组成

一、病历的分类

（一）按就诊方式分类

分为门诊病历、急诊病历、急诊留观病历和住院病历。

（二）按时间分类

分为运行病历和出院病历。运行病历是指病人尚未出院，处于书写形成阶段的病历；出院病历是指病人已出院，已完成的病历。

（三）按病历记录形式分类

分为纸质病历和电子病历。传统的病历记录形式为纸质病历，随着信息技术的发展，电子病历应运而生。电子病历是指医务人员在医疗活动过程中，使用信息系统生成的文字、符号、图表、图形、数字、影像等数字化信息，并能实现存储、管理、传输和重现的医疗记录，是病历的一种记录形式。

二、病历的组成

（一）门（急）诊病历的组成

1. 门（急）诊病历首页［门（急）诊手册封面)］；

2. 病历记录；

3. 化验单（检验报告）；

4. 医学影像检查资料等；

5. 具体医院规定的相关医疗文书。

（二）住院病历的组成

1. 住院病案首页；

2. 入院记录：分为入院记录、再次（多次）入院记录、24 小时内入出院记录、24 小时内入院死亡记录；

3. 病程记录：包括首次病程记录、日常病程记录、上级医师查房记录、疑难病例讨论记录、交（接）班记录、转科记录、阶段小结、抢救记录、有创诊疗操作记录、会诊记录、术前小结、术前讨论记录、麻醉术前访视记录、麻醉记录、手术记录、手术安全核查记录、手术风险评估记录、术后首次病程记录、麻醉术后访视记录、出院记录、死亡记录、死亡病例讨论记录、病重（病危）患者护理记录；

4. 知情同意书：手术同意书、麻醉同意书、输血（血液制品）知情同意书、特殊检查（特殊治疗）同意书（有创诊疗操作知情同意书、血液净化知情同意书、激素使用知情同意书、放/化疗知情同意书等）、病危（重）通知书、入院知情同意书、临床路径知情同意书、自费项目知情同意书、拒绝或放弃医学治疗告知书、自动出院或转院告知书、劝阻住院患者外出告知书、尸体解剖告知书等；

5. 医嘱单：包括长期医嘱单和临时医嘱单；

6. 体温单；

7. 辅助检查报告单：包括检验报告、医学影像检查报告、内镜检查报告、超声检查报告、病理报告等。

第四节　病历书写原则及基本要求

病历书写是指医务人员通过问诊、查体、辅助检查、诊断、治疗、护理等医疗活动获得有关资料，并进行归纳、分析、整理形成医疗活动记录的行为。

一、病历书写原则

《病历书写基本规范》（卫医政发〔2010〕11 号）第三条、《电子病历应用管理规范（试行）》（国卫办医发〔2017〕8 号）第十二条规定："病历书写应当客观、真实、准确、及时、完整、规范"，这就是病历书写的基本原则。

（一）客观

患者病情是实际存在，不以人的意志为改变。按病人描述、实际检查结果客观书写病历，不掺杂主观的臆测。

（二）真实

医务人员通过问诊、查体、辅助检查、诊断、治疗、护理等医疗活动获得有关资料，并进行归纳、分析、整理形成病历，能够真实地反映患者疾病的发生、发展、归转。

（三）准确

医务人员书写用词力求准确，准确描述、分析患者病情，准确地诊断疾病。

（四）及时

医务人员必须在规定的时间内完成相应病历的书写。如入院记录在患者入院后 24 小时内完成；首次病程记录在 8 小时内完成；上级医师首次查房记录在入院 48 小时内完成；术后每天 1 次、连续 3 天的病程记录；对病危患者每天至少 1 次病程记录；对病重患者，至少 2 天记录一次病程记录；对病情稳定的患者至少 3 天记录一次病程记录；交班记录应当在交班前由交班医师书写完成，接班记录应当由接班医师于接班后 24 小时内完成；转出记录由转出科室医师在患者转出科室前书写完成（紧急情况除外），转入记录由转入科室医师于患者转入后 24 小时内完成；因抢救急危患者，未能及时书写病历的，有关医务人员应当在抢救结束后 6 小时内据实补记，并加以注明；手术记录应当在术后 24 小时内完成；死亡记录应当在患者死亡后 24 小时内完成。

（五）完整

严格按照《病历书写基本规范》（卫医政发〔2010〕11 号）、《电子病历应用管理规范（试行）》（国卫办医发〔2017〕8 号）等要求，各病历组成部分完整；病历完整、详细记录患者病情变化、治疗方案。

（六）规范

严格按照法律法规、部门规章、行业标准等书写病历，如《中华人民共和国执业医师法》、《中华人民共和国电子签名法》、《医疗事故处理条例》、《病历书写基本规范》（卫医政发〔2010〕11 号）、《医疗机构病历管理规定（2013 年版）》（国卫医发〔2013〕31 号）、《电子病历应用管理规范（试行）》（国卫办医发〔2017〕8 号）、《住院病案首页数据填写质量规范（暂行）》和《住院病案首页数据质量管理与控制指标（2016 年版）》（国卫办医发〔2016〕24 号）等。

二、病历书写的基本要求

1. 病历书写应当使用蓝黑墨水、碳素墨水，需复写的病历资料可以使用蓝或黑色油水的圆珠笔。计算机打印的病历应当符合病历保存的要求。电子病历书写要求按《电子病历应用管理规范（试行）》（国卫办医发〔2017〕8 号）规定，详见"第十章 电子病历管理要求"。

2. 病历书写应当使用中文，通用的外文缩写和无正式中文译名的症状、体征、疾病名称等可以使用外文。

3. 病历书写应规范使用医学术语，文字工整，字迹清晰，表述准确，语句通顺，标点正确。

4. 病历书写过程中出现错字时，应当用双线画在错字上，保留原记录清楚、可辨，并注明修改时间，修改人签名。不得采用刮、粘、涂等方法掩盖或去除原来的字迹。需取消医嘱时，用红色墨水标注"取消"字样并签字。

5. 病历应当按照规定的内容书写，并由相应医务人员签名。

6. 实习医务人员、试用期医务人员书写的病历，应当经过本医疗机构注册的医务人员审阅、修改并签名；进修医务人员由医疗机构根据其胜任本专业工作实际情况认定后书写病历。

7. 上级医务人员有审查修改下级医务人员书写的病历的责任。

8. 病历书写一律使用阿拉伯数字书写日期和时间，采用 24 小时制记录。

9. 对需取得患者书面同意方可进行的医疗活动，应当由患者本人签署知情同意书。患者不具备完全民事行为能力时，应当由其法定代理人签字；患者因病无法签字时，应当由其授权的人员签字；为抢救患者，在法定代理人或被授权人无法及时签字的情况下，可由医疗机构负责人或者授权的负责人签字。

因实施保护性医疗措施不宜向患者说明情况的，应当将有关情况告知患者近亲属，由患者近亲属签署知情同意书，并及时记录。患者无近亲属的或者患者近亲属无法签署同意书的，由患者的法定代理人或者关系人签署同意书。

10. 电子病历使用的术语、编码、模板和数据应当符合相关行业标准和规范的要求，在保障信息安全的前提下，促进电子病历信息有效共享。

11. 电子病历系统应当为操作人员提供专有的身份标识和识别手段，并设置相应权限。操作人员对本人身份标识的使用负责。

12. 有条件的医疗机构电子病历系统可以使用电子签名进行身份认证，可靠的电子签名与手写签名或盖章具有同等的法律效力。

13. 电子病历系统应当采用权威可靠时间源，具有法律效力的时间戳。

14. 医疗机构应当为患者电子病历赋予唯一患者身份标识，以确保患者基本信息及其医疗记录的真实性、一致性、连续性、完整性。

15. 电子病历系统应当对操作人员进行身份识别，并保存历次操作印痕，标记操作时间和操作人员信息，并保证历次操作印痕、标记操作时间和操作人员信息可查询、可追溯。

16. 医务人员采用身份标识登录电子病历系统完成书写、审阅、修改等操作并予以确认后，系统应当显示医务人员姓名及完成时间。

17. 电子病历系统应当设置医务人员书写、审阅、修改的权限和时限。实习医务人员、试用期医务人员记录的病历，应当由具有本医疗机构执业资格的上级医务人员审阅、修改并予确认。上级医务人员审阅、修改、确认电子病历内容时，电子病历系统应当进行身份识别、保存历次操作痕迹、标记准确的操作时间和操作人信息。

18. 电子病历应当设置归档状态，医疗机构应当按照病历管理相关规定，在患者门（急）诊就诊结束或出院后，适时将电子病历转为归档状态。电子病历归档后原则上不得修改，特殊情况下确需修改的，相关医务人员需填写《电子病历完善申请表》，经医疗机构医务部门批准后进行修改并保留修改痕迹。

第二章 门（急）诊病历书写要求及格式

第一节 门（急）诊病历的书写要求

一、门（急）诊病历的书写基本原则与要求

（一）门（急）诊病历是反映患者在门（急）诊就诊过程中的病情、病情变化及医务人员诊疗活动的重要资料。门（急）诊病历内容包括：门（急）诊病历首页［门（急）诊手册封面］、病历记录、化验单（检验报告）、医学影像检查资料等。

（二）门（急）诊病历首页［门（急）诊手册封面］内容应当包括患者姓名、性别、出生年月日、民族、婚姻状况、职业、工作单位、住址、药物过敏史等项目。

（三）门（急）诊病历记录应当由接诊医师在患者就诊时即时完成。急诊病历书写就诊时间应当具体到分钟。病历书写要力求内容完整、精要、重点突出、文字清晰易辨、药名拼写无误。主诉、现病史、既往史、各种阳性体征和与疾病有关的重要阴性体征、诊断及治疗处理意见等均需记载于病历上，医师要签全名。

（四）门（急）诊病历应标注页码。使用区域统一门诊病历时，要加盖医院章。门（急）诊病历书写应当使用医院统一的蓝黑墨水或碳素墨水，字迹应清晰易认。

（五）对诊断不明的急危重症患者应及时安排相关科室会诊，普通患者就诊 3 次仍诊断不明者应提出门诊会诊或收入院治疗。凡请示上级医师的事项、上级医师的诊查过程或指示，均应记录在门（急）诊病历中。

（六）法定传染病应注明疫情报告情况。

（七）门（急）诊病历应由执业医师书写，实习医师、进修医师、试用期医师及执业助理医师书写的门（急）诊病历应由具有执业资格的上级医师修改、认可并签字。

（八）由医院统一保管门（急）诊病历时，门（急）诊患者的化验单（检验报告）、医学影像检查资料等在检查结果出具后 24 小时内归入门（急）诊病历档案。

（九）电子门（急）诊病历无门（急）诊病历首页［门（急）诊手册封面］，患者一般信息内容记录在门（急）诊病历记录中。

（十）电子门（急）诊病历书写要求同纸质版门（急）诊病历。

二、门（急）诊病历记录

门（急）诊病历记录分为初诊病历记录和复诊病历记录。

（一）初诊病历记录

初诊记录指患者所就诊的疾病在本医疗机构首次就诊时所书写的门（急）诊记录。以后因同种疾病复诊按复诊病历记录要求。书写内容应当包括就诊时间、科别、主诉、现病史、既往史、阳性体征、必要的阴性体征、辅助检查结果、诊断、治疗处理意见和医师签名等。

1. 就诊时间和科室：每次就诊均应填写就诊科别和就诊日期，按 24 小时制，急危重症患者记录到分钟。

2. 主诉：患者本次就诊的主要症状（体征）及持续时间。

3. 现病史：确切记录患者此次就诊的主要病史，要详细记录本次患病的起病日期、主要症状、他院诊治情况及疗效等，对于与本疾病有关的过去史、个人史和家族史应根据诊疗需要进行描述。

4. 体格检查：包括一般情况和重要脏器的检查，重点记录阳性体征及有助于鉴别诊断的阴性体征。

5. 实验室及其他辅助检查：重点记录异常的检查结果。检查报告单应按时间顺序以活页或粘贴的方式附录病历后以便查阅。

6. 会诊记录：应记录会诊科室及其意见。

7. 诊断：应主次排列，力求完整全面，要严格区分确定、不确定的或尚待证实的诊断。如暂不能明确但可能性较大的诊断，可在病名后加"?"。

8. 治疗意见：包括（1）进一步检查措施或建议；（2）辅助检查结果；（3）所用药品的名称、剂量、疗程等；（4）出具的诊断证明书等其他医疗证明情况；（5）向患者交代的注意事项（生活饮食注意事项，休息方式与期限，用药方法及疗程，预约下次门诊日期，随访要求等）；（6）须向患者或家属交代的病情及有关注意事项应记录在病历上或者签署知情同意书。对患者需做手术、特殊检查（治疗）时，应请患者及家属知情同意后在病历上注明意见（或填写有关知情同意书）并签名。

9. 医师签名：诊治医师应在右下角签字迹清晰易辨认的全名。

10. 电子初诊病历记录书写要求同纸质版。医师签名为电子签名。完成后打印件交由患者保管。

（二）复诊病历记录

复诊记录指患者因同一种疾病在同一医疗机构一定时期内再次或多次就诊的记录，可在同一专科或者不同专科就诊，记录中应概括此前诊治的经过及疗效。

复诊病历记录书写内容应当包括就诊时间、科别、主诉、简要病情、必要的体格检查和辅助检查结果、诊断、治疗处理意见和医师签名等。复诊病历记录书写要求原则上与初诊病历记录一致。同一疾病相隔 3 个月以上复诊者原则上按初诊病历处理。

1. 主诉及简要病史：对诊断明确的复诊病历，可在主诉的位置写"病史同前"。现病史重点记录上次就诊后的病情变化情况、药物使用与其他治疗效果，有无药物反应，有无新的症状出现等。

2. 体格检查：重点检查上次所发现的阳性体征及其变化过程和新出现的阳性体征。

3. 辅助检查：需要补充的实验室及其他辅助检查项目。

4. 诊断：无变化者可写"同上"或不写，改变者应写新的诊断。

5. 处理措施与初诊基本相同。对用药或剂量更改应重点注明，对剂量、用法不变的药物或其他处理措施可用"用药同前"或"其他同前"来表述。

6. 电子复诊病历记录书写要求同纸质版。医师签名为电子签名。完成后打印件交由患者保管。

第二节 门（急）诊病历格式

一、门（急）诊病历首页［门（急）诊手册封面］格式

患者姓名＿＿＿＿＿　性别＿＿＿＿＿　出生＿＿＿年＿＿＿月＿＿＿日

民族＿＿＿＿＿＿＿　职业＿＿＿＿＿＿　婚姻＿＿＿＿＿＿

工作单位或住址＿＿＿＿＿＿＿＿＿＿＿＿＿＿＿＿＿＿＿＿＿＿＿＿

药物过敏史＿＿＿＿＿＿＿＿＿＿＿＿＿＿＿＿＿＿＿＿＿＿＿＿＿＿

二、门（急）诊初诊病历记录格式

（一）门（急）诊初诊病历记录格式

就诊时间　　　　　　　科别

主诉：

现病史：

既往史、个人史：与本次疾病相关的既往史及个人史。

体格检查：阳性体征、必要的阴性体征

辅助检查结果：

诊断：

诊疗意见：

　　　　　　　　　　　　　　　　　　　医师签名：

（二）电子门（急）诊初诊病历记录格式

姓名　　　　　　性别　　　年龄　　　　ID 号

就诊时间、科别

过敏史：

主诉：

现病史：

既往史、个人史：与本次疾病相关的既往史及个人史。

体格检查：阳性体征、必要的阴性体征

辅助检查：

诊断：

诊疗意见：

　　　　　　　　　　　　　　　　　医师签名（电子签名）

三、门（急）诊复诊病历记录格式

（一）门（急）诊复诊病历记录格式

就诊时间、科别

主诉：

病史：

体格检查：必要的体格检查：

辅助检查结果：

诊断：

诊疗意见：

医师签名：

（二）电子门（急）诊复诊病历记录格式

姓名　　　　性别　　　年龄　　　ID 号

就诊时间、科别

过敏史：

主诉：

病史：

体格检查：阳性体征、必要的阴性体征

辅助检查：

诊断：

诊疗意见：

医师签名（电子签名）

四、门（急）诊病历示例

（一）门（急）诊病历首页［门（急）诊手册封面］示例

> 姓名：宋×× 　性别：男 　年龄：61 岁 　出生日期：1957 年 5 月 15 日
>
> 民族：汉族 　　职业：工人 　婚姻：已婚
>
> 工作单位或住址：山东省青岛市市南区 18 号，青岛市电子磨具厂
>
> 药物过敏史：无。

（二）门（急）诊初诊病历示例

> 2017 - 12 - 09　9：20　　　　心内科
>
> 　　反复胸闷、胸痛、憋气 1 年，加重 3 天。
>
> 　　患者于 1 年前活动劳累后反复出现胸闷、胸痛及憋气，疼痛位于胸骨后，呈压榨样，范围手掌大小，爬坡、爬楼后上述症状加重，发作时伴心慌、乏力，休息或含化"硝酸甘油 0.5mg"后约 5～10 分钟可缓解。曾在我院就诊，诊断为"冠心病、不稳定性心绞痛、心功能 II 级"，予"拜阿司匹灵 0.1qd、立普妥 20mg qn、欣康 20mg bid、倍他乐克缓释片 23.75mg qd"等药物治疗后病情平稳。近 3 天因劳累及情绪激动后上述胸闷、胸痛、憋气加重，疼痛部位、范围及性质同前，平地行走 200 米出现症状，每天发作 3～4 次，每次含化"硝酸甘油 0.5～1mg"方可缓解，发作时伴心慌、全身出汗，无濒死感，无夜间阵发性呼吸困难、端坐呼吸。

既往有高血压病史 4 年，平时口服"代文 80mg qd"控制血压，血压维持在 130/80mmHg 左右。

T 36.4℃，P 76 次/分，R 16 次/分，BP 130/90mmHg。神志清，口唇无紫绀，双肺呼吸音清，未闻及干湿性啰音。心率 92 次/分，心律绝对不齐，S_1 强弱不等，脉搏短绌，各瓣膜区未闻及病理性杂音。腹软，无压痛及反跳痛，肝脾肋下未触及，双下肢无水肿。

初步诊断：1. 冠状动脉粥样硬化性心脏病
　　　　　　　不稳定性心绞痛
　　　　　　　心功能 II 级（NYHA 分级）
　　　　　　2. 心律失常
　　　　　　　心房颤动
　　　　　　3. 高血压病（3 级 极高危）

诊疗意见：

1. 心电图。

2. 血常规、肌钙蛋白定量、心肌酶谱、Pro - BNP。

3. 心脏彩超。

4. 住院（患者拒绝。已向其家属说明患者目前心脏病情不稳定，有发生急性心血管事件的风险，建议住院治疗，必要时冠脉造影检查及进一步处理，患者及家属表示知晓，并签字）。

5. 拜阿司匹灵 0.1qd×7 天

6. 波立维 75mg qd×7 天

7. 立普妥 20mg qn×7 天

8. 欣康 40mg bid×7 天

9. 倍他乐克缓释片 47.5mg qd×7 天

10. 曲美他嗪 20mg tid×7 天

11. 代文 80mg qd×7 天

12. 低盐低脂饮食；卧床休息，限制活动。

13. 7 日复诊。若有不适，及时医院就诊。

刘××

（三）电子门（急）诊初诊病历示例

姓名：李×× 性别：女 年龄：46 岁 ID 号：11200

就诊时间：2017 - 12 - 8 9：20 科别：内分泌科

过敏史：否认药物过敏史。

主诉：口干、多饮、多尿 3 年，加重 1 个月。

现病史：患者 3 年前无明显诱因出现口干、多饮、多尿，无明显多食、消瘦，曾到当地医院多次查空腹血糖在 8～9mmol/L，未控制饮食，未治疗。近 1 个月患者感上述症状加重，口干较明显，伴双足底麻木、走路踩棉花感，无明显视物模糊。

既往史：既往无高血压病、冠心病史。无食物、药物过敏史。

体格检查：T 36.4℃，P 70 次/分，R 16 次/分，BP 130/80mmHg。双肺呼吸音粗，未闻及干湿性啰音。心率 70 次/分，律齐，各瓣膜听诊区未闻及杂音。腹软，无压痛及反跳痛，双侧足背动脉搏动可，双下肢无浮肿；双侧膝腱反射存在，双巴氏征阴性。

辅助检查：1. 肝功、肾功、血糖（空腹）、糖化血红蛋白。

2. 尿液分析、尿微量白蛋白。

诊断：1. 2 型糖尿病

2. 糖尿病性周围神经病变

诊疗意见：1. 糖尿病饮食。

2. 盐酸二甲双胍缓释片 0.5g bid ×7 天，格列齐特缓释片 60mg qd 餐前×7 天。

3. 控制饮食、适当运动，1 周来院复诊，必要时住院进一步治疗。

医师签名（电子签名）刘××

五、门（急）诊复诊病历示例

（一）门（急）诊复诊病历

2017 - 12 - 16 8：30   心内科

病史同前。

经上述治疗后，胸痛及胸闷、憋气症状减轻，发作次数减少，但仍阵发性出现。

一般情况同前。BP 130/70mmHg，神志清，双肺呼吸音清，未闻及干湿性啰音。心率86 次/分，心律绝对不齐，S1 强弱不等，脉搏短绌，各瓣膜区未闻及病理性杂音。腹软，无压痛及反跳痛，肝脾肋下未触及，双下肢无水肿。

血常规、肌钙蛋白定量、心肌酶谱在正常范围。ECG：心房颤动，多导联 ST - T 改变。超声心动图：左室舒张功能减退，EF 55%。

初步诊断：同前。

诊疗意见：住院治疗。

范××

（二）电子门（急）诊复病历示例

姓名：李××   性别：女   年龄：46 岁   ID 号：11200

就诊时间：2017 - 12 - 15 8：30   科别：内分泌科

主诉：病史同前。

病史：经上述治疗后，口干较前明显减轻，仍感双足麻木不适，饮食控制可，自测指尖空腹血糖在 6～7mmol/L。

阳性体征：一般情况同前。心率 68 次/分，律齐，双侧足背动脉搏动可，双下肢无浮肿。

辅助检查：空腹血糖 8.0mmol/L，糖化血红蛋白 8.6%。

初步诊断：同前。

治疗意见：住院治疗。

医师签名（电子签名）范××

第三节　急诊留观记录

对不宜立刻离开医院但又因为各种原因不能住院的患者可以暂时留在观察室观察，并建立门（急）诊留观病历，经治医师应在门（急）诊留观病历上记录病情观察内容和处理措施。重点记录观察期间病情变化和诊疗措施，记录简明扼要，并注明患者去向。抢救危重患者时，应当书写抢救记录。门（急）诊抢救记录书写内容及要求按照住院病历抢救记录书写内容及要求执行。

1. 急诊留观记录内容包括：一般项目、病史、查体、初步诊断、重要检查结果、急诊处置、医生签名。

2. 每次记录时间要精确到分钟，观察病情记录每 24 小时不得少于两次，急、危、重症者随时记录。

3. 如患者在观察期间出现病情变化或医师进行了新的诊疗措施，值班医师均应详细记录在门（急）诊留观病历上。

4. 患者如出现输液反应或药物过敏反应，经治医师应及时处理并详细记录。

5. 观察期间发现患者需要住院治疗，联系好相关科室并注明患者去向。

6. 患者结束留观时，应详细记录留观时在院情况，诊疗经过，离开时病情、诊断、院外治疗措施及复诊医嘱等注意事项。

第三章　入院记录书写要求及格式

第一节　入院记录书写要求及格式

入院记录是指患者入院后，由经治医师通过问诊、查体、辅助检查获得有关资料，并对这些资料归纳分析书写而成的记录。可分为入院记录、再次或多次入院记录、24 小时内入出院记录、24 小时内入院死亡记录。

入院记录、再次或多次入院记录应当于患者入院后 24 小时内完成；24 小时内入出院记录应当于患者出院后 24 小时内完成，24 小时内入院死亡记录应当于患者死亡后 24 小时内完成。

一、入院记录的要求及内容

（一）患者一般情况

患者一般情况包括姓名、性别、年龄、民族、婚姻状况、出生地、职业、入院时间、记录时间、病史陈述者。

（二）主诉

1. 主诉是指促使患者就诊的主要症状（或体征）及持续时间。

2. 主诉应围绕主要疾病描述，既要简明精练，又要能确切反映发病特点，能导出第一诊断，一般不超过 20 个字。如"多饮、多食、多尿 10 年，加重 2 周"；"转移性右下腹痛 2 小时"等。

3. 主诉一般用症状学名词，原则上不用诊断名称或辅助检查结果代替。但在某些特殊情况下，疾病已明确诊断，住院的目的是为进行某项特殊治疗（如化疗、放疗）者，可用病名，如"肺癌 3 个月，入院第 3 次化疗"。一些无症状（或体征）的临床实验室、医学影像检查异常结果也可作为主诉，如"查体发现甲状腺结节 1 周"；"查体发现空腹血糖升高 3 天"等。

4. 主诉症状多于一项时，应按发生时间先后顺序依次列出，一般不超过 3 个。例如"发热 3 天，腹痛 1 小时"。在描述时间时，要尽量明确，避免用"数天"这种含糊不清的概念。急性起病、短时间内入院时，主诉时限应以小时、分钟计算。

（三）现病史

现病史是指患者本次疾病的发生、演变、诊疗等方面的详细情况，应当按时间顺序书写。内容包括发病情况、主要症状特点及其发展变化情况、伴随症状、发病后诊疗经过及结果、睡眠和饮食等一般情况的变化，以及与鉴别诊断有关的阳性或阴性资料等。

1. 发病情况：记录发病的时间、地点、起病缓急、前驱症状、可能的原因或诱因。

2. 主要症状特点及其发展变化情况：按发生的先后顺序描述主要症状的部位、性质、持续时间、程度、缓解或加剧因素，以及演变发展情况。

3. 伴随症状：记录伴随症状，描述伴随症状与主要症状之间的相互关系。

4. 发病以来诊治经过及结果：记录患者发病后到入院前，在院内、外接受检查与治疗的详细经过及效果。对患者提供的药名、诊断和手术名称需加引号（""）以示区别。

5. 发病以来一般情况：简要记录患者发病后的精神状态、睡眠、食欲、大小便、体重等情况。

6. 与本次疾病虽无紧密关系但仍需治疗的其他疾病情况，可在现病史后另起一段予以记录。

7. 书写现病史时应注意：

（1）现病史描写的内容要与主诉相符。

（2）现病史的时间描写要与主诉一致。

（3）书写应注意逻辑清晰、层次分明，用尽可能简练的语言反映疾病的发展和演变情况。可先描述主要症状及特点，再描述伴随症状及特点，最后描述阴性症状。

（4）阴性症状不是无关症状，而是对疾病诊断与鉴别诊断具有重要意义的症状。

（5）凡与本次疾病直接有关的病史，虽年代久远亦应包括在内。

（四）既往史

既往史是指患者过去的健康和疾病情况。内容包括既往一般健康状况、疾病史、传染病史、预防接种史、手术外伤史、输血史、食物或药物过敏史等。

书写既往史时应注意：

1. 与本次疾病无紧密关系，且不需治疗的疾病情况应记录在既往史中，仍需治疗的疾病情况，可在现病史后予以记录。

2. 对患者提供的诊断、手术名称、过敏药物需加引号（""）。

3. 手术外伤史应写明因何种疾病或外伤做何手术、手术日期、手术结果，外伤日期、部位、程度、诊疗及结果等。

4. 如有输血史，应详细记录输血次数、末次输血时间、输血种类、输血量及有无输血反应。

5. 食物或药物过敏史应写明过敏原名称、发生时间、程度等。

（五）个人史、婚育史、月经史、家族史

1. 个人史

（1）记录出生地及长期居留地。有无到过其他地方病或传染病疫区及其接触情况。当诊断考虑地方病或传染病时应详细描述。

（2）记录生活习惯及有无烟、酒、药物等嗜好。如有，需写明用量和年限。

（3）记录职业与工作条件及有无工业毒物、粉尘、放射性物质接触史。当考虑诊断职业病时，该项应详细描述。

（4）记录有无冶游史，有无婚外性行为，是否患过淋病、梅毒、尖锐湿疣等性传播疾病。

2. 婚育史、月经史　婚姻状况、结婚年龄、配偶健康状况、有无子女等。

女性患者记录初潮年龄、行经期天数、间隔天数、末次月经时间（或闭经年龄）、月经量、痛经及生育等情况。当考虑遗传性疾病时，应描述父母是否近亲结婚。生育史记录方式：孕3产1流2存1或 $G_3P_1A_2L_1$；

月经史记录方式：$14\dfrac{3-4}{26-28}2017-4-9$

3. 家族史　包括父母、兄弟、姐妹健康状况，有无与患者类似疾病，有无家族遗传倾向的疾病。如已死亡，应记录死亡原因及年龄；如系遗传病，应至少询问记录三代家庭成员，可画家系图谱表示。

（六）体格检查

体格检查应当按照系统循序进行书写。内容包括体温、脉搏、呼吸、血压，一般情况，皮肤、黏膜，全身浅表淋巴结，头部及其器官，颈部，胸部（胸廓、肺部、心脏、血管），腹部（肝、脾等），肛门、直肠及外生殖器（必要时检查），脊柱，四肢，神经系统等。

体格检查应注意：

1. 应全面查体，不能遗漏上述内容。心界及某些阳性体征（如肝脾大、明显的腹部包块等）必要时用图表示。

2. 必要时检查记录肛门、直肠及外生殖器。

3. 与主诉、现病史相关查体项目要重点描述，且与鉴别诊断有关的体检项目应充分描述。

4. 体检中不能用病名或症状学名词来代替体征的描述。如不可在体检中写"活动后胸闷憋气明显"等。

5. 记录准确，用词不能模棱两可。如不可描述为"心浊音界扩大不明显"，"肝脾触及不满意"等。

（七）专科情况

专科情况应当根据专科需要记录专科特殊情况。

外科、妇产科、口腔科、眼科、耳鼻咽喉科等专科需写专科情况，主要记录与本专科有关的体征，体格检查中相应项目不必书写，只写"见专科情况"。专科检查情况应全面，应详细记录与诊断及鉴别诊断有关的阳性及阴性体征。

（八）辅助检查

辅助检查指入院前所作的与本次疾病相关的主要检查及其结果。应分类按检查时间顺序记录检查结果，如系在其他医疗机构所作检查，应当写明该机构名称、检查日期及检查编号。

辅助检查包括血、尿、粪常规和其他检验、检查项目，如肝肾功、血脂、X 线、CT、心电图、超声、肺功能、磁共振等特殊检查。

（九）初步诊断

初步诊断是指经治医师根据患者入院时情况，综合分析所作出的诊断。如初步诊断为多项时，应当主次分明，诊断应尽可能包括病因诊断、病理解剖部位、病理生理诊断、疾病的分型与分期、并发症和伴发疾病诊断。对待诊病例应列出可能性较大的诊断。

（十）医师签名

由书写入院记录的医师签名。

目前国内多数医院采用电子病历，可按疾病建立入院记录电子模板，与住院病历（详见本章第二节）相比，仅免去系统回顾和病史摘要。

二、入院记录书写格式

入 院 记 录

姓名：	出生地：
性别：	职业：
年龄：	入院时间：
民族：	记录时间：
婚姻：	病史陈述者：

主诉：

现病史：

既往史：

个人史：

月经及婚育史：

家族史：

体 格 检 查

T   P   R   BP（根据专科需要酌情记录身高及体重等情况）。

一般情况，皮肤、黏膜，全身浅表淋巴结，头部及其器官，颈部，胸部（胸廓、肺部、心脏、血管），腹部（肝、脾等），肛门、直肠及外生殖器（必要时检查），脊柱，四肢，神经系统等。

专科检查：

辅 助 检 查

检查日期、检查项目、结果（检查医院、检查编号）。

初步诊断：

医师签名：

三、入院记录示例

（一）内科入院记录示例

入 院 记 录

姓名：张××　　　　出生地：湖南省长沙市

性别：女　　　　　　职业：退休工人

年龄：59 岁　　　　入院时间：2017 - 12 - 15　10：00

民族：汉族　　　　　记录时间：2017 - 12 - 15　14：20

婚姻：已婚　　　　　病史陈述者：患者本人

主诉：口干、多饮、多尿11年，加重伴手足麻木半年。

现病史：患者11年前无明显诱因出现口干、多饮、多尿，饮水量和尿量约为以前2倍，伴乏力、多食，无反酸、嗳气，无胸闷、憋气，无尿急、尿痛，无明显消瘦，到当地医院检查，查血糖高于正常（具体数值不详），诊断为"2型糖尿病"。建议适量运动，控制饮食，未规律服药治疗。后患者自服"二甲双胍、格列齐特"等药物降糖治疗（具体用量不详），自诉血糖控制不稳定，渐出现双眼视物模糊。半年前上述症状加重，并出现手足麻木不适，伴疼痛，伴心慌、胸闷、憋气，无胸痛，偶有头痛、头晕，无咳嗽、咳痰，无恶心、呕吐，无腹痛、腹泻。今来本院就诊，为进一步诊治收入院。患者自发病以来，精神状态、饮食、睡眠可，大便无异常，小便频，体重近期无明显变化。

既往史：既往有"高血压病"病史 6 年，最高血压达 170/110mmHg，平日应用"缬沙坦"治疗，血压波动大；有"冠心病"病史 2 年，平日应用"阿司匹林"等药物。无"肝炎"、"结核"等传染病史，无重大外伤及手术史，无食物及药物过敏史，无输血史，预防接种随当地。

个人史：生于原籍，无长期外地居住史，无烟酒及其他不良嗜好，无工业毒物、粉尘及放射性物质接触史，无冶游史。

婚育史：25 岁结婚，育有 1 子，配偶及儿子均体健。

家族史：父母及大姐均患有"糖尿病"。否认家族中有传染病及遗传倾向的疾病。

体 格 检 查

T 36.1℃　　　P 74 次/分　　　R 17 次/分　　　BP 140/90mmHg

体重：77kg　　　身高：172cm　　　体重指数：26.0kg/m^2

腰围：93cm　　　臀围：105cm　　　腰臀比：0.9

发育正常，营养中等，神志清楚，精神可，自主体位，查体合作。全身皮肤黏膜未见黄染及出血点，浅表淋巴结未触及肿大。头颅无畸形。眼睑无水肿，两侧瞳孔等大等圆，对光反射灵敏。鼻无畸形，口唇无紫绀，牙龈无红肿、压痛，咽无充血，扁桃体无肿大、脓点。耳廓无畸形，外耳道无异常分泌物，乳突无压痛。颈软，颈静脉无怒张，肝颈静脉回流征阴性，气管居中，甲状腺无肿大，未闻及血管杂音。胸廓外形对称，双侧乳房正常对称，双侧呼吸运动对称，节律规则，触诊未触及胸膜摩擦感及握雪感，叩诊呈清音，听诊双肺呼吸音清，未闻及干湿性啰音。心前区无隆起，心界不大，心率 74 次/分，律齐，各瓣膜听诊区未闻及病理性杂音。腹平软，全腹无压痛及反跳痛，Murphy 征（－），移动性浊音（－）。肝脾肋下未触及。肠鸣音正常。肛门、直肠、外生殖器未查。脊柱、四肢无畸形，运动无障碍，关节无红肿、畸形，活动自如，双足皮温低，双侧足背动脉搏动减弱，双下肢无浮肿。腹壁反射，肱二头肌、肱三头肌、膝腱、跟腱反射正常，巴彬斯基征、脑膜刺激征未引出。

辅 助 检 查

2017－12－15 糖化血红蛋白8.1%。（××医院，检查编号687952）

初步诊断：1. 2 型糖尿病

　　　　　　　糖尿病性周围神经病

　　　　　　　糖尿病性眼病

　　　　　　2. 高血压病（3 级 极高危）

　　　　　　3. 冠状动脉粥样硬化性心脏病

　　　　　　　心功能Ⅱ级

刘××

（二）外科入院记录示例

入 院 记 录

姓名：李××	出生地：山西省大同市
性别：男	职业：职工
年龄：36 岁	入院时间：2017 - 12 - 12　10：15
民族：汉族	记录时间：2017 - 12 - 12　10：40
婚姻：已婚	病史陈述者：患者本人

　　主诉：转移性右下腹痛2天。

　　现病史：患者于2天前起床后无明显诱因感上腹疼痛不适，疼痛呈阵发性胀痛，与饮食无关，无肩背部放射痛，感恶心，无呕吐，无腹泻，无发热，无咳嗽、咳痰，无胸闷、心慌、憋气，有排气，未排便，未行治疗。休息后，今日症状加重，疼痛发作频繁，并逐渐转移至右下腹固定，遂来我院急诊就诊，给予询问病史、相关查体后，行血常规检查示：WBC 14.52×10^9/L，N 84.30%，腹部CT示：阑尾粪石，提示阑尾炎。急诊初诊为"急性阑尾炎"，给予"0.9% NS 100ml + 头孢西丁钠2.0g静滴"等抗炎、对症治疗，症状缓解不明显，仍腹痛难忍，为行进一步治疗，急诊以"急性阑尾炎"收治入院。患者自发病以来，精神状态差，食欲差，睡眠欠佳，小便正常，体重无明显变化。

　　既往史：既往体健，无"冠心病、糖尿病、高血压病"史，无"结核、肝炎"等传染病史，无外伤、手术史，无药物、食物过敏史，无输血史，预防接种史不详。

　　个人史：生于原籍，无长期异地居住史，无疫水、疫区接触史，无粉尘、放射、有毒、有害物质接触史，无传染病患者接触史，无吸烟、饮酒等不良嗜好史。

　　婚育史：26岁结婚，育有1子，配偶及儿子均体健。

　　家族史：父母健在，否认家族性疾病及遗传性疾病史。

体 格 检 查

　　T 37.2℃　　P 83 次/分　　　R 19 次/分　　　BP 130/90mmHg

　　青年男性，神志清楚，精神不振，痛苦面容，发育正常，营养良好，自主体位，查体合作。巩膜黄染，黏膜皮肤未见明显出血点，全身浅表淋巴结未触及肿大。头颅无畸形，眼睑无水肿、充血及苍白，双侧瞳孔等大等圆，对光反应灵敏，耳鼻未见畸形，口唇无紫绀，扁桃体无肿大，颈软，气管居中，甲状腺无肿大，无颈静脉怒张。胸廓对称，双侧呼吸动度均等，双肺未闻及干湿啰音。心前区无隆起，心界不大，心率83次/分，律规整，各瓣膜听诊区未闻及病理性杂音。腹部查体详见专科情况。肛门、直肠、外生殖器未查。脊柱四肢无畸形，活动正常，腹壁反射，肱二头肌、肱三头肌、膝腱、跟腱反射正常，巴彬斯基征、脑膜刺激征未引出。

　　专科情况：腹部稍膨隆，皮肤完好，呼吸运动无异常，未见明显肠型及蠕动波，腹部静脉无曲张，腹软，右下腹麦氏点压痛，反跳痛（±），墨菲征阴性，肝脾肋下未触及，腹部未扪及明显肿块，肾区无明显叩击痛，移动性浊音（－），未闻及血管杂音，肠鸣音弱，2~3 次/分。

辅 助 检 查

2017－12－12 血常规示：WBC 14.52×10^9/L，N 84.30%。
2017－12－12 腹部 CT：阑尾粪石，提示阑尾炎。

初步诊断：
1. 急性阑尾炎
2. 局限性腹膜炎

孟××

（三）妇科入院记录示例

入 院 记 录

姓名：孙××	出生地：山西省大同市
性别：女	职业：干部
年龄：46 岁	入院时间：2017－09－05 10：00
民族：汉族	记录时间：2017－09－05 10：50
婚姻：已婚	病史陈述者：患者本人

主诉：查体发现子宫肌瘤 10 余年，月经量增多 1 年。

现病史：患者于 10 余年前健康查体发现一子宫肌瘤，直径约 1cm，月经周期、经期、经量无明显改变，白带不多，色白，无异味，无下腹及腰骶部不适，无尿频、尿急、尿痛，无排尿及排便困难。定期复查彩超，提示子宫肌瘤渐增大。近 1 年患者月经量较前增多，是既往月经量的 2 倍左右，色暗红，有血块，经期伴有下腹坠痛不适及腰骶部不适，月经周期、经期无明显改变。半个月前复查彩超，提示子宫肌瘤，大小约 $7.1cm \times 6.4cm \times 6.6cm$。今日入院要求手术治疗。自发病以来，患者无发热，饮食、睡眠可，大小便无异常，体重无明显改变。

既往史："乳腺增生"病史 20 年，"颈椎病、腰椎骨质增生"病史 10 年，无"高血压、糖尿病、冠心病"史，无"肝炎、结核"等传染病史，无手术及重大外伤史，无输血史，无食物及药物过敏史，预防接种史随当地。

个人史：出生于原籍，无外地久居史，无烟酒等不良嗜好，无毒物接触史，婚姻家庭关系和睦。

月经婚育史：月经 $13\dfrac{4-5}{20-30}$ 2017－08－28，量中，痛经（±）。23 岁结婚，配偶健康，生活和睦。$G_3P_1A_2L_1$。23 年前足月顺产 1 子，体健。末次流产于 15 年前。工具避孕。

家族史：母亲体健，父亲死于"骨癌"。1弟体健，否认有家族性遗传性、传染性及精神病史。

体 格 检 查

T 36.7℃　　　　P 80 次/分　　　　R 20 次/分　　　　BP 120/70mmHg

中年女性，发育正常，营养中等，神志清，精神可，自主体位，查体合作。全身皮肤黏膜无黄染及出血点。周身浅表淋巴结未触及肿大。头颅无畸形。眼睑无浮肿，巩膜无黄染，双侧瞳孔等大等圆，对光反射灵敏。耳、鼻未见异常分泌物，双耳听力正常。口、唇无发绀，伸舌居中，咽无充血，扁桃体无肿大。颈对称，无颈静脉怒张，颈软无抵抗，气管居中，甲状腺不大。胸廓对称无畸形，胸骨无压痛，双侧乳房未见异常。双侧呼吸动度均等，双肺呼吸音清，未闻及干湿性啰音。心前区无隆起，心尖搏动无弥散，心前区未及震颤，心界不大，心率80次/分，律整，各瓣膜听诊区未闻及病理性杂音。周围血管征阴性。腹平、软，无压痛、无反跳痛。Murphy 征（-），肝脾肋下未触及，肝肾区无叩击痛，移动性浊音阴性。肠鸣音正常。肛门、直肠未查。脊柱呈正常生理弯曲，无叩击痛，四肢关节无畸形，关节活动无受限，双下肢无水肿。腹壁反射、双侧肱二、三头肌腱反射及跟、膝腱反射均存在，不亢进。脑膜刺激征阴性、双侧 Babinski 征、Kernig 征均阴性。

专科检查：外阴发育正常，阴道畅，宫颈光滑，宫颈口见一米粒大小的小息肉，宫体平位，增大约孕2月大小，质硬，形态不规则，无压痛，活动可，双附件区未扪及明显异常。

辅 助 检 查

2017-08-17 妇科彩超：子宫前壁见低回声团，范围约 7.1cm×6.4cm×6.6cm，边界尚清，内回声不均匀，厚约0.9cm。提示：子宫肌瘤。

初步诊断：
1. 子宫肌瘤
2. 宫颈息肉
3. 乳腺增生
4. 颈椎病
5. 腰椎骨质增生

夏××

（四）儿科入院记录示例

入　院　记　录

姓名：苏××　　　　　出生地：山东省济南市

性别：女　　　　　　　职业：无

年龄：6 岁　　　　　　入院时间：2017 - 05 - 04　9：10

民族：汉　　　　　　　记录时间：2017 - 05 - 04　9：30

婚姻：未婚　　　　　　病史陈述者：患儿母亲

主诉：发热 5 天。

现病史：患儿 5 天前无明显诱因开始发热，为弛张热，热峰 40℃，口服退热药（具体不详）效果不佳，无咳嗽、声音嘶哑，伴有左侧颈部肿痛。到 ×× 区医院就诊，诊为"淋巴结炎"，给予"头孢西丁钠 1.5g qd 及炎琥宁 0.16g qd"静滴 3 天，仍发热。1 天前到我院门诊就诊，诊断同前，予以静滴"阿糖腺苷 0.16g"1 次。仍发热，且出现口唇干裂、双眼充血，躯干部皮肤少数红色充血性丘疹。今日到我院复诊，以"发热原因待查，川崎病?"收入院以进一步诊治。自发病以来无头痛、头晕、视物模糊；恶心、呕吐 3 次，呕吐物为胃内容物，偶诉腹痛，可自行缓解，无腹泻，无尿频、尿急、尿痛，无盗汗、乏力等。自发病以来，精神差，食欲差，大小便无异常。

既往史：既往健康，未患"麻疹"、"百日咳"、"猩红热"、"肝炎"等疾病，无传染病接触史，无外伤手术史，无药物、食物过敏史。疫苗按期接种，无输血史。

个人史：患儿系 G_2P_1，足月剖宫产，出生体重 3000g，生后无窒息，无青紫、胎粪吸入等病史。生长发育同同龄儿。

月经及婚育史：无

家族史：父母健康，非近亲婚配，无遗传病史及代谢性病史。其母孕期健康。患儿居住条件及经济条件良好。

体　格　检　查

T 39.5℃　　　P 120 次/分　　　R 28 次/分　　　BP 90/60mmHg　　　体重 20kg

一般情况：发育正常，营养中等，自主体位，神清语利，查体合作。

皮肤黏膜：躯干部皮肤可及少许红色充血性丘疹，全身皮肤黏膜无黄染及出血点。

淋巴结：左侧颈部可扪及 2.0cm×1.5cm 肿块，质韧，表面光滑，活动好，触痛，余浅表淋巴结未触及肿大。

头部及器官：头颅无畸形，眼睑无水肿，球结膜明显充血，巩膜无黄染，两侧瞳孔等大同圆，对光反射灵敏。耳鼻无异常分泌物，双耳听力正常。口唇无发绀，明显皲裂，伸舌居中，咽充血，双扁桃体Ⅰ度大，充血。

颈部：颈对称，无颈静脉怒张及颈动脉异常搏动，颈软无抵抗，气管居中，甲状腺不大。

胸部：胸廓对称无畸形，胸骨无压痛，双侧乳房未见异常。

肺部：呼吸动度一致，语颤均等。两肺叩诊清音，肝肺相对浊音界位于右侧锁骨中线第V肋间。双肺呼吸音粗，未闻及干湿性啰音。

心脏：心前区无隆起，心尖搏动无弥散，心前区未及震颤，心界不大，心率120次/分，律整，各瓣膜听诊未闻及杂音。周围血管征阴性。

腹部：腹平软，无压痛，肝脾未触及，未及包块，肠鸣音活跃，未见异常。

肛门、外生殖器：未见异常。

脊柱、四肢：脊柱、四肢未见畸形，关节活动无受限，双下肢无水肿。

神经系统：双侧肱二、三头肌腱反射及跟、膝腱反射均存在，不亢进。双侧Babinski征、Kernig征均阴性。

辅 助 检 查

$2017-04-30$ 血常规：WBC 11.77×10^9/L，N 81.9%，L 13.0%，M 4.1%。

初步诊断：
1. 发热原因待查
2. 川崎病？

王××

第二节 住院病历书写要求及格式

一、住院病历的书写要求

（一）住院病历（俗称大病历）由实习医师、试用期医师书写，经本医疗机构注册的医务人员审阅、修改并签名。

（二）住院病历应于患者入院后 24 小时内完成，是对患者病史、体检、诊疗经过、已有的实验室和辅助检查等资料综合、归纳而成。

（三）实习医师应当在临床带教教师和指导医师指导下对患者进行询问病史和体格检查。

（四）住院病历的书写要求及内容原则上与入院记录相同，增加了系统回顾（既往史中）、病历摘要两项内容。

（五）住院病历不是正式的医疗文件，仅作为临床教学使用。不能代替入院记录，患者出院时住院病历不归入病案。

（六）住院病历内容比电子模板的入院记录增加了系统回顾和病史摘要部分，其余内容相差不多。

二、住院病历的格式内容

住　院　病　历

姓名：	出生地：
性别：	职业：
年龄：	入院时间：
民族：	记录时间：
婚姻：	病史陈述者：

主诉：

现病史：

既往史：内容包括既往一般健康状况、疾病史、传染病史、预防接种史、手术外伤史、输血史、食物或药物过敏史、系统回顾等。

系统回顾

呼吸系统：有无咳嗽、咳痰、呼吸困难、咯血、发热、盗汗、与肺结核患者密切接触史等。

循环系统：有无心慌、气促、咯血、发绀、心前区痛、晕厥、水肿及高血压、心脏病、风湿热病史等。

消化系统：有无腹痛、腹胀、反酸、嗳气、呕吐、呕血、吞咽困难、腹泻、黑便、黄疸、便秘等。

泌尿系统：有无尿频、尿急、尿痛、血尿、排尿困难、水肿、淋病、梅毒等性病史。

血液系统：有无头晕、乏力，皮肤或黏膜瘀点、紫癜、血肿，反复鼻出血，牙龈出血，骨骼痛，化学药品、工业毒物、放射性物质接触史等。

内分泌及代谢系统：有无畏寒、怕热、多汗、食欲异常、烦渴、多饮、多尿、头痛、视力障碍、肌肉震颤及性格、体重、皮肤、毛发和第二性征改变等。

肌肉骨骼系统：有无关节肿痛，运动障碍，肢体麻木、痉挛、萎缩、瘫痪史，外伤及骨折史等。

神经精神系统：有无头痛、晕厥、抽搐、痉挛、瘫痪、视力障碍、感觉及运动异常、嗜睡、躁狂、性格改变、记忆力和智能减退等。

个人史：

月经史、婚育史：

家族史：

体　格　检　查

体温（T）　　脉搏（P）　　呼吸（R）　　血压（BP）

一般情况：发育（正常、异常），营养（良好、中等、不良、肥胖），神志（清楚、淡漠、模糊、昏睡、谵妄、昏迷），体位（自动、被动、强迫），面容与表情（安静、忧虑、烦躁、痛苦，急、慢性病容或特殊面容），对检查是否合作。

皮肤、黏膜：色泽（正常、潮红、苍白、发绀、黄染、色素沉着），温度，湿度，弹性，有无水肿、皮疹、瘀点、紫癜、皮下结节、肿块、蜘蛛痣、肝掌、溃疡和瘢痕，毛发的生长及分布。

淋巴结：全身及局部淋巴结有无肿大（部位、数量、大小、硬度、活动度或粘连情况），局部皮肤有无红肿、波动、压痛、瘘管、瘢痕等。

头部及其器官：

头颅：大小、形状，有无肿块、压痛、瘢痕，头发（量、色泽、分布）。

眼：眉毛（脱落、稀疏）、睫毛（倒睫）、眼睑（水肿、运动、下垂）、眼球（凸出、凹陷、运动、斜视、震颤）、结膜（充血、水肿、苍白、出血、滤泡）、巩膜（黄染）、角膜（云翳、白斑、软化、溃疡、瘢痕、反射、色素环）、瞳孔（大小、形态、对称或不对称、对光反射及调节与辐辏反射）。

耳：有无畸形、分泌物、乳突压痛，听力。

鼻：有无畸形、鼻翼翕动、分泌物、出血、阻塞，有无鼻中隔偏曲或穿孔，鼻窦有无压痛等。

口腔：气味，有无张口呼吸，唇（畸形、颜色、疱疹、皲裂、溃疡、色素沉着），牙齿（龋齿、缺齿、义齿、残根、斑釉齿），牙龈（色泽、肿胀、溃疡、溢脓、出血、铅线），舌（形态、舌质、舌苔、溃疡、运动、震颤、偏斜），颊黏膜（发疹、出血点、溃疡、色素沉着），咽（色泽、分泌物、反射、悬雍垂位置），扁桃体（大小、充血、分泌物、假膜），喉（发音清晰、嘶哑、喘鸣、失音）。

颈部：是否对称，有无抵抗强直、压痛、肿块，活动是否受限，颈动脉有无异常搏动及杂音，颈静脉有无怒张，气管位置是否居中，甲状腺（大小、硬度、压痛，有无结节、震颤、血管杂音）。

胸部：是否对称，有无畸形、局部隆起或塌陷、压痛，呼吸（频率、节律、深度），乳房（大小、乳头，是否有红肿、压痛、结节、肿块和分泌物等），胸壁有无皮下气肿，静脉有无曲张。

肺：

视诊：呼吸运动（两侧对比）、呼吸类型，有无肋间隙增宽或变窄。

触诊：呼吸活动度、语颤（两侧对比），有无胸膜摩擦感、皮下捻发感等。

叩诊：叩诊音（清音、过清音、浊音、实音、鼓音及其部位），肺下界及肺下界移动度。

听诊：呼吸音（性质、强弱，异常呼吸音及其部位），语音传导（减低、增强、消失），有无干湿性啰音和胸膜摩擦音、哮鸣音。

心脏：

视诊：心前区隆起，心尖搏动或心脏搏动位置、范围和强度。

触诊：心尖搏动的性质及位置，有无震颤或摩擦感（部位、时间和强度）。

叩诊：心脏左右浊音界，可用左、右第二、三、四、五肋间隙距正中线的距离（厘米）表示之，并于图下标明锁骨中线距正中线的距离。

如图示：

右（cm）	肋间	左（cm）
	II	
	III	
	IV	
	V	

左锁骨中线距前正中线_____cm

听诊：心率，心律，心音的强弱，P2 与 A2 的比较，有无心音分裂、额外心音、杂音

（部位、性质、时期、强度、传导方向以及与运动、体位和呼吸的关系）、心包摩擦音等。

周围血管征：有无毛细血管搏动、射枪音、水冲脉、动脉异常搏动。

腹部：腹围（有腹水或腹部包块等疾病时测量）。

视诊：形状（对称、平坦、膨隆、凹陷），呼吸运动、胃肠蠕动波，有无皮疹、色素、条纹、疤痕、腹壁静脉曲张（及其血流方向）、疝和局部隆起（器官或包块，部位、大小、轮廓）、腹部体毛。

触诊：腹部紧张度，有无压痛、反跳痛、液波振颤，包块（部位、大小、形状、软硬度、压痛、移动度、表面情况、搏动）。

肝脏：大小、质地（Ⅰ度：软；Ⅱ度：韧；Ⅲ度：硬）、表面（光滑度）、边缘，有无结节、压痛和搏动等。

胆囊：大小、形态、质地，有无压痛、Murphy 征。

脾脏：大小、质地、表面、边缘、移动度，有无压痛及摩擦感。

肾脏：大小、形状、硬度、移动度、有无压痛。

膀胱：膨胀、肾及输尿管压痛点。

叩诊：肝上界在第几肋间，肝浊音界（缩小、消失），肝区叩击痛，有无移动性浊音、高度鼓音、肾区叩击痛等。

听诊：肠鸣音（正常、增强、减弱、消失、金属音），有无振水音和血管杂音等。

直肠肛门：视病情需要作检查。有无肿块、裂隙、创面。直肠指检（括约肌紧张度，有无狭窄、肿块、触痛、指套染血；前列腺大小、硬度，有无结节及压痛等）。

生殖器：根据病情需要作相应检查。

男性：包皮，阴囊，睾丸，附睾，精索，发育有无畸形，有无鞘膜积液。

女性：外生殖器（阴毛、大小阴唇、阴蒂、阴阜）和内生殖器（阴道、子宫、输卵管、卵巢）。

脊柱：活动度，有无畸形（侧凸、前凸、后凸）、压痛和叩击痛等。

四肢：有无畸形，杵状指（趾），静脉曲张，骨折及关节有无红肿、疼痛、压痛、积液、脱臼、强直，水肿，肌萎缩，肌张力变化或肢体瘫痪等，记录肌力。

神经反射：

生理反射：浅反射（角膜反射、腹壁反射、提睾反射），深反射（肱二头肌反射、肱三头肌反射、膝腱反射及跟腱反射）。

锥体束征：巴彬斯基征（Babinski 征）、戈登征（Gordon 征）、奥本汉姆征（Oppenheim 征）、霍夫曼征（Hoffmann 征）。

脑膜刺激征：颈项强直、凯尔尼格征（Kernig 征）、布鲁津斯基征（Brudzinski 征）。

必要时做运动、感觉等及神经系统其他特殊检查。

专科情况：

辅 助 检 查

病 历 摘 要

简明扼要、高度概述病史要点、体格检查、辅助检查的重要阳性和具有重要鉴别意义的阴性结果，字数以不超过 300 字为宜。

初步诊断：

经治医师/书写医师签名：

三、住院病历示例

住 院 病 历

姓名：董××　　　　出生地：山东省泰安市
性别：女　　　　　　职业：退休工人
年龄：75 岁　　　　　入院时间：2017 - 12 - 15　10：00
民族：汉族　　　　　记录时间：2017 - 12 - 15　15：30
婚姻：已婚　　　　　病史陈述者：患者本人

主诉：多饮、多食、多尿13年，加重1个月。

现病史：患者13年前无明显诱因出现多饮、多食、多尿，诊断为"2型糖尿病"，曾先后服用"二甲双胍、格列齐特、拜唐苹"等药物（具体用量不详），自诉血糖控制不稳定，渐出现双眼视物模糊，伴皮肤瘙痒、腰腿疼痛、间断双下肢水肿，无明显手足麻木不适。7年前改用"优泌林70/30"治疗（具体用量不详），现应用"优泌林70/30早24U、晚22U餐前皮下注射"，联合"拜唐苹50mg tid、二甲双胍0.5g tid"降糖。1个月前患者感症状加重，自测空腹血糖波动在11~12mmol/L，餐后血糖波动在13~14mmol/L，感乏力、饮水量增多，量约为以前2倍，尿量增多，量约为以前2倍，伴上腹部不适，无恶心、呕吐，无头晕、头痛，无咳嗽、咳痰，无胸闷、胸痛，无尿急、尿痛。今来本院就诊，为进一步治疗收入院。患者自发病以来，精神状态、饮食可，睡眠差，大便无异常，体重无明显减轻。

既往史：既往有"慢性胃炎"病史3年。无"高血压病"、"冠心病史"，无"肝炎"、"结核"等传染病史，无重大手术史、外伤史，无食物及药物过敏史，无输血史，预防接种随当地。

系统回顾：

呼吸系统：无慢性咳嗽、咳痰、咯血、发热、胸痛及呼吸困难史。

循环系统：无心慌、气促、咯血、发绀、胸痛、黑矇、晕厥及下肢水肿史。

消化系统：有上腹不适，无恶心、呕吐，无反酸、嗳气、吞咽困难、腹胀、腹泻及黑便史，无黄疸及皮肤瘙痒史。

泌尿生殖系统：感尿频，无尿急、尿痛、血尿、乳糜尿，无夜尿增多及颜面浮肿史。

血液系统：无苍白、乏力、皮下瘀血、紫斑及出血点，无鼻衄、齿龈出血史。

内分泌代谢系统：见现病史，无畏寒、怕热、多汗、心慌、手足抽搐史。

运动骨骼系统：无关节红肿、运动障碍史，无骨折、脱臼、外伤史。

神经系统：无头痛、头晕，无癫痫发作、意识障碍史。

免疫系统：无皮疹、发热、关节痛、肌无力、怕光、口干、眼干、黏膜多发溃疡等。

个人史：出生于原籍，无长期外地久居史，无烟酒等不良嗜好，无工业毒物、粉尘及放射性物质接触史，无冶游史。

月经及婚育史：月经 $17\frac{4-5}{28-30}48$，月经规律，经量中等，无痛经史。22岁结婚，丈夫体健，育有1子1女，子女均体健。

家族史：父母均已病故，原因不详。否认家族中有传染病及遗传倾向的疾病。

体 格 检 查

T 36.2℃　　　　P 65 次/分　　　　R 16 次/分　　　　BP 120/80mmHg

体重：77kg　　身高：163cm　　体重指数：29.0kg/m²

腰围：93cm　　臀围：110cm　　腰臀比：0.85

发育正常，营养中等，神志清楚，精神可，自主体位，查体合作。

皮肤黏膜：无水肿、黄染及蜘蛛痣，无瘢痕、皮疹、皮下结节、出血点及瘀斑。

淋巴结：全身浅表淋巴结未触及肿大。

头部及其器官：

头颅：大小正常，无畸形，无异常隆起及压痛，毛发分布均匀。

眼：眉毛无脱落，眼睑无水肿、下垂，眼球活动正常，结膜无充血、出血，巩膜无黄染，角膜透明，双瞳孔等大等圆，直径约0.3cm，对光反射及调节反射正常，无视野缺损。

耳：耳廓无畸形，外耳道无分泌物，乳突无压痛，听力下降。

鼻：通气良好，无分泌物，鼻窦无压痛。

口腔：口唇无紫绀，牙龈无出血及溢脓，伸舌居中，颊黏膜无出血点，咽部无充血，两侧扁桃体无肿大，悬雍垂居中，声音无嘶哑。

颈部：对称，柔软，无压痛，无颈静脉怒张，气管居中，甲状腺无肿大。

胸部：胸廓对称，胸式呼吸，两侧乳房未触及包块。

肺脏：

视诊：两侧呼吸动度相等，节律规整，肋间隙无增宽。

触诊：胸骨无压痛，两侧语颤无差别，无胸膜摩擦感。

叩诊：两肺呈清音，肺下界正常。

听诊：两肺呼吸音清晰，未闻及干、湿性啰音及胸膜摩擦音，两侧语音传导正常，无胸膜摩擦音。

心脏：

视诊：心前区无隆起，心尖搏动在左侧第五肋间锁骨中线上，无弥散性搏动。

触诊：心尖搏动位置与视诊相同，无震颤及心包摩擦感。

叩诊：心浊音界正常，如下表。

右（cm）	肋间	左（cm）
	Ⅱ	2.5
	Ⅲ	4.0
	Ⅳ	6.0
	Ⅴ	9.0

左锁骨中线距正中线 8.5cm

听诊：心率 65 次/分，心律规整，心音有力、无分裂，各瓣膜听诊区未闻及杂音，无心包摩擦音。

血管检查：

桡动脉：脉率 65 次/分，脉律规整，血管壁中等硬度。

周围血管征：无毛细血管搏动征，无股动脉枪击音。

腹部：

望诊：平坦，对称，无腹壁静脉曲张及胃肠蠕动波。

触诊：柔软，剑突下轻压痛，无反跳痛，未触及肝、脾、肾及其他包块，无移动性浊音。

叩诊：呈鼓音，肝上界在右锁骨中线第五肋间，肝、肾区无叩痛，无移动性浊音。

听诊：肠鸣音正常，未听到血管杂音。

外生殖器：未发现异常。

肛门及直肠：无瘢痕及溃疡，无痔核。

脊柱：无畸形，无叩压痛，运动正常。

四肢：无畸形，肌力、肌张力正常，关节无红肿，运动自如。双侧足背动脉搏动稍减弱，双下肢无水肿及静脉曲张。

神经系统：痛、温、触觉、关节位置觉正常，肌肉无萎缩，无瘫痪，无共济失调。腹壁反射、跖反射正常，肱二、三头肌反射，桡骨膜反射，膝腱反射及跟腱反射正常存在。Hoffmann 征、Babinski 征、脑膜刺激征阴性。

辅 助 检 查

2017－12－15 空腹血糖 11.6mmol/L，餐后 2 小时血糖 14.2mmol/L。

病 历 摘 要

患者董××，女，75 岁，退休工人。因多饮、多食、多尿 13 年，加重 1 个月于 2018－12－15 10：00 入院。查体：BP 120/80mmHg，心率 65 次/分，律整，剑突下轻压痛，双侧足背动脉搏动稍减弱。测空腹血糖 11.6mmol/L，餐后 2 小时血糖 14.2mmol/L。

初步诊断：

1. 2 型糖尿病

   糖尿病性周围神经病变

2. 慢性胃炎

王××/吴××

第三节 再次或多次入院记录书写要求及格式

一、再次或多次入院记录书写要求

（一）再次或多次入院记录，是指患者因同一种疾病再次或多次入住同一医疗机构时书写的记录。

（二）患者入院后 24 小时内由经治医师完成。

（三）要求及内容基本同入院记录。主诉是记录患者本次入院的主要症状（或体征）及持续时间；现病史中要求首先对本次住院前历次有关住院诊疗经过进行小结，然后再书写本次入院的现病史。

（四）既往史、个人史、月经史、婚育史、家族史可以从略，只补充新的情况，但需注明"参阅前病历"。

（五）如因新发疾病而再次住院，则需按入院记录的要求及格式书写。并将过去的住院诊断列入既往史中。

二、再次或多次入院记录格式

第 × 次入院记录

姓名： 出生地：

性别： 职业：

年龄： 入院时间：

民族： 记录时间：

婚姻： 病史陈述者：

主诉：

现病史：

既往史：

个人史：

月经及婚育史：

家族史：

体 格 检 查

专科检查：

辅 助 检 查

初步诊断：

医师签名：

三、电子再次或多次入院记录模板

详见入院记录节。

四、再次或多次入院记录示例

第二次入院记录

姓名：李××　　　　　　出生地：湖北省武汉市

性别：男　　　　　　　　职业：退休工人

年龄：65 岁　　　　　　入院时间：2017 – 12 – 15　13：00

民族：汉族　　　　　　　记录时间：2017 – 12 – 15　15：30

婚姻：已婚　　　　　　　病史陈述者：患者本人

主诉：口干、多饮 5 年，伴头晕、头痛、心前区不适 1 个月。

现病史：患者 5 年前无明显诱因出现口干、多饮、多食，伴尿量增多，无尿急、尿痛，无明显体重下降，到当地医院检查，查血糖明显高于正常（具体数值不详），诊断为"2 型糖尿病"。建议适量运动，控制饮食，予药物治疗（具体不详）。自诉血糖控制不稳定，渐出现双眼视物模糊，手足麻木不适，伴疼痛，左侧手指、足趾明显，曾多次在我院内分泌科住院治疗，出院后应用胰岛素降糖治疗。半年前开始应用"达格列净"治疗，逐渐停用胰岛素及其他口服降糖药物。2 个月前再次以"2型糖尿病、糖尿病性周围神经病、2 型糖尿病眼病、糖尿病性肾病"入院治疗，给予降糖、抗聚、调脂、改善循环等治疗，病情好转，于 2017 年 10 月 5 日出院。

患者上次出院后，规律应用"达格列净"、"立普妥"等药物，一般情况良好，血糖、血压控制尚平稳，手足麻木、疼痛较轻。于 1 个月前无明显诱因出现头晕、头痛，伴心前区不适，轻微活动后胸闷、憋气，偶有胸痛，心慌。今来我院就诊，为进一步治疗收入院。患者自发病以来，精神状态、饮食可，睡眠差，大便无明显异常，小便频，有泡沫，体重近期无明显变化。

既往史：既往有"高血压病、冠心病"病史多年，平日应用"络活喜、康忻、立普妥"治疗，血压控制在 100 ~ 150/80 ~ 105 mmHg 左右，一般体力活动无胸闷、憋气。无肝炎、结核等传染病史，预防接种史不详，无手术外伤史，无输血史，无食物及药物过敏史。

个人史：生于原籍，无长期外地居住史，无烟酒及其他不良嗜好，无工业毒物、粉尘及放射性物质接触史，无冶游史。

婚育史：24 岁结婚，育有 1 女，妻子及女儿体健。

家族史：父亲于 2014 年因"肺癌"病故，母亲于 2017 年因"脑出血"病故。否认家族中有传染病及遗传倾向的疾病。

体 格 检 查

T 36.5℃　　　P 78 次/分　　　R 18 次/分　　　BP 150/85mmHg

体重：79kg　　身高：160cm　　体重指数：30.8kg/m^2

腰围：101cm　　臀围：103cm　　腰臀比：0.98

发育正常，营养中等，腹型肥胖，神志清楚，精神可，自动体位，查体合作。全身皮肤、黏膜无黄染及出血点，浅表淋巴结未及肿大。头颅外形正常，眼睑无浮肿，巩膜无黄染，结膜无充血，双侧瞳孔等大等圆，对光反射灵敏。耳廓无畸形，外耳道无异常分泌物，乳突无压痛。口唇无紫绀，伸舌居中，牙龈无红肿、压痛，咽无充血，扁桃体无肿大、脓点。颈软，颈静脉无怒张，肝颈静脉回流征阴性，气管居中，甲状腺无肿大，未闻及血管杂音。双肺叩诊呈正常清音，双肺呼吸音粗，未闻及干湿性啰音，未闻及胸膜摩擦音。心前区无异常隆起，心界不大，心率78次/分，律齐，各瓣膜听诊区未闻及杂音。腹软，未见胃肠型及蠕动波，无腹壁静脉曲张，无压痛、反跳痛，未触及包块，肝脾肋下未触及，肝肾区无叩击痛，移动性浊音阴性，肠鸣音3次/分。肛门及外生殖器拒查。脊柱无畸形，四肢关节无红肿、畸形，活动自如，双侧足背动脉搏动减弱，双下肢轻度浮肿。四肢肌力、肌张力正常，双侧肱二头肌、肱三头肌反射，膝腱反射正常，双巴氏征、克氏征、布氏征均阴性。

辅 助 检 查

2017－12－15 空腹血糖7.6mmol/L，餐后2小时血糖15.3mmol/L

初步诊断：

1. 2型糖尿病
   糖尿病性周围神经病
   糖尿病伴眼并发症
   糖尿病性肾病
2. 高血压病（3级 极高危）
3. 冠状动脉粥样硬化性心脏病
   心功能Ⅲ级

张××

第四节 24小时内入出院记录书写要求及格式

一、24小时内入出院记录的书写要求

（一）患者入院不足24小时出院的，可书写24小时内入出院记录。

（二）在患者出院后24小时内完成。由经治医师书写。

（三）内容包括患者姓名、性别、年龄、职业、入院时间、出院时间、主诉、入院情况、入院诊断、诊疗经过、出院情况、出院诊断、出院医嘱、医师签名等。

（四）如在患者出院前已书写完成入院记录、首次病程记录的书写，可按一般住院患者的病历书写格式书写相关病历内容。

（五）患者入院超过8小时出院者，需在患者入院8小时内完成首次病程记录。

二、24 小时内入出院记录格式

24 小时内入出院记录

姓名：　　　　　　　　　　职业：

性别：　　　　　　　　　　入院时间：

年龄：　　　　　　　　　　出院时间：

主　　诉：

入院情况：

入院诊断：

诊疗经过：

出院情况：

出院诊断：

出院医嘱：

　　　　　　　　　　　　　　　　　　　　　　医师签名：

三、24 小时内入出院记录示例

24 小时内入出院记录

姓名：蓝××　　　　　　　　职业：学生

性别：男　　　　　　　　　　入院时间：2017 - 12 - 12　09：40

年龄：10 岁　　　　　　　　出院时间：2017 - 12 - 13　08：00

主诉：背部肿物 3 年，加重伴红肿疼痛 3 天。

入院情况：患者于 3 年前无明显诱因发现背部肿物，起初约"黄豆"大小，无红肿、破溃，无发热、疼痛，未在意，后肿物逐渐增大至"鸡蛋"大小，近期红肿伴疼痛不适，进食"辛辣食物及海鲜"后症状加重，无咳嗽、咳痰，无胸闷、憋气，无运动障碍，未曾诊治，今来我院门诊就诊，行 B 超检查提示：皮脂腺囊肿并感染可能，今住院要求手术治疗。查体：发育、营养良好，肺、心、腹无异常发现。背部可见一约 7cm×4cm×3cm 椭圆形肿块，活动度好，红肿、压痛明显。

入院诊断：背部肿物并感染

诊疗经过：入院后，完善相关检查，告知患者疾病风险性及手术必要性，签署手术知情同意书后，给予在局麻下行背部肿物切除术，手术顺利，术后肿物给患者及家属展示后送病理，患者病情平稳，对症补液、消肿治疗，患者无明显不适，给予出院，回家休养。

出院诊断：背部肿物并感染

出院医嘱：1. 注意休息。

　　　　　　2. 避免体力劳动，口服抗炎药物，避免感染。

　　　　　　3.3 日来院复诊、换药。

　　　　　　　　　　　　　　　　　　　　　　　　　林××

第五节 24 小时内入院死亡记录书写要求及格式

一、24 小时内入院死亡记录的书写内容及要求

（一）患者入院不足 24 小时死亡的，可书写 24 小时内入院死亡记录。

（二）在患者死亡后 24 小时内完成。由经治医师书写。

（三）内容包括患者姓名、性别、年龄、职业、入院时间、死亡时间、主诉、入院情况、入院诊断、诊疗经过（抢救经过）、死亡原因、死亡诊断、医师签名等。

（四）如在患者死亡前已书写完成入院记录、首次病程记录，可按一般住院患者的病历书写格式书写相关病历内容。

（五）患者入院超过 8 小时死亡者，需在患者入院 8 小时内完成首次病程记录。

二、24 小时内入院死亡记录的格式

24 小时内入院死亡记录

　　　　　姓名：　　　　　职业：
　　　　　性别：　　　　　入院时间：
　　　　　年龄：　　　　　死亡时间：记录到分钟

主诉：
入院情况：
入院诊断：
诊疗经过（抢救经过）：
死亡原因：
死亡诊断：

医师签名：

三、24 小时内入院死亡记录示例

24 小时内入院死亡记录

　　　　　姓名：李××　　　　职业：退休工人
　　　　　性别：男　　　　　　入院时间：2017 - 12 - 12　09：00
　　　　　年龄：74 岁　　　　　死亡时间：2017 - 12 - 12　17：40

　　主诉：被发现意识不清、右侧肢体无力约 2 小时。

　　入院情况：患者于入院前约 2 小时被家人发现躺在地上意识不清，伴右侧肢体无力，家属掐其人中，患者有呻吟，身旁无呕吐物，伴小便失禁，无肢体抽搐。患者家属未行特殊处置，急拨"120"送入我院。急诊查体：BP 195/105mmHg，昏睡，双眼向左侧凝视，双侧瞳孔等大，直径约 3.5mm，光反应存在。右侧唇沟浅，伸舌欠合作。颈部轻度抵抗，双肺可及散在湿啰音。右侧肢体肌张力低，未见自主活动。

疼痛刺激后，左侧肢体有反抗动作，右侧肢体肌力约 2 级。双侧病理征阳性。急诊行颅脑 CT 示：左侧基底节区出血并破入脑室，同侧侧脑室受压。急诊给予"20%甘露醇 125ml ivdrip、甘油果糖氯化钠注射液 250ml ivdrip、蛇毒血凝酶 1U iv、泮托拉唑钠 80mg ivdrip"等药物抢救治疗，并请脑外科会诊协助抢救治疗。脑外科医师会诊意见：建议手术治疗。患者家属经商量拒绝手术治疗，要求保守治疗，并对病情预后知情。故急诊以"脑出血"收入我科进一步治疗。患者既往有"高血压"病史 10 年，未正规服药治疗。入院查体：T 38.9℃，P 100 次/分，R 23 次/分，BP 190/95mmHg。昏迷，双眼向左侧凝视，双侧瞳孔等大，直径约 3.5mm，光反应迟钝。右侧唇沟浅，伸舌欠合作。颈部抵抗，双肺可闻及散在湿啰音。四肢肌力肌张力欠合作。双侧病理征阳性。

入院诊断：1. 脑出血（左侧基底节区）并破入脑室
2. 高血压病（3 级，极高危）
3. 吸入性肺炎

诊疗经过：患者入院后，给予脱水、降颅压、改善脑功能、预防应激性溃疡、抗炎、对症支持等治疗。患者病情无明显好转，进行性加重。于 17：00 出现双侧瞳孔散大，光反应消失，呼吸表浅，给予甘露醇、速尿加量脱水治疗，并给予呼吸兴奋剂可拉明。患者病情仍进行性加重。17：20 患者出现血压下降，心率减慢，家属拒绝进一步有创抢救。继续给予患者呼吸兴奋剂、升压药物等抢救药品治疗，患者病情无好转，心电图持续呈一直线，抢救 40 分钟无效，于 2017 - 12 - 12 17：40 宣布患者临床死亡。参加抢救人员：李××主任医师、高××主治医师、孙××住院医师、胡××主管护师、贾××护士。抢救时患者三个儿子均在场，对抢救过程无异议，拒绝做尸检并签署《尸体解剖告知书》。

死亡原因：脑疝
死亡诊断：1. 脑出血（左侧基底节区）并破入脑室
脑疝
2. 高血压病（3 级，极高危）
3. 吸入性肺炎

李××/孙××

第四章 病程记录书写要求及格式

病程记录是指继入院记录之后，对患者病情和诊疗过程所进行的连续性记录。内容包括患者的病情变化情况、重要的辅助检查结果及临床意义、上级医师查房意见、会诊意见、医师分析讨论意见、所采取的诊疗措施及效果、医嘱更改及理由、向患者及其近亲属告知的重要事项等。

病程记录的书写应遵循以下基本原则和要求：

1. 各项记录应注明年、月、日，急诊、抢救等记录应注明至分钟，并顶格书写。

2. 书写各项记录开始应空两格书写，书写结束时应在下一行的右下角签全名，字迹应清晰易认。

3. 书写内容应客观、真实、准确、及时、完整，重点突出、层次分明；表述准确，语言简练、通顺；书写工整、清楚；标点符号正确；在书写过程中，若出现错字、错句，应在错字、错句上用双横线标示，并注明修改人签名及修改时间，不得采用刀刮、胶粘、涂黑、剪贴等方法掩盖或去除原来的字迹。

4. 经治医师、值班医师是指具有执业医师资格的各级医师。

第一节 首次病程记录书写要求及格式

一、首次病程记录书写要求

（一）首次病程记录是指患者入院后书写的第一次病程记录。

（二）由经治医师或值班医师在患者入院 8 小时内完成。

（三）首次病程记录需另页书写，书写时第一行左顶格书写记录日期和时间，同行居中标明"首次病程记录"。

（四）首次病程记录的内容包括：

1. 病例特点：应当在对病史、体格检查和辅助检查进行全面分析、归纳和整理后写出本病例特征，包括阳性发现和具有鉴别诊断意义的阴性症状和体征等。

2. 拟诊讨论（诊断依据及鉴别诊断）：根据病例特点，提出初步诊断，写出对诊断的分析思考过程，阐述诊断依据。诊断已经明确者不需进行鉴别诊断。未明确诊断时写出需要鉴别的疾病名称和鉴别诊断的依据，并进行分析；必要时对治疗中的难点进行分析讨论。

3. 诊疗计划：对病情初步评估，提出具体的检查和治疗措施安排。

（五）首次病程记录应高度概括，突出重点，不能简单重复入院记录的内容。抓住要点，有分析、有见解，充分反映出经治医师临床思维活动的情况。

二、首次病程记录的格式

年－月－日 时：分 首次病程记录

病例特点：

初步诊断：

诊断依据：

鉴别诊断：

诊疗计划：

医师签名：

三、首次病程记录示例

2017 - 12 - 19　　　19：00　　　　　首次病程记录

病例特点：

1. 老年女性，原有 2 型糖尿病史，平时空腹血糖波动在 7.0～10.0mmol/L，餐后 2 小时血糖波动在 10.0～16.0mmol/L。

2. 发病急。2 小时前患者去厕所大便后突发胸痛，为闷榨样痛，无放射痛，伴大汗淋漓，恶心、呕吐 1 次，量约 50ml，为胃内容物。含化硝酸甘油片未见缓解。

3. 体检：T 36.3℃，P 96 次/分，R 20 次/分，BP 120/80mmHg，精神差。两肺呼吸音粗，肺底部闻及细小水泡音，心率 96 次/分，心音低钝，律齐，各瓣膜听诊区未闻及杂音。

ECG 示急性前间壁心肌梗死。

初步诊断：急性前间壁心肌梗死

　　　　　心功能 2 级（Killip 分级）

　　　　　2 型糖尿病

诊断依据：

1. 原有 2 型糖尿病病史，平时空腹血糖波动在 7.0～10.0mmol/L，餐后 2 小时血糖波动在 10.0～16.0mmol/L。

2. 心率 96 次/分，心音低钝，双肺底闻及少许水泡音。

3. 心电图示急性前间壁心肌梗死。

鉴别诊断：

1. 主动脉夹层动脉瘤：胸痛一开始即达高峰，常放射到背、肋、腹、腰和下肢，两上肢血压和脉搏可有明显差别，可有主动脉瓣关闭不全的表现，偶有意识模糊和偏瘫等神经系统受损症状。血清心肌坏死标记物不升高，X 线胸片示主动脉明显增宽，心电图无心肌梗死改变，CT 和 MRI 有确定或排除诊断价值。

2. 急性心包炎：尤其是急性非特异性心包炎可有剧烈而持久的心前区疼痛。但疼痛与发热同时出现，呼吸和咳嗽时加重，早期即有心包摩擦音，后者和疼痛在心包腔出现渗液时均消失；心电图除 aVR 外，其余导联均有 ST 段弓背向下的抬高，T 波倒置，无异常 Q 波出现。

3. 急性肺动脉栓塞：可发生胸痛、咯血、呼吸困难和休克。但有右心负荷急剧增加的表现，如发绀、肺动脉瓣区第二心音亢进、颈静脉充盈、肝大、下肢水肿等。心电图示 I 导联出现 S 波或原有的 S 波加深，III 导联出现 Q 波和 T 波倒置，aVR 导联出现高 R 波，胸导联过渡区向左移，右胸导联 T 波倒置等改变，可资鉴别。

诊疗计划：

1. 一级护理。

2. 糖尿病、低脂饮食。

3. 吸氧、心电血压监护。

4. 抗血小板、抗凝、调脂、扩冠、改善心肌代谢。

5. 立即进行急诊冠状动脉造影术准备，必要时行冠状动脉支架植入术。

5. 动态观察心电图变化。

李××

第二节　日常病程记录书写要求及格式

一、日常病程记录书写要求

（一）日常病程记录是指对患者住院期间诊疗过程的经常性、连续性记录。

（二）由经治医师书写，也可以由实习医师、进修医师、试用期医师及执业助理医师书写并签名，但必须有上级医师及时修改、补充、审核，并签名。

（三）病危患者应当根据病情变化随时书写病程记录，每天至少1次，记录时间应当具体到分钟。病重患者至少2天记录一次病程记录。病情稳定的患者至少3天记录一次病程记录。会诊当天、输血当天、手术前一天、术后连续3天、出院前一天或当天应有病程记录。

（四）书写日常病程记录时，第一行左顶格记录日期和时间，另起行空两格记录具体内容。记录的内容包括：

1. 患者自觉症状、情绪、心理状态、饮食、睡眠、大小便等情况。

2. 病情变化，症状、体征的变化，有无新的症状与体征出现，分析发生变化的原因；有无并发症及其发生的可能原因。

3. 对原诊断的修改或新诊断的确定，记录其诊断依据。

4. 重要的辅助检查结果及临床意义。

5. 采取的诊疗措施及效果，诊治工作的进展情况。

6. 记录各种诊疗操作的详细过程。

7. 重要医嘱的更改及其理由。

8. 抗菌药物使用指征、种类、用量及使用后的病情变化；特殊使用级抗菌药物会诊情况。

9. 输血或使用血液制品情况，包括输血指征、输血种类、输血量、有无输血反应等。

10. 会诊意见及执行情况。

11. 医师查房意见，能体现三级医师查房。

12. 向患者及其近亲属告知的重要事项及患方的意愿等，需要时可请患方签字。

（五）病程记录应根据每一病例的不同特点写出各自特有的临床表现、观察要点与治疗计划。应重点突出，简明扼要；有分析，有判断；病情有预见，诊疗有计划，切忌记流水账。

二、日常病程记录格式

年-月-日　时：分

　　按照日常病程记录的内容要求记录。

医师签名：

三、日常病程记录示例

2017-12-12　10：00

　　病人已入院4天，病情未再加重，仍有左侧肢体活动不灵、走路不稳、言语不清。饮水呛咳较前减轻。查体：BP 160/90mmHg，神志清，精神差。左侧肢体肌力4级，右侧肢体肌力正常，四肢肌张力正常，左侧肢体共济差，左侧浅感觉减退，四肢腱反射正常，左侧Babinski征阳性。结合患者症状、体征及颅脑MRI结果，定性为缺血性脑血管病，定位在脑干，考虑小脑后下动脉闭塞所致，病因考虑与长期高血压病、冠心病、糖尿病有关，且血压、血糖控制欠佳。继续抗血小板聚集、调脂稳定斑块、降糖、对症治疗，并注意血压不宜过低，防止脑低灌注。加强康复锻炼，监测血糖变化。

刘××/郑××

第三节　上级医师查房记录书写要求及格式

一、上级医师查房记录书写要求

（一）上级医师查房记录是指上级医师查房时对患者病情、诊断、鉴别诊断、当前治疗措施疗效的分析及下一步诊疗意见等的记录，应在查房后及时完成。

（二）书写上级医师查房记录时，第一行左顶格记录日期和时间，居中记录查房医师的姓名、专业技术职务（如某某主任医师查房记录），上级医师自己书写病程记录时也应写明自己的姓名和专业技术职称。另起行空两格记录查房内容。

（三）主治医师首次查房记录应于患者入院后48小时内完成，内容包括查房医师的姓名、专业技术职务，应对诊断、诊断依据、鉴别诊断进行分析、讨论。

（四）科主任或具有副主任医师以上专业技术任职资格医师查房的记录内容包括查房医师的姓名、专业技术职务、对病情的分析和诊疗意见等。对疑难、危重抢救病例，科主任或具有副主任医师以上专业技术任职资格医师应加强查房。

（五）上级医师日常查房记录间隔时间视病情和诊治情况确定，病危患者应每天1次、病重患者应2~3天一次、一般患者应每周1~2次。

（六）下级医师应如实记录上级医师的查房情况，尽量避免书写上级医师"同意目前诊断、治疗"等无实质性内容的记录。上级医师应及时对查房记录进行审阅签名。

二、上级医师查房记录格式

年-月-日　时：分　　　　　××主任医师查房记录

上级医师查房内容记录：

医师签名：

三、上级医师查房记录示例

2017 – 12 – 18　9：10　　　　　　　姜××主任医师查房记录

姜××主任医师今日查房分析：患者入院3天，仍感头晕，无头痛，血压在165/105mmHg左右，最高达185/110mmHg，既往冠心病、糖尿病史。查体：T 37.5℃，P 90次/分，R 18次/分，BP 165/100mmHg。双肺未闻及干、湿性啰音及胸膜摩擦音。心率90次/分，律规整，各瓣膜听诊区未闻及杂音。双下肢轻度凹陷性水肿。根据近期实验室及辅助检查结果，可排除继发性高血压，考虑诊断为原发性高血压（3级，极高危）。目前最主要的就是要将患者血压降至130/80mmHg左右，常用的六大类降压药物：利尿剂、β受体阻滞剂、钙拮抗剂、ACEI、ARB、α受体阻滞剂，根据患者目前主诉、临床症状、辅助检查结果，考虑选用利尿剂和β受体阻滞剂。继续应用双氢克尿塞，停用硝苯地平，加用倍他乐克。β受体阻滞剂对心血管的作用机制是多方面的。包括：（1）抗高血压作用；（2）抗缺血作用；（3）通过阻断肾小球旁细胞的$β_1$肾上腺素旁受体，抑制RAS系统；（4）改善左室重构；（5）改善心肌能量代谢；（6）抗心律失常作用等。患者冠心病、糖尿病史，心率偏快，适宜选用β受体阻滞剂。其余治疗同前，密切观察患者血压、心率情况。

姜××/李××

第四节　疑难病例讨论记录书写要求及格式

一、疑难病例讨论记录书写要求

（一）疑难病例讨论记录是指由科主任或具有副主任医师以上专业技术任职资格的医师主持、召集有关医务人员对确诊困难或疗效不确切病例讨论的记录。

（二）疑难病例讨论记录另立专页，详细记录讨论内容。

（三）疑难病例讨论记录的内容包括讨论日期、主持人、参加人员姓名及专业技术职务、具体讨论意见及主持人小结意见等。

（四）要记录每位发言人的具体发言内容，报告病历部分的内容可以省略，主持人应对疑难病例讨论记录进行审阅并签名。

二、疑难病例讨论记录的格式

年 – 月 – 日　　　　　　　　　　疑难病例讨论记录

讨论日期：

主持人（姓名及专业技术职务）：

参加人员（姓名及专业技术职务）：

讨论意见：

主持人小结意见：

主持人签名/医师签名：

三、疑难病例讨论记录示例

2017 - 12 - 03 15：00   疑难病例讨论记录

讨论日期：2017 - 12 - 03 13：00

主持人：孟××主任医师

参加人员：张××副主任医师，刘××副主任医师，王××主治医师，住院医师李××、刘××、郑××，进修医师李××和实习医师多名。

病例讨论纪要：

李××住院医师：汇报病历内容略。

王××主治医师：患者系因腹痛、阻塞性黄疸来院就诊，3天前曾在外院行胆总管支架置入术，具体治疗不详，因反复腹痛转至我院。目前患者病情危重，根据患者病史、症状、体征考虑为重症急性胰腺炎，现出现肾功能不全，目前治疗以抗感染、抑酸、抑制胰液分泌、营养、保持呼吸道通畅、维持水和电解质平衡、胃肠减压对症治疗。该病进展迅速，可出现多脏器功能障碍，死亡率高。

刘××副主任医师：目前患者病情危重，重症急性胰腺炎已造成肾功能不全。由于全身炎症反应，造成大量炎症介质的释放，引起各重要脏器的损伤，其中急性肾功能障碍发生率高，是重症急性胰腺炎常见死亡原因之一，病死率高。其发病机制为：（1）肾血流量下降；（2）肾脏微循环障碍；（3）肾毒性物质直接对肾脏的损害；（4）过度炎症反应所致肾损伤；（5）急性腹腔间隔室综合征。临床表现有：（1）氮质血症表现，早期表现为食欲不振，甚至恶心、呕吐，肾功能检查可见 BUN 和 Scr 水平明显升高或进行性增高，BUN 明显增高是急性胰腺炎预后不良的先兆；（2）尿量改变，患者出现尿量明显减少，甚至无尿，尿比重下降，尿钠升高，但也有患者尿量无明显变化，提示肾损害较轻；（3）水、电解质和酸碱平衡紊乱，患者出现水中毒、高钾血症、高镁血症、高磷血症、低钠血症、低氯血症、代谢性酸中毒和高尿酸血症等。

张××副主任医师：重症急性胰腺炎常并发不同程度的多器官功能衰竭（MOF）：（1）呼吸衰竭：即急性呼吸窘迫综合征，突然发作，进行性呼吸窘迫、发绀等，常规氧疗不能缓解；（2）急性肾衰竭：表现为少尿、蛋白尿和进行性血尿素氮、肌酐增高等；（3）心力衰竭与心律失常：心包积液、心律失常和心力衰竭；（4）消化道出血：上消化道出血多由于应激性溃疡或黏膜糜烂所致，下消化道出血可由胰腺坏死穿透横结肠所致；（5）胰性脑病：表现为精神异常（幻想、幻觉、躁狂状态）和定向力障碍等；（6）败血症及真菌感染：早期以革兰阴性杆菌为主，后期常为混合菌，且败血症常与胰腺脓肿同时存在；严重病例机体的抵抗力极低，加上大量使用抗生素，极易产生真菌感染；（7）高血糖：多为暂时性；（8）慢性胰腺炎：少数演变为慢性胰腺炎。当并发多脏器功能衰竭时，病情凶险，预后差，病死率高。

孟××主任医师：同意以上各位医师的意见。该患者目前诊断明确，病情凶险，在治疗上要采取积极有效的措施，阻止病情的进一步恶化，尽力挽救病人的生命。重症急性胰腺炎的治疗包括禁食，胃肠减压，止痛，补充水、电解质，纠正酸碱平衡失调，预防和控制感染，抑制胃液和胰液的分泌，器官功能维护等治疗，必要时可手术治疗。(1) 液体复苏，维持水电解质平衡和加强监护治疗；(2) 解痉镇痛；(3) 胰酶抑制剂的应用；(4) 生长抑素的应用，生长抑素已广泛用于重症急性胰腺炎的治疗，本品能改善重症急性胰腺炎的临床症状，减少并发症，缩短住院时间，降低死亡率，对胰瘘和肠瘘也有较好的疗效；(5) 应用抗生素预防和治疗感染；(6) 持续血液净化治疗；(8) 中药治疗；(9) 营养支持：重症急性胰腺炎病人可出现严重的代谢功能障碍，处于高代谢状态，蛋白质和热量的需要明显增多。因此，在重症急性胰腺炎早期要努力恢复肠内营养，对于无法早期应用肠内营养的重症急性胰腺炎患者，早期行全胃肠外营养也是必要的。一般来说，完全胃肠外营养可为病人提供全面的营养素，达到早期营养支持的目的，在病人的水、电解质紊乱和酸碱平衡失调得到纠正后即可使用。

孟××/王××

第五节　交（接）班记录的书写要求及格式

一、交（接）班记录的书写要求

（一）交（接）班记录是指患者经治医师发生变更之际，交班医师和接班医师分别对患者病情及诊疗情况进行简要总结的记录。

（二）交班记录紧接病程记录书写，接班记录紧接交班记录书写，但需在横行居中位置标明"交班记录"或"接班记录"字样。

（三）交班记录应当在交班前由交班医师书写完成，内容包括入院日期、交班日期、患者姓名、性别、年龄、主诉、入院情况、入院诊断、诊疗经过、目前情况、目前诊断、交班注意事项、医师签名等。

交班记录应简明扼要地记录患者的主要病情及诊治经过，以供接班医师了解情况，便于诊疗工作的连续进行。

（四）接班记录应当由接班医师于接班后 24 小时内完成，内容包括入院日期、接班日期、患者姓名、性别、年龄、主诉、入院情况、入院诊断、诊疗经过、目前情况、目前诊断、接班诊疗计划、医师签名等。

接班记录在复习病史和有关资料的基础上，重点询问相关病史和体格检查，着重书写今后的诊断、治疗的具体计划和注意事项，力求简明扼要，避免过多重复。

二、交（接）班记录的格式

（一）交班记录的格式

年 – 月 – 日　时：分　　　　　　　　交班记录

姓名、性别、年龄，因何主诉于×年×月×日×时入院。

入院情况：

入院诊断：

诊疗经过：

目前情况：

目前诊断：

交班注意事项：

医师签名：

(二) 接班记录的格式

年－月－日 时：分　　　　　　　　接班记录

姓名、性别、年龄，因何主诉于×年×月×日×时入院。

入院情况：

入院诊断：

诊疗经过：

目前情况：

目前诊断：

接班诊疗计划：

医师签名：

三、交 (接) 班记录示例

(一) 交班记录示例

2017－12－18　10：00　　　　　　　交班记录

患者刘××，女，66 岁。因活动后胸闷 1 周，发作性后背疼痛 2 小时于 2017－12－17 8：30 急症入院。既往有 2 型糖尿病史。

入院情况：T 36.2℃ , P 50 次/分, R 22 次/分, BP 106/80mmHg。神志清，口唇轻度紫绀。两肺未闻及干、湿性啰音。心尖搏动正常，未触及震颤，心浊音界无明显扩大，心率 50 次/分，律齐，第一心音明显减弱，$A_2 > P_2$，心尖部闻及 3/6 级吹风样收缩期杂音，向左腋下传导。无心包摩擦音。肝脏、脾脏未触及。双下肢轻度凹陷性水肿。ECG 显示 $V_1 \sim V_4$ S－T 段弓背向上明显抬高。餐后血糖 18mmol/L。

入院诊断：急性广泛前壁心肌梗死

　　　　　　2 型糖尿病

诊疗经过：入院后急诊行冠状动脉造影，并于冠状动脉左前降支植入支架 1 枚，术后返病房。予以卧床休息，氧气吸入，抗血小板、抗凝、调脂、扩冠、改善心肌代谢、降糖等药物治疗。今日复查 ECG 显示 S－T 段已恢复到等电位线，T 波倒置，节律规整。

目前情况：BP 116/80mmHg，一般情况较好，心率 62 次/分，律整，心音有力，$A_2 > P_2$，心尖部闻及 3/6 级吹风样收缩期杂音，肝脏、脾脏未触及。双下肢无水肿。空腹血糖 9.6mmol/L，餐后 2 小时血糖 17.6mmol/L。

目前诊断：急性广泛性前壁心肌梗死
　　　　　2 型糖尿病

交班注意事项：

1. 患者恢复良好，注意复查心电图，复查心肌酶。

2. 血糖控制欠佳，已请内分泌科会诊，医嘱已调整，注意监测血糖变化。

3. 患者冠状动脉造影显示左回旋支、右冠状动脉分别 75%、80% 狭窄，本次未予植入支架，注意观察患者症状。

戴××

（二）接班记录示例

2017 - 12 - 18　13：00　　　　　　　接班记录

　　患者刘××，女，66 岁。因活动后胸闷 1 周，发作性后背疼痛 2 小时于 2017 - 12 - 17 8：30 急症入院。既往 2 型糖尿病史。

　　入院情况：T 36.2℃，P 50 次/分，R 22 次/分，BP 106/80mmHg。神志清，口唇轻度紫绀。两肺未闻及干、湿性啰音。心尖搏动正常，未触及震颤，心浊音界无明显扩大，心率 50 次/分，律齐，第一心音明显减弱，$A_2 > P_2$，心尖部闻及 3/6 级吹风样收缩期杂音，向左腋下传导。无心包摩擦音。肝脏、脾脏未触及。双下肢轻度凹陷性水肿。ECG 显示 $V_1 \sim V_4$ S－T 段弓背向上明显抬高。餐后血糖 18mmol/L。

　　入院诊断：急性广泛前壁心肌梗死
　　　　　　　2 型糖尿病

　　诊疗经过：入院后急诊行冠状动脉造影，并于冠状动脉左前降支植入支架 1 枚，术后返病房。予以卧床休息，氧气吸入，抗血小板、抗凝、调脂、扩冠、改善心肌代谢、降糖等药物治疗。今日复查 ECG 显示 S－T 段已恢复到等电位线，T 波倒置，节律规整。

　　目前情况：BP 116/80mmHg，一般情况较好，心率 62 次/分，律整，心音有力，$A_2 > P_2$，心尖部闻及 3/6 级吹风样收缩期杂音，肝脏、脾脏未触及。双下肢无水肿。空腹血糖 9.6mmol/L，餐后 2 小时血糖 17.6mmol/L。

　　目前诊断：急性广泛性前壁心肌梗死
　　　　　　　2 型糖尿病

接班后诊疗计划：

1. 继续应用以上药物，明日复查心电图和心肌酶。

2. 继续密切监测血糖变化。

3. 密切观察患者症状，视情 1 个月后再次行冠状动脉支架植入术。

张××

第六节 转科记录书写要求及格式

一、转科记录书写要求

（一）转科记录是指患者住院期间需要转科时，经转入科室医师会诊并同意接收后，由转出科室和转入科室医师分别书写的记录。包括转出记录和转入记录。

（二）转出记录由转出科室医师在患者转出科室前书写完成（紧急情况除外）；转入记录由转入科室医师于患者转入后 24 小时内完成。

（三）转出记录紧接病程记录书写，在横行居中位置标明"转出记录"或"转入记录"字样。

（四）转出记录内容包括入院日期、转出日期、转出科室、转入科室、患者姓名、性别、年龄、主诉、入院情况、入院诊断、诊疗经过、目前情况、目前诊断、转科目的及注意事项、医师签名等。

转出记录应特别注意交代清楚患者当前的病情和治疗及转科时需注意事项。患者转科后尚需继续进行的本科治疗项目也应详细交代，以防转科之际发生病情突变或治疗脱节。

（五）转入记录内容包括入院日期、转出科室、转入日期、转入科室、患者姓名、性别、年龄、主诉、入院情况、入院诊断、诊疗经过、目前情况、目前诊断、转入诊疗计划、医师签名等。

转入记录扼要记录患者转科原因、转科前的病情、转入时的病情，应将重点放在转入所属专科的病史和体检上，并制定出转入后的具体诊疗计划。

二、转科记录格式

（一）转出记录格式

年 – 月 – 日　时：分　　　　　　　　　转出记录

　　患者姓名、性别、年龄。因何主诉于×年×月×日×时入住××科。现转入××科。

　　入院情况：

　　入院诊断：

　　诊疗经过：

　　目前情况：

　　目前诊断：

　　转科目的及注意事项：

　　　　　　　　　　　　　　　　　　　　　　　　　　　　医师签名：

（二）转入记录的格式

年 – 月 – 日　时：分　　　　　　　　　转入记录

　　患者姓名、性别、年龄。因何主诉于×年×月×日×时入住××科。因何种原因何时由××科转入××科。

　　入院情况：

　　入院诊断：

　　诊疗经过：

目前情况：

目前诊断：

转入诊疗计划：

医师签名：

三、转科记录示例

（一）转出记录示例

2017 - 12 - 18　10：00　　　　　　　转出记录

患者刘××，女，54 岁。因胸闷、憋气半年，加重 3 天于 2017 - 12 - 15 8：30 入我院呼吸内科，现转入肿瘤科。

入院情况：T 36℃，P 88 次/分，R 28 次/分，BP 130/85mmHg。神志清，精神差，右侧胸廓饱满，触觉语颤减弱，叩诊呈浊音，右肺呼吸音消失，左肺呼吸音粗，未闻及干、湿啰音，未闻及哮鸣音，心率 88 次/分，律齐，无杂音。腹软，肝脾肋下未触及。双下肢无水肿。胸片显示右肺大量胸腔积液。

入院诊断：胸腔积液（右侧）

　　　　　肺癌？

诊疗经过：入院后给予胸腔穿刺抽液，明确胸腔积液原因。血及胸水肿瘤标志物均高于正常，胸水病理提示腺癌，胸膜活检提示肺腺癌。肺 CT 提示右肺部占位并胸膜转移，纵隔淋巴结肿大。腹部彩超无异常。今日上午请肿瘤科张××医师会诊，同意转肿瘤科行化疗。

目前情况：胸腔穿刺抽液后患者自觉胸闷、憋气症状减轻，体温、脉搏、呼吸、血压均正常，右肺呼吸音低，左肺呼吸音粗。

目前诊断：胸腔积液（右侧）

　　　　　肺癌（腺癌）

转科目的及注意事项：肺癌行化疗。

安××

（二）转入记录示例

2017 - 12 - 18　13：20　　　　　　　转入记录

患者刘××，女，54 岁。因胸闷、憋气半年，加重 3 天于 2017 - 12 - 15 8：30 收住呼吸内科，经胸水病理及胸膜穿刺病理证实为肺癌，于 2017 - 12 - 18 10：30 转入肿瘤科。

入院情况：T 36℃，P 88 次/分，R 28 次/分，BP 130/85mmHg。神志清，精神差，右侧胸廓饱满，触觉语颤减弱，叩诊呈浊音，右肺呼吸音消失，左肺呼吸音粗，未闻及干、湿啰音，未闻及哮鸣音，心率 88 次/分，律齐，无杂音。腹软，肝脾肋下未触及。双下肢无水肿。胸片显示右肺大量胸腔积液。

入院诊断：胸腔积液（右侧）

肺癌？

诊疗经过：入院后经胸水及胸膜活检病理提示为肺腺癌。

目前情况：患者自胸腔穿刺抽液后患者自觉胸闷、憋气症状减轻，体温、脉搏、呼吸、血压均正常，右肺呼吸音低，左肺呼吸音粗。

目前诊断：胸腔积液（右侧）

肺癌（腺癌）

诊疗计划：继续胸腔闭式引流胸水，行胸腔内化疗药物灌注治疗，完善基因检测，根据检测结果决定是否行靶向治疗，注意加强营养支持。

张××

第七节　阶段小结书写要求及格式

一、阶段小结书写要求

（一）阶段小结是指患者住院时间较长，由经治医师每月所作病情及诊疗情况总结。

（二）阶段小结紧接病程记录书写，在横行居中位置标明"阶段小结"字样。

（三）阶段小结的内容包括入院日期、小结日期、患者姓名、性别、年龄、主诉、入院情况、入院诊断、诊疗经过、目前情况、目前诊断、诊疗计划、医师签名等。

（四）交（接）班记录、转科记录可代替阶段小结。

二、阶段小结格式

年－月－日　时：分　　　　　　　　　阶段小结

患者姓名、性别、年龄。因何主诉于×年×月×日×时入院。

入院情况：

入院诊断：

诊疗经过：

目前情况：

目前诊断：

诊疗计划：

医师签名：

三、阶段小结示例

2017 - 12 - 18　14：00　　　　　　　　阶段小结

　　患者刘××，女，50 岁。因多饮、多食、多尿、消瘦于 2017 - 11 - 17 8：30 入院。

　　入院情况：T 36.2℃，P 70 次/分，R 22 次/分，BP 106/80mmHg。神志清。右下肺呼吸音低，左肺呼吸音粗，未闻及干、湿性啰音。心率 70 次/分，律齐，$A_2 > P_2$，无杂音。肝脏、脾脏未触及。空腹血糖 9.6mmol/L，餐后 2 小时血糖 17.6mmol/L。

　　入院诊断：2 型糖尿病。

　　诊疗经过：入院后给予降糖、改善微循环治疗。2017 年 11 月 18 日胸部 CT 提示右下肺 3.5cm×4cm 大小包块，边缘毛糙，考虑肺癌可能性大。继续控制血糖，11 月 21 日行纤维支气管镜检查，并活检送病理。11 月 28 日病理报告为肺鳞癌。11 月 29 日转胸外科。12 月 3 日行肺癌切除术，病理报告为肺鳞癌。手术前后给予降糖、营养支持及对症处理。12 月 11 日予以化疗 1 次，患者恶心、呕吐明显。12 月 15 日出现发热，咳嗽、咳黄脓痰，考虑肺部感染。行痰培养及药敏试验，经验性抗炎治疗。

　　目前情况：患者一般情况较好，营养一般。T 38.2℃，双肺呼吸音粗，无干、湿性啰音。空腹血糖 7.5mmol/L，餐后 2 小时血糖 11.6 mmol/L。

　　目前诊断：肺癌（鳞癌）
　　　　　　　肺部感染
　　　　　　　2 型糖尿病

　　诊疗计划：根据药敏结果，调整抗生素种类；继续降糖治疗，加强支持治疗。

　　　　　　　　　　　　　　　　　　　　　　　　　　　　王××

第八节　抢救记录的书写要求及格式

一、抢救记录的书写要求

（一）抢救记录是指患者病情危重，采取抢救措施时所作的记录。

（二）抢救记录紧接病程记录书写，在横行居中位置标明"抢救记录"字样。

（三）因抢救急危患者，未能及时书写病历的，有关医务人员应当在抢救结束后 6 小时内据实补记，并加以注明。

（四）抢救记录的内容包括病情变化情况、抢救时间及措施、参加抢救的医务人员姓名及专业技术职称等。记录抢救时间应当具体到分钟。

（五）由参加抢救的执业医师书写。按时间顺序详细记录症状体征、病情变化经过、急诊检查检验结果及所采取的具体措施。要详细记录参加抢救的医师及护理人员的姓名及职称，尽量记录在现场的患者亲属姓名及关系，以及他们对抢救的意愿、态度和要求。

（六）如抢救失败，应准确记录患者的死亡时间（年、月、日、时、分），并记录确定患者死亡的依据（如呼吸、心跳停止，心电图直线等），应动员其近亲属做尸解，尤其对医患双方当事人不能确定死因或对死因有异议者，医师应尚死者近亲属告知尸解对尸体保存的要求、尸解的目的等，签署《尸体解剖告知书》。若死者近亲属拒绝尸解及拒签告知书，医师应如实将告知的情况及近亲属的意见记录在病历上。

二、抢救记录格式

年－月－日　时：分　　　　　　　　　　　　抢救记录
　抢救过程记录

　　　　　　　　　　　　　　　　　　　　　　　医师签名：

三、抢救记录示例

2017－12－10　21：00　　　　　　　　　抢救记录

　　19：55 患者晚餐后突发胸痛、后背部疼痛，摔倒在地，呼之不应。立即给予胸外心脏按压，面罩加压气囊辅助呼吸，心电监护示室颤，准备好除颤器后给予300J电除颤，无效，给肾上腺素1mg静推后，再次360J电除颤，仍无效，很快出现心电静止。家属拒绝气管插管并签署知情同意书，继续胸外心脏按压，面罩加压气囊辅助呼吸，重复静推肾上腺素、可拉明等药，心电监护持续直线，抢救40分钟无效，于20点35分临床死亡。李××主任医师、高××住院医师、刘××护师、崔××护士参加了抢救。患者妻子及儿子抢救时在场，对死因及抢救治疗无异议，拒绝做尸检并签署《尸体解剖告知书》。

　　　　　　　　　　　　　　　　　　　　　　　　　　李××/高××

第九节　有创诊疗操作记录书写要求及格式

一、有创诊疗操作记录书写要求

（一）有创诊疗操作记录是指在临床诊疗活动过程中进行的各种诊断、治疗性操作（如胸腔穿刺、腹腔穿刺）的记录。

（二）有创诊疗操作记录内容包括操作名称、操作时间、操作步骤、结果及患者一般情况，穿刺过程是否顺利、有无不良反应，术后注意事项及是否向患者说明，操作医师签名。

（三）有创诊疗操作记录应当在操作完成后即刻书写。可另立单页，也可紧接病程记录书写，在横行居中位置标明有创操作项目名称。操作步骤按照《临床操作技术规范》进行操作和记录。

二、有创诊疗操作记录的格式

年－月－日　时：分　　　　　　　　　　××操作记录

操作时间、操作步骤、结果及患者一般情况，穿刺过程是否顺利、有无不良反应，术后注意事项及是否向患者说明。

操作医师签名：

三、有创诊疗操作记录示例

2017 - 12 - 10　14：30　　　　　　　胸腔穿刺术记录

　　13：15，患者坐位，面向椅背，两前臂置于椅背上，前额伏于手臂上。选取右侧腋后线第八肋间隙为穿刺点做好标记。常规消毒皮肤，戴无菌手套、盖无菌洞巾，用2%利多卡因自皮肤逐层浸润麻醉，用血管钳夹住穿刺针后面的胶管，使之不漏气。左手固定穿刺部位皮肤，右手持穿刺针沿麻醉部位经肋骨上缘垂直缓慢刺入，当有突破感时停止。接上注射器，松开止血钳，将抽出液注入容器中。抽完液后拔出穿刺针，覆盖无菌纱布，稍用力压迫片刻，用胶布固定。裸眼观察胸水黄色透明，抽出量约300ml，送检做胸水常规。手术过程顺利，患者无不适。术后血压130/80mmHg，嘱患者继续吸氧、卧床休息。

李××

第十节　会诊记录书写要求及格式

一、会诊记录书写要求

（一）会诊记录（含会诊意见）是指患者在住院期间需要其他科室或者其他医疗机构协助诊疗时，分别由申请医师和会诊医师书写的记录。内容包括申请会诊记录和会诊意见记录。

（二）申请会诊记录应当简要载明患者病情及诊疗情况、申请会诊的理由和目的、申请会诊医师签名等。常规申请会诊应当由主治医师及以上人员提出。

（三）会诊意见记录内容包括会诊意见、会诊医师所在的科别或者医疗机构名称、会诊时间及会诊医师签名等。会诊意见要具体。

常规会诊意见记录应当由会诊医师在会诊申请发出后48小时内完成，急会诊时会诊医师应当在会诊申请发出后10分钟内到场，并在会诊结束后即刻完成会诊记录。

（四）申请会诊医师应在病程记录中记录会诊意见执行情况。

（五）会诊记录应另页书写。

二、会诊记录格式

××医院

会 诊 记 录

会诊类型： □急会诊　　□常规会诊　　□多学科会诊　　□指名会诊　　□外请专家会诊

科室：　　姓名：　　性别：　　年龄：　　床号：　　住院号：

简要病历及会诊目的：

拟邀会诊科室：　　拟邀会诊医生：

申请会诊科室：　　申请会诊医生：　　申请时间：　年　月　日　时　分

会诊意见：

外院会诊医师所在医疗机构名称：

会诊科室：　　会诊医生：　　会诊时间：　年　月　日　时　分

第　　页

三、会诊记录示例

××医院

会 诊 记 录

会诊类型： □急会诊 ☑常规会诊 □多学科会诊 □指名会诊 □外请专家会诊

科室：心内科 姓名：林×× 性别：男 年龄：58岁 床号：8床 住院号：12805

简要病历及会诊目的：

　　患者因活动后胸闷、憋气5年，突发胸痛4小时入院，诊断为"冠状动脉粥样硬化性心脏病、急性广泛前壁心肌梗死"。经急诊冠脉造影并植入支架1枚，胸痛症状缓解。入院后查空腹血糖14.0mmol/L，餐后2小时血糖23 mmol/L。拟诊为糖尿病。请协助诊断和处理。

此致

拟邀会诊科室：内分泌科 　拟邀会诊医生：王××

申请会诊科室：心内科 　申请会诊医生：李×× 　申请时间：2017年12月10日9时10分

会诊意见：

　　病史已复习。患者多饮、多食、多尿、消瘦约半年，空腹血糖及餐后2小时血糖均明显高于正常。

会诊意见：

（1）同意贵科诊断：糖尿病。

（2）糖尿病饮食。明晨抽血检查糖化血红蛋白，皮下注射胰岛素三餐前各4单位，睡前10单位。

（3）注意监测血糖变化。

　　谢邀

会诊科室：内分泌科 　会诊医生：王×× 　会诊时间：2017年12月10日15时30分

第　页

第十一节　输血记录书写要求及格式

一、输血记录书写要求

（一）在输血治疗前，医师应当向患者或者其近亲属说明输血目的、方式和风险，并签署临床输血治疗知情同意书。因抢救生命垂危的患者需要紧急输血，且不能取得患者或者其近亲属意见的，经医疗机构负责人或者授权的负责人批准后，可以立即实施输血治疗。

（二）输血记录紧接病程记录书写，在横行居中位置标明"输血记录"字样。

（三）输血记录当天书写，内容至少包括输血前常规检测报告、输血指征、血液品种、输血量、有无输血反应等。多次输血者，病程中应有输血效果评价记录，如血常规改变、体征变化、有无继续输血必要等。

二、输血记录格式

年－月－日　时：分　　　　　　　　　输血记录
输血记录内容。

　　　　　　　　　　　　　　　　　　　　　　　医师签名：

三、输血记录示例

> 2017－12－12　11：25　　　　　　　输血记录
>
> 　　患者老年男性，贫血貌，血常规示：Hb 50g/L，给予纠正贫血治疗。今日给予A 型 RhD（＋）去白细胞悬浮红细胞2U 输注，输注时间 2017 年 12 月 12 日 8：15 至 2017 年 12 月 12 日 10：00，输血过程顺利，无不良反应，输血后患者面色较前红润，末梢血运较前明显改善。明日复查血常规。
>
> 　　　　　　　　　　　　　　　　　　　　　　　　　　　刘 × ×

第十二节　术前小结书写要求及格式

一、术前小结书写要求

（一）术前小结是指在患者手术前，由经治医师对患者病情所作的总结。

（二）术前小结紧接病程记录书写，在横行居中位置标明"术前小结"字样。

（三）择期手术应在术前 24 小时内完成术前小结；急诊手术可免写术前小结，但术前小结的相关内容应记录在首次病程记录中。

（四）术前小结内容包括简要病情、术前诊断、手术指征、拟施手术名称和方式、拟施麻醉方式、注意事项，并记录手术者术前查看患者相关情况等。书写时应注意：

1. 简要病情应简要记录病史、重要阳性及阴性体征、有意义的辅助检查结果。

2. 手术指征要列出进行手术的理由，不能简单地把病名作为手术指征。

3. 注意事项主要记录术前准备情况、术中注意及术后处理等。

（1）术前准备情况：如常规化验检查和特殊检查结果；备皮及某些专科的手术区局部准备之要求；血型、备血原因及备血数量；皮肤过敏试验；术前用药及术中或术毕所需要应用的特殊物品；是否签订手术知情同意书等。

（2）术中注意：依照手术中解剖部位的不同而注意手术操作中可能出现的副损伤。

（3）术后处理：术后可能出现的并发症的观察和处理办法。

二、术前小结的书写格式

年－月－日　时：分　　　　　　　　　　术前小结
　　患者简要病情：
　　术前诊断：
　　手术指征：
　　拟施手术名称和方式：
　　拟施麻醉方式：
　　注意事项：
　　手术者术前查看患者相关情况：

　　　　　　　　　　　　　　　　　　　　　经治医师签名：

三、术前小结示例

2017－11－25　10：30　　　　　　　术前小结
　　患者李××，女，45岁，因发现右侧甲状腺结节5年于2017－11－23 08：55入院。
　　入院时患者生命体征平稳，颈软，无抵抗，颈动脉正常搏动，无怒张，气管居中，右叶甲状腺可触及约1.5cm×1.3cm大小质硬结节，无明显触痛，颈静脉回流征阴性。甲状腺彩超示：甲状腺右叶实性结节，考虑高风险。
　　术前诊断：甲状腺结节（右侧）
　　　　　　　甲状腺癌？
　　手术指征：右侧甲状腺包块不能排除恶性变，手术切除为其主要治疗手段，患者及家属积极要求手术治疗，相关辅助检查显示无明显手术禁忌。
　　手术方式：右侧甲状腺全切术，术中根据快速病理结果最终决定术式。
　　麻醉方式：气管插管全麻。
　　注意事项：术中根据快速病理结果最终决定术式。术中注意保护喉返神经、喉上神经、甲状旁腺等，术后可能出现声音嘶哑，喝水呛咳，声音低沉，胸闷憋气窒息等，手术必要性及危险性已和患者及家属详细沟通，患者及家属表示理解，要求手术，并在手术知情同意书上签字。手术定于明日上午8：00进行。
　　手术者刘××主任医师已查看患者。患者一般情况可，根据患者病史、体格检查及辅助检查结果，无手术禁忌，准备手术。

　　　　　　　　　　　　　　　　　　　　　刘××/李××

第十三节　术前讨论记录书写要求及格式

一、术前讨论记录书写要求及格式

（一）术前讨论记录是指因患者病情较重或手术难度较大，手术前在上级医师主持下，对拟实施手术方式和术中可能出现的问题及应对措施所作的讨论。

（二）术前讨论记录应另页书写，详细记录讨论内容。

（三）讨论内容包括术前准备情况、手术指征、手术方案、可能出现的意外及防范措施、参加讨论者的姓名及专业技术职务、具体讨论意见及主持人小结意见、讨论日期、记录者签名等。

（四）一般手术患者手术前在上级医师主持下进行术前病例讨论记录。

（五）对患者病情较重、手术难度较大及新手术、致残手术，手术前由科主任或副主任医师以上专业技术职务任职资格的医师主持，对拟实施手术方式和可能出现的问题及应对措施进行讨论。

（六）重大手术、有纠纷隐患的手术、严重致残手术的讨论必要时可请有关领导（医务科负责人或业务院长）参加，讨论结果由科室负责人签署意见后报医务科研究审批。

（七）要详细记录每个人的具体发言内容，不能只记综合意见。参加手术的医师（术者、助手）必须参加术前讨论，主持人应对术前讨论记录审阅并签名。

二、术前讨论记录格式

年–月–日　时：分　　　　　　　　术前讨论记录

讨论日期：

主持人（姓名、专业技术职称）：

参加人员（姓名、专业技术职称）：

具体讨论意见（每个人的具体发言内容）：

主持人小结：

主持人签名/记录医师签名：

三、术前讨论记录示例

2017 - 11 - 25　11：00　　　　　　　术前讨论记录

　　讨论时间：2017 - 11 - 25　9：00

　　讨论地点：普外科医师办公室

　　主持人：刘××主任医师

　　参加人员：吴××主任医师、张××副主任医师、李××主治医师、王××住院医师、孙××进修医师。

　　讨论内容：

　　王××住院医师汇报病例（略）。

　　李××主治医师：患者中年女性，病史较为典型，术前检查示心肺功能基本正常，凝血功能正常，患者彩超示：右侧甲状腺癌不能排除，有手术指征，无禁忌证，可以耐受甲状腺手术。术前可练习颈部后仰体位，防止术后头痛、头晕不适等。

　　张××副主任医师：术中行右侧甲状腺切除，送快速病理检查，根据快速病理结果决定最终术式。手术可能会出现术中损伤神经、血管及邻近器官，如喉返神经、喉上神经损伤等；术后可能出现饮水呛咳、声音嘶哑，食管、气管损伤，甲状旁腺功能损伤，术后可能低钙抽搐，需终身补钙、替代治疗；术前需和患者及家属充分沟通，并签署知情同意书。

　　吴××主任医师：同意以上医师意见。甲状腺癌主要包括乳头状腺癌、滤泡状癌、未分化癌、髓样癌四种类型。多数无症状，偶发现颈前区有一结节或肿块，有的肿块已存在多年而在近期才迅速增大或发生转移。局部体征也不尽相同，有呈甲状腺不对称结节或肿块，肿块或在腺体内，随吞咽而上下活动。待周围组织或气管受侵时，肿块即固定。对已确诊为甲状腺癌者应采用何种处理规则，要取决于患者的体质情况、癌肿的病理类型和临床分期。预后主要与肿瘤病理类型密切相关，如乳头状腺癌术后 10 年生存率将近 90%，而未分化癌病程很短，一般仅生存几个月。术中要先暴露喉返神经，对于血运差的甲状旁腺可做移植处理。

　　刘××主任医师：同意以上医师意见，术前准备已较为充分，有手术指征，无明显手术禁忌证，要注意手术过程中谨慎操作，减少损伤神经、血管及邻近器官的可能。根据术中冰冻组织病理结果决定最终术式，如为良性肿瘤，仅进行肿瘤切除术，如为恶性肿瘤，则需要扩大手术范围，调整术式。手术安排在 11 月 26 日 8：00 进行。由吴××主任医师担任手术者。

　　　　　　　　　　　　　　　　　　　　　　　　刘××／王××

第十四节　手术记录书写要求及格式

一、手术记录书写要求

（一）手术记录是指手术者书写的反映手术一般情况、手术经过、术中发现及处理等情况的特殊记录，应当在术后 24 小时内完成。

（二）手术记录由手术者书写，特殊情况下由第一助手书写时，应有手术者签名。

（三）手术记录应当另页书写，内容包括一般项目（患者姓名、性别、科别、病房、床位号、住院病历号或病案号）、手术日期、术前诊断、术中诊断、手术名称、手术者及助手姓名、麻醉方法、手术经过、术中出现的情况及处理等。

（四）手术经过记录内容

1. 术时患者体位，皮肤消毒方法，消毒巾的铺盖，切口部位、方向、长度、解剖层次及止血方式。

2. 探查情况及主要病变部位、大小、与邻近器官或组织的关系；肿瘤应记录有无转移、淋巴结肿大等情况。如与临床诊断不符合时，更应详细记录。

3. 手术的理由、方式及步骤，应包括离断、切除病变组织或脏器的名称范围；修补重建组织与脏器的名称；吻合口大小及缝合方法；缝线名称及粗细号数；引流材料的名称、数目和放置部位；吸引物的性质及数量；使用的人体植入物及各种特殊物品的名称、型号、使用数量、厂家等（术后将其标示产品信息的条形码贴入病历）。手术方式及步骤必要时绘图说明。

4. 术毕敷料及器械的清点情况。

5. 送检化验、培养、病理标本的名称及病理标本的肉眼所见情况。

6. 术中患者耐受情况，术中用药，失血量，输血品种及输血量，有无输血不良反应，特殊处理和抢救情况。

7. 术中麻醉情况，麻醉效果是否满意。

8. 如改变原手术计划，术中更改术式、需增加手术内容或扩大手术范围时，需阐明理由，并告知患方，重新签署手术同意书后方可实施新的手术方案。

9. 术后疾病疗效或预后的判断。

二、手术记录的格式

手术记录

患者姓名、性别、科室、病房、床号、病历号等。

手术日期、手术时间：

术前诊断：

术中诊断：

手术名称：

手术指导者、手术者及助手姓名：

麻醉方法：

手术经过、术中发现的情况及处理：

　　　　　　　　　　　　　　　　　　　　　手术者签名：

　　　　　　　　　　　　　　　　　　　　　记录日期：

三、手术记录示例

手术记录

　　手术日期、手术时间：2017 – 11 – 26　8：00 ~ 10：00

　　术前诊断：右侧甲状腺结节，甲状腺癌？

　　术中诊断：右侧甲状腺滤泡状腺癌

　　手术名称：右侧喉返神经探查 + 右侧甲状腺全切 + 峡部切除 + 甲状旁腺自体移植术

　　手术指导者、手术者及助手姓名：吴××主任医师、李××主治医师、王××住院医师

　　麻醉方法：颈丛 + 全麻

　　手术经过、术中发现的情况及处理：患者取仰卧位，肩部垫高，头后仰。碘伏消毒手术区，铺无菌单。在胸骨柄切迹上方 2 横指处，顺皮纹方向切开皮肤长约 8cm，依次切开皮下组织及颈阔肌。在颈阔肌深面分离皮瓣，上至甲状软骨切迹，向下抵胸骨柄切迹，两侧越过胸锁乳突肌前缘，用组织钳提起颈正中线两侧组织，切开颈白线，在甲状腺真假包膜之间分离胸骨舌骨肌和胸骨甲状肌，显露甲状腺。探查右侧甲状腺结节 1 枚，质硬，大小约 2cm×1.5cm 大小，左侧甲状腺未触及异常包块，颈部未见明显肿大淋巴结。暴露右侧喉返神经，切除右叶甲状腺，保留下甲状旁腺，血运良好，上甲状旁腺移植于右侧胸锁乳突肌内。送快速病理检查示：甲状腺滤泡状腺癌，切除甲状腺峡部。检查无出血点，用等渗盐水冲洗，创面放置引流管经切口右侧引出接负压球，依次缝合颈深筋膜、颈阔肌，缝合皮下，扣线皮内缝合皮肤。术中出血约 50ml，患者无特殊不适。麻醉效果满意。术后病人声音无嘶哑。安返病房。

　　　　　　　　　　　　　　　　　　　　　手术者：吴××

　　　　　　　　　　　　　　　记录时间：2017 – 11 – 26 11：00

第十五节　术后首次病程记录的书写要求及格式

一、术后首次病程记录的书写要求

（一）术后首次病程记录是指参加手术的医师在患者术后即时完成的病程记录。

（二）术后首次病程记录内容包括手术时间、术中诊断、麻醉方式、手术方式、手术简要经过、术后处理措施、术后应当特别注意观察的事项等。

二、术后首次病程记录的格式

年–月–日　时：分　　　　　　　　术后首次病程记录

术后首次病程记录的具体内容。

　　　　　　　　　　　　　　　　　　　　　医师签名：

三、术后首次病程记录示例

2017 – 11 – 26　11：30　　　　　术后首次病程记录

　　患者术前诊断为右侧甲状腺结节，甲状腺癌可能性大。今日8：00在全麻下行右侧喉返神经探查＋右侧甲状腺全切＋峡部切除＋甲状旁腺自体移植术。术中探查右侧甲状腺结节1枚，质硬，大小约2cm×1.5cm大小，颈部未见明显肿大淋巴结。暴露右侧喉返神经，切除右叶甲状腺，保留下甲状旁腺，上甲状旁腺移植于右侧胸锁乳突肌内。送快速病理检查示：甲状腺滤泡状腺癌，切除甲状腺峡部，创面放置引流管经切口右侧引出接负压球。术中出血约50ml，患者无特殊不适。术后病人声音无嘶哑，安返病房。注意颈部敷料渗血情况及引流管引流液量。给予补液、抑酸、止血、对症处理。

　　　　　　　　　　　　　　　　　　　　　　　　　　张××

第十六节　麻醉术前访视记录书写要求及格式

一、麻醉术前访视记录书写要求

（一）麻醉术前访视记录是指在麻醉实施前，由麻醉医师对患者拟施麻醉进行风险评估的记录。麻醉术前访视记录可另立单页。

（二）麻醉术前访视记录内容包括姓名、性别、年龄、科别、病案号，患者一般情况、简要病史、与麻醉相关的辅助检查结果、拟行手术方式、拟行麻醉方式、麻醉适应证及麻醉中需注意的问题、术前麻醉医嘱、麻醉医师签字并填写日期。

二、麻醉术前访视记录格式

××医院

麻醉术前访视记录

科室：　　　　姓名：　　　　　性别：　　　　年龄：　　　　　住院号：

体重：　kg　　　血型：　　　　　拟手术日期：

术前诊断：		拟施手术：	
系统病史	1. 心血管系统： 2. 呼吸系统： 3. 神经系统： 4. 内分泌系统： 5. 血液系统： 6. 个人及家族史： 7. 其他：		
手术麻醉史		药物过敏史	
体格检查	1. T____℃ P____次/分 R:__次/分 BP____mmHg 2. 头颈部状况： 3. 心肺听诊： 4. 口腔：张口____指　　牙齿：____ 5. 脊柱状况： 6. 其他：		
实验室检查	［实验室检查］		
病情评估	1. ASA 分级：_____　　心功能：_____ 2. 手术风险：_____　麻醉风险：_____ 3. 麻醉困难估计及意外防范措施：		
麻醉方式	1. 麻醉方法及主要用药： 2. 麻醉辅助措施： 3. 监测项目： 4. 术后镇痛（方法及用药）：		

麻醉医师签名：　　　　　　　　　　　　　　　　　　　　　日期：

第十七节 麻醉记录书写格式及要求

一、麻醉记录书写要求

（一）麻醉记录是指麻醉医师在麻醉实施中书写的麻醉经过及处理措施的记录。

（二）麻醉记录应当另页书写，在麻醉结束后完成。

（三）麻醉记录内容包括：患者一般情况、术前特殊情况、麻醉前用药、术前诊断、术中诊断、手术方式及日期、麻醉方式、麻醉诱导及各项操作开始及结束时间、麻醉期间用药名称、方式和剂量、麻醉期间特殊或突发情况及处理、手术起止时间、麻醉医师签名等。

书写麻醉记录时应注意：

1. 详细记录麻醉全部过程。

2. 记录所有的术中监测项目（包括实验室检查、失血量和尿量）；

3. 详细记录术中静脉输液和输注血液制品的情况；

4. 记录常规使用的方法和特殊技术，如机械通气、控制性降压、单肺通气、高频喷射通气或体外循环心肺转流等；

5. 重要麻醉和手术步骤的时间和过程，例如诱导、摆放体位、手术切皮、对患者各重要器官或系统产生重大影响的操作，如气管插管等；

6. 麻醉期间特殊或突发情况及处理，如患者抢救时书写抢救记录（详见本章抢救记录书写要求及格式）；

7. 术中改变麻醉方式时需重新进行告知，签署新的知情同意书，并记录理由。

二、麻醉记录格式

××医院

麻 醉 记 录 单

科室													住院号	

日期： 病房 _____ 床号 __ 姓名 _____ 性别 ____ 年龄 __ 体重 ____ kg 血型 ____

麻醉前用药 _____ 术前诊断 _____ 手术方式 _____ 急诊 择期

时 间													
ACT/CVP													
S$_{pO_2}$/ETCO$_2$(mmHg)													
1:E/Ppeak(cmH$_2$O)													
VT (ml) /RR (bpm)													
安/异氟醚（%）													
氧流量（L/min）													

℃ mmHg kPa													
28 240 32.1													
36 220 29.2													
34 200 26.6													
32 180 24.0													
30 160 18.5													
28 140 18.5													
26 120 16.2													
24 100 13.1													
22 80 10.5													
20 60 8.2													
18 40 5.1													
16 30 4.2													
14 20 2.6													
12 10 1.3													
10 0 CPB													
药物：													

尿 量（ml）	
输血（ml）	
输液（ml）	

特殊或突发情况及处理	

麻醉方式 _____ 气管插管方法：经口 鼻 明视 盲插 单 双腔 经气管 支气管（左 右）管号 _____

穿刺部位 _____ 置管：↑↓ __cm 阻滞平面 ____ 体位 ____ 灌注者 ____

术中诊断 _____ 麻醉医师：_____

第 页

麻醉开始与结束×
手术开始与结束⊙
插管Φ 拔管⊖
呼吸。 心率·
收缩压∧ 舒张压∨
鼻咽温○ 直肠温×

第十八节 手术安全核查记录书写要求及格式

一、手术安全核查记录书写要求

（一）手术安全核查记录是指由手术医师、麻醉医师和巡回护士三方，在麻醉实施前、手术开始前和患者离开手术室前，共同对患者身份、手术部位、手术方式、麻醉及手术风险、手术使用物品清点等内容进行核查的记录，输血的患者还应对血型、用血量进行核对。应由手术医师、麻醉医师和巡回护士三方核对、确认并签字。

（二）手术安全核查必须依次进行，每一步核查无误后方可进行下一步操作。由手术医师、麻醉医师和巡回护士三方核对、确认后，分别在《手术安全核查表》上签名。

二、《手术安全核查表》格式内容

× ×医院
手术安全核查表

科　别：_____　患者姓名：_____　性别：_____　年龄：_____

病历号：_____　麻醉方式：_____　手术方式：_____

术　者：_____　　　　　　　　　　　　手术日期：_____

麻醉实施前	手术开始前	患者离开手术室前
患者姓名、性别、年龄正确： 是 □　否 □	患者姓名、性别、年龄正确： 是 □　否 □	患者姓名、性别、年龄正确： 是 □　否 □
手术方式确认： 是 □　否 □	手术方式确认： 是 □　否 □	实际手术方式确认： 是 □　否 □
手术部位与标识正确： 是 □　否 □	手术部位与标识确认： 是 □　否 □	手术用药、输血的核查： 是 □　否 □
手术知情同意： 是 □　否 □		手术用物清点正确： 是 □　否 □
麻醉知情同意： 是 □　否 □	手术、麻醉风险预警： 手术医师陈述：	手术标本确认： 是 □　否 □
麻醉方式确认： 是 □　否 □	预计手术时间 □ 预计失血量 □ 手术关注点 □ 其他 □	皮肤是否完整： 是 □　否 □
麻醉设备安全检查完成： 是 □　否 □		中心静脉通路 □
皮肤是否完整： 是 □　否 □	麻醉医师陈述： 麻醉关注点 □ 其他 □	动脉通路 □ 气管插管 □
术野皮肤准备正确： 是 □　否 □		伤口引流 □ 胃管 □
静脉通道建立完成： 是 □　否 □	手术护士陈述： 物品灭菌合格 □	尿管 □ 其他_____ □
患者是否有过敏史： 是 □　否 □	仪器设备 □ 术前术中特殊用药情况 □ 其他 □	患者去向 恢复室 □
抗菌药物皮试结果： 是 □　否 □	是否需要相关影像资料： 是 □　否 □	病房 □ ICU 病房 □
术前备血： 是 □　否 □		急诊 □ 离院 □
假体□/体内植入物□/影像学 资料□ 其他：_____	其他：_____	其他：_____
麻醉医师签名：_____ 手术医师签名：_____ 手术护士签名：_____	手术医师签名：_____ 麻醉医师签名：_____ 手术护士签名：_____	手术护士签名：_____ 手术医师签名：_____ 麻醉医师签名：_____

××医院
介入手术安全核查表

科　别：＿＿＿＿＿＿　患者姓名：＿＿＿＿＿＿＿　性别：＿＿＿＿＿＿　年龄：＿＿＿＿＿＿

病案号：＿＿＿＿＿＿　麻醉名称：＿＿＿＿＿＿＿　手术名称：＿＿＿＿＿＿＿

术　者：＿＿＿＿＿＿＿＿＿＿＿　是否急诊手术：是　否　手术日期：＿＿＿＿＿＿

消毒铺单前核对	手术开始前	离开介入手术室前
患者姓名、性别、年龄、住院号正确： 是□　否□	患者姓名、性别、年龄、住院号正确： 是□　否□	患者姓名、性别、年龄、住院号正确： 是□　否□
手术部位及手术医嘱确认： 是□　否□	手术方式确认： 是□　否□	实际手术方式确认： 是□　否□
手术知情同意书： 是□　否□	手术部位确认： 是□　否□	皮肤是否完整： 是□　否□
手术审批单： 是□　否□	手术前常规检查确认： 是□　否□	手术用药、输血的核查 是□　否□
一次性卫生材料单： 是□　否□	手术医师陈述： 预计手术时间□ 手术关注点□	手术用物清点正确： 是□　否□
皮肤是否完整： 是□　否□	介入技师陈述： 仪器、设备□	静脉通路确认： 是□　否□
导管入径： 股动脉□ 桡动脉□其他□		患者去向
入径方式：　经皮穿刺□ 血管切开□	介入手术室护士陈述： 物品灭菌合格□	恢复室□
静脉通道建立完成： 是□　否□	急救药物准备确认□	病房□
患者是否有过敏史： 是□　否□	诊疗器材确认□	ICU病房□
仪器、设备安全检查确认： 是□　否□	其他□	急诊□
诊疗器材确认： 是□　否□		离院□
相关影像资料： 是□　否□		
其他：＿＿＿＿＿	其他：＿＿＿＿＿	其他：＿＿＿＿＿
介入技师签名：＿＿＿＿ 手术医师签名：＿＿＿＿ 介入护士签名：＿＿＿＿	手术医师签名：＿＿＿＿ 介入技师签名：＿＿＿＿ 介入护士签名：＿＿＿＿	介入护士签名：＿＿＿＿ 手术医师签名：＿＿＿＿ 介入技师签名：＿＿＿＿

第十九节 麻醉术后访视记录书写要求及格式

一、麻醉术后访视记录书写要求

（一）麻醉术后访视记录是指麻醉实施后，由麻醉医师对术后患者麻醉恢复情况进行访视的记录。

（二）麻醉术后访视记录可另立单页，也可在病程中记录。

（三）麻醉后48小时内至少随访一次。

（四）麻醉术后访视记录内容包括姓名、性别、年龄、科别、病案号、患者一般情况、麻醉恢复情况、清醒时间、术后医嘱、是否拔除气管插管等。如有特殊情况应详细记录，麻醉医师签字并填写日期。

二、麻醉术后访视记录格式

××医院

麻醉术后访视记录

科室： 姓名： 性别： 年龄： 住院号：

手术名称： 手术日期：

麻醉方式：

访视记录：

麻醉医师签字： 术后访视时间：

第二十节　出院记录书写要求及格式

一、出院记录书写要求

（一）出院记录是指经治医师对患者此次住院期间诊疗情况的总结，应当在患者出院后24 小时内完成。

（二）出院记录要另立专页，一式两份，一份归入住院病历存档，另一份交给患者以供复诊备用。

（三）出院记录的内容主要包括入院日期、出院日期、入院情况、入院诊断、诊疗经过、出院诊断、出院情况、出院医嘱、医师签名等。

1. 入院情况：主诉、简要病史、主要症状及有意义的辅助检查的结果等。

2. 诊疗经过：为此次住院期间诊疗情况的总结，包括住院期间的病情变化；检查治疗经过：主要用药的名称、疗程、用量，实施手术操作的日期、手术名称、病理检查结果；有意义的辅助检查结果；治疗过程中出现的并发症或不良反应；诊治中还存在的问题等。

3. 出院情况：出院时患者存在的症状、体征及辅助检查的阳性结果；手术切口愈合情况，是否留置引流管、石膏及拆线等情况。各诊断的治疗结果，转院时要注明原因。

4. 出院医嘱：包括出院带药要注明药物名称、剂量、用法、疗程及期限；出院后需定期复查的检查项目、经治医生门诊时间；休息时限，康复指导，生活、工作中需注意的事项等。

（四）书写要认真、具体，以供患者复印、复诊或随访时使用。

二、出院记录的格式

出院记录

姓名：　　　　　　　　　　　入院日期：

性别：　　　　　　　　　　　出院日期：

年龄：　　　　　　　　　　　住院天数：

入院情况：

入院诊断：

诊疗经过：

出院诊断：

出院情况：

出院医嘱：

　　　　　　　　　　　　　　　　　　　　　　医师签名：

三、出院记录示例

出院记录

姓名：李××　　　　　　入院日期：2017 - 11 - 23　8：55

性别：女　　　　　　　出院日期：2017 - 11 - 28　10：00

年龄：45 岁　　　　　　住院天数：5 天

入院情况：发现甲状腺结节 5 年。T 36.5℃，P 78 次/分，R 17 次/分，BP 110/80mmHg。颈软，无抵抗，颈动脉正常搏动，无怒张，气管居中，右叶甲状腺可触及约 1.5cm×1.3cm 大小质硬结节，无明显触痛，颈静脉回流征阴性。甲状腺彩超示：甲状腺右叶实性结节，考虑高风险。

入院诊断：1. 右侧甲状腺结节

　　　　　2. 甲状腺癌？

诊疗经过：入院后完善辅助检查，于 2017 年 11 月 25 日在全麻下行右侧喉返神经探查＋右侧甲状腺全切＋峡部切除＋甲状旁腺自体移植术。手术顺利，术后恢复良好。术中快速病理示：右侧甲状腺滤泡性腺癌。

出院诊断：右侧甲状腺滤泡状腺癌

出院情况：声音无嘶哑，喝水无呛咳，无肢体抽搐发作，切口对合良好，无红肿。治愈出院。

出院医嘱：

1. 休息，避免颈部剧烈运动。

2. 每 2 天门诊复查换药，术后 6 天视切口愈合情况拆线。

3. 口服优甲乐 100μg qd，定期复查甲状腺功能，根据甲状腺功能调节用药量。

　　　　　　　　　　　　　　　　　　　　　　　　　　　　王××

第二十一节　死亡记录书写要求及格式

一、死亡记录书写要求

（一）死亡记录是指经治医师对死亡患者住院期间诊疗和抢救经过的记录，应当在患者死亡后 24 小时内完成。

（二）死亡记录另立专页，记录死亡时间应当具体到分钟。

（三）死亡记录的内容包括入院日期、死亡时间、入院情况、入院诊断、诊疗经过（重点记录病情演变、抢救经过）、死亡原因、死亡诊断等。

1. 入院情况：主要症状、体征，有诊断意义的辅助检查的结果。

2. 诊疗经过：住院后病情演变和诊治情况。重点记录死亡前的病情变化和抢救经过。

3. 死亡原因：指致患者死亡的直接原因。

4. 死亡诊断：包括患者死亡前诊断的各种疾病。

二、死亡记录的书写格式

死亡记录

姓名： 入院日期：

性别： 死亡时间：记录到分钟

年龄： 住院天数：

入院情况：

入院诊断：

诊疗经过：

死亡原因：

死亡诊断：

医师签名：

三、死亡记录示例

死亡记录

姓名：李×× 入院日期：2017 - 11 - 29 13：15

性别：男 死亡时间：2017 - 12 - 16 13：50

年龄：68 岁 住院天数：17 天

入院情况：患者因发作性胸闷憋气 2 年，加重 2 天入院。查体：T 36.5℃，P 100 次/分，R 22 次/分，BP 105/60mmHg。神志清，精神差，心界叩诊无扩大，心率 100 次/分，节律不齐，可闻及早搏 8~12 次/分，主动脉瓣区可闻及喷射样杂音。心脏彩超：EF 29%，主动脉瓣病变，主动脉瓣重度狭窄并少量反流，升主动脉扩张，二尖瓣中量反流，三尖瓣中大量反流，左心功能减低，肺动脉高压，少量心包积液，双侧胸腔积液。

入院诊断：1. 心脏瓣膜病

主动脉瓣狭窄（重度）

二尖瓣关闭不全

三尖瓣关闭不全

2. 心包积液

3. 胸腔积液

4. 心律失常

室性早搏

5. 心功能Ⅳ级

诊疗经过：入院后给予利尿、营养心肌、改善心功能、维持循环等治疗。患者于 12 月 10 日出现肺部感染，予抗感染治疗。12 月 16 日 11：00 左右患者心电监护示房颤、频发室早、室速发作，予可达龙静推后持续静脉泵控制心律失常发作。

13：10 心电监护提示室颤，血压测不出，呼吸停止，立即给予胸外心脏按压，反复给予多巴胺、肾上腺素及可拉明静推，血压、心率、呼吸均未恢复，于 13：50 瞳孔散大、固定，对光反射消失，描记心电图提示直线，宣布临床死亡。参加抢救的医护人员：李××主任医师，刘××主治医师，黄××住院医师，孙××主管护师，张××护师，林××护士。抢救时患者儿子和女儿在场，对诊断、治疗无异议，不同意做尸检，已签署《尸体解剖告知书》。

死亡原因：1. 心室颤动

死亡诊断：1. 心脏瓣膜病

心　　主动脉瓣狭窄（重度）

心　　二尖瓣关闭不全

心　　三尖瓣关闭不全

2. 心包积液

3. 胸腔积液

4. 心律失常

心　　室性早搏

5. 心功能Ⅳ级

李××/刘××

第二十二节　死亡病例讨论记录书写要求及格式

一、死亡病例讨论记录书写要求

（一）死亡病例讨论记录是指在患者死亡 1 周内，由科主任或具有副主任医师以上专业技术职务任职资格的医师主持，对死亡病例进行讨论、分析的记录。

（二）死亡记录另立专页，主持人审阅签名。

（三）死亡病例讨论记录的内容包括讨论日期，主持人及参加人员姓名、专业技术职务，具体讨论意见及主持人小结意见，记录者签名等。要记录每一位发言人的具体内容，重点讨论记录诊断意见、死亡原因分析、抢救措施意见、注意事项及本病国内外诊治进展等。

（四）每一死亡病例均要求有死亡病例讨论记录，根据病情可简可繁。

二、死亡病例讨论记录格式

讨论日期：　　　　　　　　　死亡病例讨论记录

主持人（姓名、专业技术职务）：

参加人员（姓名、专业技术职务）：

具体讨论意见：

主持人小结意见：

主持人签名/记录者签名：

三、死亡病例讨论记录示例

2017－12－16　10：30　　　　　　死亡病例讨论记录

主持人：刘××主任医师

参加人员：林××副主任医师、高××主治医师、张××住院医师、进修医师、实习医师多名。

讨论意见：

张××住院医师（报告病历）：患者张××，男，70岁，退休干部。因突发胸痛、后背部疼痛1小时于2017－12－14 8：30急症入院。既往冠心病、糖尿病史。患者外出散步时突发胸痛、后背部疼痛，呈压榨样，舌下含化硝酸甘油不缓解。入院时查体：T 36.2℃，P 40次/分，R 12次/分，BP 60/30mmHg。神志模糊，痛苦貌，口唇紫绀。两肺未闻及干、湿性啰音。心率40次/分，律齐，第一心音明显减弱，$A_2 > P_2$，心尖部闻及3/6级吹风样收缩期杂音，向左腋下传导。无心包摩擦音。肝脏、脾脏未触及。双下肢轻度凹陷性水肿。ECG显示$V_1 \sim V_4$导联S－T段弓背向上明显抬高，Ⅱ、Ⅲ、aVF导联S－T段弓背向上明显抬高。肌钙蛋白T阳性，血糖20mmol/L。诊断为：急性广泛前壁、下壁心肌梗死，心源性休克，冠心病，糖尿病。立即给予吸氧、镇痛、心电监护、升压扩容、抗血小板、抗凝、改善心肌供血、降糖等治疗，并做好急诊PCI手术准备。与家属术前谈话，家属表示商议后决定是否进行急诊PCI手术。8：55心电监护提示室颤，血压测不出，呼吸停止，立即给予胸外心脏按压，反复给予多巴胺、肾上腺素及可拉明静推，血压、心率、呼吸均未恢复，于9：30瞳孔散大、固定，对光反射消失，描记心电图提示直线，宣布临床死亡。

（以上病历报告内容记录时可省略）。

高××主治医师：患者老年男性，因活动后突发胸痛、后背部疼痛急症入院。既往冠心病、糖尿病史。ECG显示$V_1 \sim V_4$导联S－T段弓背向上明显抬高，Ⅱ、Ⅲ、aVF导联S－T段弓背向上明显抬高。肌钙蛋白T阳性，诊断为急性广泛前壁、下壁心肌梗死明确。急性心肌梗死的诊断要注意与主动脉夹层、急性肺栓塞、急性心包炎、心绞痛、气胸等疾病的鉴别。该患者入院时即处于心源性休克状态，病情凶险，需要尽早进行急诊PCI手术。

林××副主任医师：急性心肌梗死一旦确诊，就应立即给予急救治疗，治疗原则包括：①紧急处理：镇痛、吸氧、心电监测等；②及时发现和处理致命性心律失常；③维持血流动力学稳定；④尽快准备开始冠状动脉再灌注治疗；⑤抗血小板、抗凝药物治疗；⑥抗心肌缺血治疗。我们的处理是正确的，需要尽快急诊行PCI手术。在等待患者家属考虑手术的过程中，患者突然发生室颤，抢救无效死亡。

刘××主任医师：同意以上各位医师的发言。该例患者有以下特点：①老年男性。②既往冠心病、糖尿病史。③起病急：外出散步时突发胸痛、后背部疼痛，呈压榨样，舌下含化硝酸甘油不缓解。④病变范围广：急性广泛前壁、下壁心肌梗死⑤发生了严重并发症，心源性休克。诊断明确，处置得当。心源性休克是急性心肌梗死后泵衰竭最严重的类型。80%是由于大面积心肌梗死所致，其余是由于机械并发症如室间隔穿孔、乳头肌断裂或右室心肌梗死所致；其预后很差，病死率高达80%。临床表现为持续（>30分钟）低血压（SBP<80 mmHg），低灌注（神志模糊、皮肤湿冷苍白、四肢冰凉、少尿和酸中毒）以及肺水肿（呼吸困难、肺部湿啰音、X线的肺水肿表现）。治疗原则为升压，增加组织灌注，减轻肺水肿。应尽早进行再灌注治疗，包括溶栓、急诊PCI或CABG，可使住院病死率降至35%~50%，是目前治疗急性心肌梗死伴心源性休克的首选方法。该例患者诊断明确，处置得当，但进展迅速，未能及时进行手术。治疗过程中已多次向患者家属告知该病的治疗方法和预后，其家属对诊治无异议。死亡诊断：急性广泛前壁、下壁心肌梗死，心源性休克，冠心病，糖尿病。死亡原因：心室颤动。

刘××/张××

第五章　知情同意书

第一节　概　述

一、知情同意的概念

在临床医疗工作中，习惯将医疗告知与知情选择简称为知情同意。

医疗告知是指医疗机构及其医务人员在医疗活动中，将患者的病情、诊疗措施、医疗风险等有关诊疗信息向患者或其近亲属如实告知的行为过程。依照《执业医师法》、《医疗事故处理条例》等有关法律法规规定，医疗告知是医疗机构及医务人员必须履行的法定责任和义务。

知情是指患方在医疗活动中获取、知悉有关患者病情、诊疗措施、医疗风险、费用开支等诊疗信息。选择是指患方在听取了医方有关上述诊疗信息后，做出是否同意接受医方提供的诊疗措施的意思的表达。患方的自主选择是基于医方的告知，针对具体的诊疗行为选择同意或不同意。

医疗活动中的告知与知情，是医患双方互相告知和双向选择。医方应当如实告知患方有关的诊疗信息，让患方做出选择；患方也应向医方介绍病史、配合相关检查等，让医方能够选择适宜的诊疗方案。

二、知情同意书的概念

知情同意书是在施行某项医疗行为之前，充分告知患方相关的医疗信息如病情、诊疗措施、医疗风险、费用开支等，并征得患方同意后，与其签订的医疗文书；它具有督促和证明医方履行告知说明义务、患方行使知情同意权的作用；是医方履行告知说明义务、患方行使知情同意权和承担医疗风险的证明文件。

第二节　知情同意书履行的主体

一、医疗告知义务的主体

由具体实施医疗活动的医务人员进行告知并签字。但医务人员隶属于医疗机构，对外承担责任的主体是医疗机构而不是医务人员。

二、告知的对象

告知的对象可以是：患者本人、患者监护人、委托代理人、近亲属、医疗机构负责人或被授权的负责人。

（一）患者本人

当患者本人为完全民事行为能力人时，告知的对象首先是患者本人。

《民法通则》规定："十八周岁以上的公民是成年人，具有完全民事行为能力，可以独立进行民事活动，是完全民事行为能力人。十六周岁以上不满十八周岁的公民，以自己的劳动收入为主要生活来源，视为完全民事行为能力人。"

（二）患者的监护人

当患者本人为未成年人、精神病人等无民事行为能力人或限制民事行为能力人时，患者的监护人就是其法定代理人。

无民事行为能力人，是指不具有以自己的行为参与民事法律关系，取得民事权利和承担民事义务的人。《民法通则》规定，无民事行为能力的人包括两种：（1）不满 10 周岁的未成年人。（2）不能辨认自己行为的精神病人（包括痴呆症患者）。

限制民事行为能力人，是指那些已经达到一定年龄但尚未成年或虽已成年但精神不健全、不能完全辨认自己行为后果的人。根据《民法通则》规定，限制民事行为能力的人包括两种人：（1）年满 10 周岁且精神正常的未成年人，但 16 周岁以上不满 18 周岁以自己的劳动收入为主要生活来源的人除外。（2）不能辨认自己行为的后果且已成年的精神病人（包括痴呆症患者）。

第一种无民事行为能力人或限制民事行为能力人的法定监护人顺序是：父母，祖父母、外祖父母，成年兄、姐，其他近亲属。

第二种无民事行为能力人或限制民事行为能力人的法定监护人顺序是：配偶，父母，成年子女，其他近亲属。

（三）委托代理人

在临床诊疗过程中，有完全民事行为能力的患者也可授权他人代为行使知情同意权，被授权人可代理患者签署知情同意书。但被授权人签署知情同意书前，患者应当签署《授权委托书》并存入病历。

患者随时有权撤销授权。授权撤销后，应向患者本人进行告知，由患者本人签署知情同意书。

（四）近亲属或关系人

在医疗活动中，部分患者由于疾病导致无法行使知情选择权（如患者年满 18 周岁，处于昏迷、休克、麻醉等意识丧失状态），其近亲属可代为行使知情同意权。

因实施保护性医疗措施不宜向患者说明情况的，应当将有关情况告知患者近亲属，由患者近亲属签署知情同意书，并及时记录。

近亲属（及顺序）是指配偶、父母、子女、兄弟姐妹，祖父母、外祖父母，孙子女、外孙子女。近亲属必须是完全民事行为能力人方能签署知情同意书。

（五）医疗机构负责人或被授权的负责人

为抢救患者，在患者法定代理人或被授权人或近亲属或关系人无法及时到场签字的情况下，可由医疗机构负责人或者授权的负责人签字。常见有以下几种情形：

1. 患者病情危重，意识丧失，急需抢救，无线索与其代理人或近亲属、关系人联系；

2. 患者病情危重，意识清醒，其代理人或近亲属、关系人不能及时赶到医院签字；

3. 意识丧失，虽无生命危险，但病情不能拖延，无线索与其代理人或近亲属、关系人联系。

三、告知的形式

医疗告知的形式包括口头告知、书面告知、公示告知。采用何种形式告知应根据具体情况而定。

（一）口头告知

在医疗活动中，对操作简单、无严重并发症或并发症发生率低的有创检查及治疗或患者病情允许或现有的技术水平可以达到要求的条件下，可以通过口头告知的形式，如周围浅表静脉穿刺抽血检查及输液、常规肌肉注射等。

（二）书面告知

临床最常用的告知形式。对于重大疾病、有可能发生严重并发症、医疗后果难以准确判定的有创检查及治疗、医疗费用高昂的诊疗或临床试验性的诊疗措施，应当在医患双方签署书面的知情同意书后进行，如各种手术、麻醉、胸腔及腹腔穿刺、各种穿刺活检、输血等。

（三）公示告知

对一般公共信息，如门诊就诊流程、门诊医师出诊情况、收费标准等情况可通过宣传橱窗、电子大屏幕公告、电子触摸查询装置、网站、查询电话，编印、发放各类资料等形式向患方告知。

四、告知的要求

（一）实事求是

应将患者病情及预后、诊疗措施、可能的并发症、医疗风险、药物毒副作用等有关的诊疗信息如实告知，告知的内容应当让患方知情，并能够据此做出正确判断和理智决定。如果没有充分如实告知，就有可能误导患方做出对自己不利的选择。

（二）及时全面

作为一个关系到患者生命及利益的特殊行业，病情的演变及变化有许多不可预见性。因此，发现问题应该及时与患方沟通并告知，特别是对新患者、危急重症患者、手术前后患者、老人及小孩。此外，还应该及时全面地对患者进行综合评估。

（三）通俗易懂

应用通俗易懂、患方能够理解的语言进行沟通交流，少用或不用专业词汇，告知内容应明确无误，应让患方充分理解并明白，便于选择。如果告知的内容充满专业术语或含糊其词，致使患方无法正确理解，便达不到告知的目的，患方也不可能做到有效的知情同意。

（四）书面告知

书面告知是医疗过程中最常用的告知形式，是能被民众把握和认定意思的表示，是法律所能评价的形式，有利于举证。对需取得患方书面同意方可进行的医疗活动，必须在双方签署知情同意书后方可实施。若患方拒绝签署意见，应将相关情况及过程记录在病程记录中，必要时向主管部门汇报。

五、告知的时机和内容

（一）患者入院前告知

1. 接诊医师应告知患者病情、初步诊断、住院必要性，预计住院时间、可能的医疗费用，病房床位情况等；

2. 分诊护士应告知办理住院的流程、病房的位置等。

（二）患者入院时告知

1. 患者办理住院手续时，住院部应向患者提供"住院须知"。

2. 患者入院后，由值班护士接待患者，向患者介绍该病区的环境、人员及医疗组情况。

3. 主管医师及时向患者作自我介绍并详细询问病情，记录在案。告知患者：根据他（她）现有的病情与体格检查情况所作的初步诊断（属于保护性医疗者除外）；为了进一步确诊需要做的检查，以及初步治疗方案；如有多种替代治疗方案，应向患者或家属讲明优劣，供患者选择。

4. 应注意告知患者或家属应予配合及注意的有关事项。

（三）治疗过程中的告知

1. 治疗过程中的常规告知

（1）以患者或患者家属陈述的病情及医师的初步检查为依据，告知患者所患疾病的发展概况及现时所处的进程。

（2）应当立即采取的诊断措施和方法，这些诊断措施和方法可能发生的意外。

（3）患者所患疾病的诊断或暂不能确定的诊断，及确定某种诊断或暂不能做出诊断的依据。

（4）拟采取的治疗措施（包括药物治疗、手术治疗及其他治疗）的近期和远期后果。包括可能出现的理想效果、某种程度的好转、可能出现的副作用及并发症、能够预测的后果、目的、方法及手术过程中可能出现的并发症和意外；如存在有多种可能的治疗措施时，应同时向患者说明几种不同措施的不同效果。

（5）如遇本院难以诊断、治疗的情况，应及时向患者或家属说明，并提供转院诊治或邀请外院医师来会诊、治疗的建议。

2. 使用自费药品、贵重药品和进行大型仪器检查前告知　事先征得患者或家属同意，签署相应的知情同意书。患者或家属若拒绝作进一步检查或不同意目前的治疗方案，医师应将其可能发生的后果详细告诉患者，将告知内容记入病程记录，医患双方签署拒绝检查（治疗）知情同意书。

3. 病情发生变化时及时告知　患者入院后，虽经治疗病情仍持续加重，或病情突然发生变化，主管或值班医师（必要时上级医师）应及时告知家属，并向他们说明病情演变或变化的可能原因、将要采取的治疗措施和效果，要充分讲明预后，争取家属了解和理解，同时将告知的内容记入病程记录，并征得家属做知情签字。

4. 输血前告知　输血属于特殊治疗，故输血应当在患者或家属同意并签字的情况下进行。输血前，医师应向患者及其家属说明输血过程中可能发生的输血反应，可能感染经血液传播疾病等医疗风险，以使者或家属理解。同意或不同意输血，均应签字为证。

5. 放、化疗（第一次）前告知　告知放、化疗的必要性、效果及可能产生的副作用。

（四）创伤性操作前、后告知

1. 术前、术中、术后谈话　任何手术或有创检查（无论大小）操作之前，均应征得患者或家属同意，由术者与患者及家属进行详细的术前谈话，内容包括手术或有创检查的必要性、预期效果、可能的风险及并发症、预计的费用（常规下或发生意外时），并征得患者或家属同意并签字。术中患者出现危急情况时，如果术者不能下台交代病情，应由一助或参加手术的高年资医师用通俗易懂的语言，全面准确地向患者直系亲属告知病情及改变手术方式的原因，在征得患者家属理解同意签字后方可改变手术方式，术后术者应及时在知情同意书中补签字。

2. 麻醉前、后谈话　手术麻醉前，麻醉医师应亲自诊视患者，向患者或家属告知拟采取的麻醉方式及依据，麻醉中或麻醉后可能出现的风险与意外，征得患者家属同意并签字。手术后，麻醉医师应亲自护送患者回病区，做好与病区医护人员的交接，并根据具体情况将麻醉后可能出现的问题与风险、注意事项详细向家属告知，且应在病程记录中做好告知记录（包括：接受告知人及其理解程度，必要时由其签字）。

（五）有无其他可替代的诊疗方法告知

医师不仅应告知患方被推荐的检查或治疗信息，还应告知可供选择的诊治方案信息。具体包括：

1. 有无可替换的医疗措施。

2. 可替代医疗措施所伴随的风险及其性质、程度及范围。

3. 可替代医疗措施的治疗效果、有效程度。

4. 可替代医疗措施可能引起的并发症及意外。

5. 不采取此替代医疗措施的理由。

（六）改变治疗方案的告知

患者经过治疗后，由于各种原因需要改变治疗方案的，应及时向患者或家属告知，并解释改变的依据与理由，征得患者或家属的同意，并做好记录。

（七）费用方面的告知

诊断和治疗所要付出的费用，特别是医疗保险的自费项目。如存在采取不同措施的可能，要同时说明不同措施费用的高低差异。

（八）进行实验性临床医疗的告知

在进行临床试验、药品试验、医疗器械试验等实验性临床医疗前，责任医师应向患者及家属告知试验的目的、程序、可能的不良影响等相关情况，取得患者及家属或代理人的同意，签署知情同意书后方可开展。

六、知情不同意的处理

（一）知情不同意，是指患者、患者家属或其他法定代理人，在充分知情的情况下不同意医方对疾病的诊断措施、诊断或提出的治疗方案，拒绝配合治疗或拒绝履行签字同意等手续的行为。

（二）知情不同意可区分为部分不同意与全部不同意。其中包括诊断方法、治疗方法、手术与否及手术方案、用药选择、费用等方面的不同意。

（三）对患者或其家属提出的各方面不同意见，医师在综合分析自身的意见和患者、家属提出的意见后，仍认为是科学合理的，则应再次或多次向患者或患者家属耐心说明，并陈述利害关系，说服他们同意医师的意见。如患者仍坚持己见，则应分别不同情况予以处置：

1. 如患者出于降低费用原因，提出改用其他治疗方法或其他药物，而对疗效及患者康复没有严重影响，医师可考虑接受患方意见，修改原有治疗方案。

2. 如患者出于提高诊断准确率和治疗效果，提出种种补充或修改意见，且这种意见有其可取之处，并愿承担费用，医师可接受患者的意见，修改原有方案，形成新的知情同意。

3. 患者从他处得知另有其他治疗方法，且自认为这种方法优于现时医师向其提出的治疗方案，不同意或怀疑医师提出的诊断措施或诊断结论，要求另选医院，医师在向其说明后仍不接受，可同意其选择，并协助做好转院或其他手续。如在转院中可能出现危险，医师应明确告知或劝阻；劝阻无效时，应要求患者完善自动出院申请书等书面手续。

4. 对患者已明确表示的不同意，如患者的意见可能危及生命，或可能给患者健康带来不利影响，医师应向患者或其家属再次充分说明；对于仍坚持其意见者，须签署相关文书，并在病程记录中如实记录，且需由两名以上医师签字确认。

5. 所有不同意，都要明确记录在案，以备查用。

第三节 常用的知情同意书

一、手术同意书

手术同意书是指手术前，经治医师向患者告知拟施手术的相关情况，并由患者签署是否同意手术的医学文书。内容包括术前诊断、手术名称、术中或术后可能出现的并发症、手术风险、患者签署意见并签名、经治医师和术者签名等。

医方应当有风险意识，术前充分评估可能存在的风险并制定相应的防范风险的预案；术中谨慎行事，按照操作规程和要求来实施手术，争取将手术风险发生的可能性降到最低；术后要严密观察，不可因为手术成功或者患者一般情况较好就不重视术后患者出现的情况。手术中如确需更改原定手术方案，必须再次征得患者或授权代理人同意并签字后实施。

二、麻醉同意书

麻醉同意书是指麻醉前，麻醉医师向患者告知拟施麻醉的相关情况，并由患者签署是否同意麻醉意见的医学文书。内容包括患者姓名、性别、年龄、病案号、科别、术前诊断、拟行手术方式、拟行麻醉方式，患者基础疾病及可能对麻醉产生影响的特殊情况，麻醉中拟行的有创操作和监测，麻醉风险、可能发生的并发症及意外情况，患者签署意见并签名、麻醉医师签名并填写日期。

三、输血治疗知情同意书

输血治疗知情同意书是指输血前，经治医师向患者告知输血的相关情况，并由患者签署是否同意输血的医学文书。输血治疗知情同意书内容包括患者姓名、性别、年龄、科别、病案号、诊断、输血指征、拟输血成分、输血前有关检查结果、输血风险及可能产生的不良后果，患者签署意见并签名、医师签名并填写日期。

在输血治疗前，医师应当向患者或者其近亲属说明输血目的、方式和风险，并签署临床输血治疗知情同意书。因抢救生命垂危的患者需要紧急输血，且不能取得患者或者其近亲属意见的，经医疗机构负责人或者授权的负责人批准后，可以立即实施输血治疗。

临床使用血液制品前也应签署输血（血液制品）知情同意书。

医务人员应当认真执行临床输血技术规范，严格掌握临床输血适应证，根据患者病情和实验室检测指标，对输血指征进行综合评估，制订输血治疗方案。

四、特殊检查、特殊治疗同意书

特殊检查、特殊治疗同意书是指在实施特殊检查、特殊治疗前，经治医师向患者告知特殊检查、特殊治疗的相关情况，并由患者签署是否同意检查、治疗的医学文书。内容包括特殊检查、特殊治疗项目名称、目的、可能出现的并发症及风险、患者签名、医师签名等。

特殊检查、特殊治疗是指具有下列情形之一的诊断、治疗活动：（1）有一定危险性，可能产生不良后果的检查和治疗。（2）由于患者体质特殊或者病情危笃，可能对患者产生不良后果和危险的检查和治疗。（3）临床实验性检查和治疗。（4）收费可能对患者造成较大经济负担的检查和治疗。

五、病危（重）通知书

病危（重）通知书是指因患者病情危、重时，由经治医师或值班医师向患者家属告知病情，并由患方签名的医疗文书。内容包括患者姓名、性别、年龄、科别，目前诊断及病情危重情况，患方签名、医师签名并填写日期。一式两份，一份交患方保存，另一份归病历中保存。

第四节　知情同意书示例

一、手术知情同意书示例

1. 手术知情同意书基础模板示例
2. 手术知情同意书模板示例：胃癌手术知情同意书
3. 手术知情同意书模板示例：肝癌手术知情同意书
4. 手术知情同意书示例：介入手术知情同意书
5. 手术中冰冻切片检查知情同意书示例

二、麻醉知情同意书

6. 麻醉同意书示例

三、输血治疗知情同意书

7. 输血/血液制品治疗知情同意书示例

四、特殊检查及治疗知情同意书

8. 特殊检查及治疗同意书基础模板示例
9. 特殊检查及治疗同意书示例：胃镜检查知情同意书
10. 特殊检查及治疗同意书示例：肠镜检查知情同意书
11. 特殊检查及治疗同意书示例：纤维支气管镜检查知情同意书
12. 特殊检查及治疗同意书示例：纤维喉镜检查知情同意书
13. 特殊检查及治疗同意书示例：心包穿刺置管引流术知情同意书
14. 特殊检查及治疗同意书示例：肝脏穿刺术知情同意书

15. 特殊检查及治疗同意书示例：骨髓穿刺/活检术知情同意书
16. 特殊检查及治疗同意书示例：胸腔穿刺术知情同意书
17. 特殊检查及治疗同意书示例：关节腔穿刺检查知情同意书
18. 特殊检查及治疗同意书示例：肾脏替代（CRRT）治疗知情同意书
19. 特殊检查及治疗同意书示例：静脉内溶栓治疗知情同意书
20. 特殊检查及治疗同意书示例：气管插管和机械通气知情同意书
21. 特殊检查及治疗同意书示例：气管切开术知情同意书
22. 特殊检查及治疗同意书示例：化疗知情同意书
23. 特殊检查及治疗同意书示例：放疗知情同意书
24. 特殊检查及治疗同意书示例：甲状腺癌碘 131 治疗知情同意书
25. 特殊检查及治疗同意书示例：CT 引导下经皮活检术知情同意书
26. 特殊检查及治疗同意书示例：超声引导下经皮消融术知情同意书
27. 特殊检查及治疗同意书示例：超声引导下细针抽吸活检术知情同意书

五、特殊药品使用同意书

28. 特殊药品使用同意书基础模板示例
29. 特殊药品使用同意书具体示例：化疗药物使用同意书
30. 特殊药品使用同意书具体示例：糖皮质激素使用同意书
31. 特殊药品使用同意书具体示例：免疫抑制剂使用同意书

六、病危病重知情同意书

32. 病危病重通知书示例
33. ICU 病情告知书示例

七、其他知情同意书

34. 授权委托书示例
35. 拒绝或放弃医学治疗告知书示例
36. 临床路径病种管理知情同意书示例
37. 自动出院或转院告知书示例
38. 劝阻住院患者外出告知书示例
39. 尸体解剖告知书示例

1. 手术知情同意书基础模板示例

××医院
手术知情同意书

姓名：　　　　性别：　　　　年龄：　　　　　　住院号：

科室：　　　　床号：　　　　诊断：

疾病介绍和治疗建议：病人术前诊断（拟诊）为［术前诊断］，建议在［麻醉方式］下，根据术中探查情况决定手术方式，拟行①［手术名称］。②［手术名称］。

病人替代治疗方案有：内科保守治疗，相关治疗效果及风险已向家属讲明，其选择①［手术名称］。

手术目的：1. 进一步明确诊断及病情分期；2.［切除范围手术目的］；3. 缓解症状；4.［其他目的］。

预期效果：1. 疾病诊断及病情分期进一步明确；2. 疾病进展获得［控制疾病情况］；3. 症状［疾病缓解情况］；4.［其他预期效果］。

存在的风险及对策：

医师告知我如下手术可能发生的风险，有些不常见的风险可能没有在此列出，具体的手术方式根据不同患者的情况有所不同。现将术中或术后可能出现的并发症、手术风险向患者或亲属说明。

意外情况：①麻醉意外；②邻近器官的创伤；③由于疾病复杂多变、目前医学科技条件无法预料或不能防范的不良后果，自然灾害、战争、恐怖活动、意外停电等不可抗力因素。

一般并发症：①肺不张、肺部感染；②尿潴留、泌尿系感染；③切口血肿、切口感染、切口裂开、切口疝；④肢体深静脉血栓形成；⑤肺栓塞，脑栓塞，心肌梗死，心绞痛等；⑥全身感染、脓毒症。

手术相关并发症：①出血（手术创面出血、感染性出血，凝血因子缺乏导致出血等），术后可能再次手术止血；②恶性肿瘤有局部复发和远处转移的可能；③胆汁漏、胆汁性腹膜炎，胆管损伤的风险；④肠道出血；⑤腹腔积液或腹腔脓肿；⑥肠粘连、肠梗阻；⑦急性胰腺炎或全身炎症反应综合征；⑧肝功能衰竭、大量腹水、肾功能衰竭或多器官功能衰竭；⑨手术可能损伤周围器官，可能损伤十二指肠、结肠、胰腺等，造成相关损伤等。

一旦发生上述风险和意外，医师会采取积极应对措施。

医师陈述：

我已告知患者将要进行的手术方式、此次手术及术后可能发生的并发症和风险、可能存在的其他治疗方法并且解答了患者关于此次手术的相关问题。

手术者签名：

签署日期：

患者知情选择：

医师已经告知我将要进行的手术方式、此次手术及手术后可能发生的并发症和风险、可能存在的其他治疗方法并且解答了我关于此次手术的相关问题。我同意将要进行的手术方式并同意在手术中医师可以根据病情对预定的手术方式作出调整。我授权医师对手术切除的病变器官、组织或标本进行处置，包括病理学检查、细胞学检查和医疗废物处理等。我理解我的手术需要多位医师共同进行。我并未得到手术百分之百成功的许诺。

患者签名：　　　　　　　　　　　　　　签署日期：

如果患者无法签署，请其授权人或法定监护人签名：　　　　与患者关系：　　　　签署日期：

2. 手术知情同意书模板示例：胃癌手术知情同意书

××医院

手术知情同意书

姓名： 性别： 年龄： 住院号：

科室： 床号： 诊断：

疾病介绍和治疗建议：病人术前诊断（拟诊）为［术前诊断］，建议在［麻醉方式］下，根据术中探查情况决定手术方式，拟行①胃癌根治术或全胃切除术。②若肿瘤侵及邻近器官或与之粘连严重则可能行联合脏器切除术。③若术中探查发现肿瘤与周围重要脏器粘连固定无法切除或肿瘤广泛转移，则行胃–空肠吻合术或肿瘤活检术。

病人替代治疗方案有：内科保守治疗，相关治疗效果及风险已向家属讲明，其选择手术治疗。

手术目的：1. 进一步明确诊断及病情分期。2.［切除范围手术目的］。

3. 缓解症状。4.［其他目的］。

预期效果：1. 疾病诊断及病情分期进一步明确。2. 疾病进展获得［控制疾病情况］。

3. 症状［疾病缓解情况］。4.［其他预期效果］。

存在的风险及对策：

医师告知我如下手术可能发生的风险，有些不常见的风险可能没有在此列出，具体的手术方式根据不同患者的情况有所不同。现将术中或术后可能出现的并发症、手术风险向患者或亲属说明。

意外情况：①麻醉意外；②邻近器官的创伤；③由于疾病复杂多变、目前医学科技条件无法预料或不能防范的不良后果，自然灾害、战争、恐怖活动、意外停电等不可抗力因素。

一般并发症：①肺不张、肺部感染；②尿潴留、泌尿系感染；③切口血肿、切口感染、切口裂开、切口疝；④肢体深静脉血栓形成；⑤肺栓塞，脑栓塞，心肌梗塞，心绞痛等；⑥全身感染、脓毒症。

手术相关并发症：①出血（手术创面出血、感染性出血等），可能需要再次手术止血；②胃肠吻合口瘘、出血，不通畅及狭窄，食管空肠吻合口瘘、出血，不通畅及狭窄，肠肠吻合口瘘、出血，不通畅及狭窄；③肠粘连、肠梗阻，可能需要再次手术解除肠梗阻；④肠道出血，手术可能损伤周围器官，如胰腺、胆管、小肠等，造成胰瘘、胆瘘、肠瘘等；⑤输入袢、输出袢综合征；⑥十二指肠残端瘘；⑦吻合口瘘，腹腔积液，胸腔积液并发感染；⑧术后胃肠排空障碍；⑨恶性肿瘤术后有局部复发与远处转移的可能性及风险；⑩胆管炎，胆汁漏，乳糜漏，胰漏，胆汁反流性胃炎，反流性食管炎；肝功能失代偿致大量腹水，黄疸，出血等。

一旦发生上述风险和意外，医师会采取积极应对措施。

医师陈述：

我已告知患者将要进行的手术方式、此次手术及术后可能发生的并发症和风险、可能存在的其他治疗方法并且解答了患者关于此次手术的相关问题。

手术者签名：

签署日期：

患者知情选择：

医师已经告知我将要进行的手术方式、此次手术及手术后可能发生的并发症和风险、可能存在的其他治疗方法并且解答了我关于此次手术的相关问题。我同意将要进行的手术方式并同意在手术中医师可以根据病情对预定的手术方式作出调整。我授权医师对手术切除的病变器官、组织或标本进行处置，包括病理学检查、细胞学检查和医疗废物处理等。我理解我的手术需要多位医师共同进行。我并未得到手术百分之百成功的许诺。

患者签名： 签署日期：

如果患者无法签署，请其授权人或法定监护人签名： 与患者关系： 签署日期：

3. 手术知情同意书模板示例：肝癌手术知情同意书

×× 医院

手术知情同意书

姓名：　　　　性别：　　　　年龄：　　　　　住院号：

科室：　　　　床号：　　　　诊断：

疾病介绍和治疗建议：病人术前诊断（拟诊）为［术前诊断］，建议在［麻醉方式］下，根据术中探查情况决定手术方式，拟行①肝门胆管癌根治性切除＋胆囊切除＋胆肠吻合术，若术中探查发现肿瘤向肝内胆管生长，则可能行半肝切除术。②若肿瘤侵及邻近器官或与之粘连严重则可能行联合脏器切除术。③术中探查发现肿瘤广泛转移，则可能仅行肿瘤姑息性切除术，如肿瘤无法切除而行肿瘤活检术或内引流术或外引流术。

　　手术目的：1. 进一步明确诊断及病情分期。2.［切除范围手术目的］。

　　　　　　　3. 缓解症状。4.［其他目的］。

　　预期效果：1. 疾病诊断及病情分期进一步明确；2. 疾病进展获得［控制疾病情况］；

　　　　　　　3. 症状［疾病缓解情况］；4.［其他预期效果］。

存在的风险及对策：

　　医师告知我如下手术可能发生的风险，有些不常见的风险可能没有在此列出，具体的手术方式根据不同患者的情况有所不同。现将术中或术后可能出现的并发症、手术风险向患者或亲属说明。

　　意外情况：①麻醉意外；②邻近器官的创伤；③由于疾病复杂多变、目前医学科技条件无法预料或不能防范的不良后果，自然灾害、战争、恐怖活动、意外停电等不可抗力因素。

　　一般并发症：①肺不张、肺部感染；②尿潴留、泌尿系感染；③切口血肿、切口感染、切口裂开、切口疝；④肢体深静脉血栓形成；⑤肺栓塞，脑栓塞，心肌梗塞，心绞痛等；⑥全身感染、脓毒症。

　　手术相关并发症：①出血（手术创面出血、感染性出血，凝血因子缺乏导致出血等），术后可能再次手术止血；②恶性肿瘤有局部复发和远处转移的可能；③胆汁漏、胆汁性腹膜炎，胆管损伤的风险；④肠道出血；⑤腹腔积液或腹腔脓肿；⑥肠粘连、肠梗阻；⑦急性胰腺炎或全身炎症反应综合征；⑧肝功能衰竭、大量腹水、肾功能衰竭或多器官功能衰竭；⑨手术可能损伤周围器官，可能损伤十二指肠、结肠、胰腺等，造成相关损伤等。

　　一旦发生上述风险和意外，医师会采取积极应对措施。

医师陈述：

　　我已告知患者将要进行的手术方式、此次手术及术后可能发生的并发症和风险、可能存在的其他治疗方法并且解答了患者关于此次手术的相关问题。

　　　　　　　　　　　　　　　　　　　　　　　　　　　　　手术者签名：

　　　　　　　　　　　　　　　　　　　　　　　　　　　　　签署日期：

患者知情选择：

　　医师已经告知我将要进行的手术方式、此次手术及手术后可能发生的并发症和风险、可能存在的其他治疗方法并且解答了我关于此次手术的相关问题。我同意将要进行的手术方式并同意在手术中医师可以根据病情对预定的手术方式作出调整。我授权医师对手术切除的病变器官、组织或标本进行处置，包括病理学检查、细胞学检查和医疗废物处理等。我理解我的手术需要多位医师共同进行。我并未得到手术百分之百成功的许诺。

患者签名：　　　　　　　　　　　　　　签署日期：

如果患者无法签署，请其授权人或法定监护人签名：　　　与患者关系：　　　签署日期：

4. 手术知情同意书模板示例：介入手术知情同意书

×× 医院

手术知情同意书

姓名：　　　　性别：　　　　年龄：　　　　住院号：

科室：　　　　床号：　　　　诊断：

疾病介绍和治疗建议：医生已告知我患有［术前诊断］，需要在局部麻醉下进行［手术名称］术。

手术目的：1. 通过冠状动脉造影检查明确有无冠状动脉狭窄及其狭窄的程度，必要时行血运重建。2. 通过左室造影检查了解心功能情况，为进一步治疗提供依据。

预期效果：1. 进一步明确诊断。2. 解除血管狭窄，挽救缺血心肌，疾病进展获得控制或部分控制。3. 症状完全缓解或部分缓解。4. 其他。

存在的风险及对策：

医生告知我［手术名称］手术可能发生的风险，有些不常见的风险可能没有在此列出，现将术中或术后可能出现的并发症、手术风险向患者或亲属说明。如果我有特殊的问题可与我的医生讨论。

·1. 麻醉意外；2. 造影剂并发症：造影剂过敏者轻度皮疹、恶心，严重者可致过敏性休克，危及生命；造影剂引起肾损害（造影剂肾病甚至肾功能衰竭需要长期血透治疗）；3. 感染（包括局部及全身）；4. 冠脉痉挛、穿孔、夹层、血栓、气栓引起的急性心肌缺血或心肌梗死甚至猝死；5. 术中、术后可能出血及血肿形成，主动脉夹层、动静脉瘘、假性动脉瘤、腹膜后血肿，大出血需输血治疗，必要时需外科手术治疗；6. 急性心衰、休克；7. 急性、亚急性、晚期支架内血栓；血栓支架晚期贴壁不良，支架断裂、脱落，靶血管再狭窄等；8. 心肌穿孔、血管穿孔、血管破裂及心包填塞；9. 心脏瓣膜损伤，严重者外科急症或择期瓣膜置换术；10. 严重心律失常（有室速、室颤、心室停博、Ⅲ度房室传导阻滞、需要安装永久性起搏器及紧急电除颤等）、迷走反射等；11. 导管断裂、打结；介入器械断裂需外科取出；12. 导管推送过程中可引起相关动脉痉挛损伤、闭塞甚至无脉症（经肱动脉、桡动脉通路）；导管推送过程中动脉粥样硬化斑块引起全身动脉栓塞（包括脑栓塞、蓝趾综合征以及肠系膜动脉栓塞等）；13. 术中损伤神经、邻近器官及相应的血管；14. 下肢静脉血栓、肺栓塞；15. 桡动脉径路介入操作并发症：桡动脉闭塞、周围神经损伤、骨筋膜室综合征、气胸、血胸、脑栓塞等；16. 因病情需要行主动脉球囊反搏治疗；17. 手术失败，效果不好；18. 因病情需要紧急外科手术，或急诊外科搭桥治疗；19. 有些患者，术中及术后发生全身及心脑血管意外，可能危及生命，甚至导致死亡；20. 抗栓药物引起严重的内脏出血，包括脑出血，消化道出血等；21. 术后尿潴留、尿路感染、排尿困难；22. 其他（如 X 线机械或相关仪器故障、特殊介入器械引起的并发症）；23. 除上述情况外，本医疗措施尚有可能发生的其他并发症或者需要提请患者及家属特别注意的其他事项，如：

我理解如果我患有高血压、心脏病、糖尿病、肝肾功能不全、静脉血栓等疾病或者有吸烟史，以上这些风险可能会加大，或者在术中或术后出现相关的病情加重或心脑血管意外，甚至死亡。

我理解术后如果我的体位不当或不遵医嘱，可能影响手术效果。

一旦发生上述风险和意外，医生会采取积极应对措施。

医师陈述：

我已告知患者将要进行的手术方式、此次手术及术后可能发生的并发症和风险、可能存在的其他治疗方法并且解答了患者关于此次手术的相关问题。

手术者签名：

签署日期：

患者知情选择：

医师已经告知我将要进行的手术方式、此次手术及手术后可能发生的并发症和风险、可能存在的其他治疗方法并且解答了我关于此次手术的相关问题。我同意将要进行的手术方式并同意在手术中医师可以根据病情对预定的手术方式作出调整。我授权医师对手术切除的病变器官、组织或标本进行处置，包括病理学检查、细胞学检查和医疗废物处理等。我理解我的手术需要多位医师共同进行。我并未得到手术百分之百成功的许诺。

患者签名：　　　　　　　　　　　　签署日期：

如果患者无法签署，请其授权人或法定监护人签名：　　　与患者关系：　　　签署日期：

5. 手术中冰冻切片检查知情同意书示例

×× 医院

手术中冰冻切片检查知情同意书

姓名：　　　　　性别：　　　　　年龄：　　　　　住院号：

科室：　　　　　床号：　　　　　诊断：

疾病介绍和治疗建议： 医生已告知我患有 [诊断]，需要在手术中进行冰冻检查，以决定下一步治疗的方案。

手术中冰冻切片检查是临床医师在实施手术过程中，就与手术方案有关的疾病诊断问题请求病理医师快速进行的紧急会诊，要求病理医师在短时间内，根据对切除标本的巨检和组织块快速冰冻切片观察后，向手术医师提供参考性病理学诊断意见。限于医学技术的发展水平，目前冰冻切片的诊断准确率有限。

操作潜在风险和对策：

1. 我理解冰冻切片诊断仅为手术医师提供参考性意见，它具有局限性，其准确率一般在 95% 左右。

2. 我理解一些病变单靠冰冻切片难以鉴别良恶性，为防止对患者造成不必要的损伤，病理医师遇到不典型或可疑恶性时会在冰冻报告中提示等待常规石蜡诊断。

3. 我理解冰冻报告不能作为最后诊断，最后诊断必须等待石蜡切片。

4. 我理解冰冻报告与常规石蜡切片报告可能不一致，此时以石蜡切片诊断报告为准。手术方案有可能因此发生改变。

5. 我在权衡风险与危害后，愿意"接受"或"拒绝"冰冻检查，或等待准确性更高的"常规石蜡切片诊断"。

医师陈述：

我已告知患者将要进行的检查方式、此次检查及检查后可能发生的并发症和风险、可能存在的其他治疗方法并且解答了患者关于此次检查的相关问题。

检查操作医师为：　　　　　　　　　　　　　　　　经治医师签名：

　　　　　　　　　　　　　　　　　　　　　　　　签署日期：

患者知情选择：

医师已经告知我将要进行的检查或治疗方式、此次检查或治疗及检查或治疗后可能发生的并发症和风险、可能存在的其他检查治疗方法并且解答了我关于此次检查治疗的相关问题。我同意将要进行的检查或治疗方式并同意在检查治疗中医师可以根据病情对预定的检查治疗方式作出调整。我授权医师对检查或治疗切除的病变器官、组织或标本进行处置，包括病理学检查、细胞学检查和医疗废物处理等。我理解我的检查或治疗需要多位医师共同进行。我并未得到检查百分之百成功的许诺。

患者签名：　　　　　　　　　　　　　　签署日期：

如果患者无法签署，请其授权人或法定监护人签名：　　　与患者关系：　　　　签署日期：

6. 麻醉同意书示例

×× 医院

麻醉同意书

姓名：　　　　性别：　　　　年龄：　　　　　住院号：

科室：　　　　床号：　　　　诊断：

疾病介绍和治疗建议： 医生已告知我患有＿＿＿＿＿＿＿，需要接受麻醉。

1. 麻醉作用的产生主要是利用麻醉药使中枢神经系统或神经系统中某些部位受到抑制的结果。临床麻醉的主要任务是：消除手术疼痛，监测和调控生理功能，保障患者安全，并为手术创造条件。手术是治疗外科疾病的有效方法，但手术引起的创伤和失血可使患者的生理功能处于应激状态；各种麻醉方法和药物对患者的生理功能都有一定影响；外科疾病本身所引起的病理生理改变，以及并存的非外科疾病所导致的器官功能损害等，都是围手术期潜在的危险因素。麻醉的风险性与手术大小并非完全一致，复杂的手术固然可使麻醉的风险性增加，而有时手术并非很复杂，但由于患者的病情和并存疾病的影响，可为麻醉带来更大的风险。

2. 为了保证我手术时无痛和医疗安全，手术需要在麻醉和严密监测条件下进行。我有权选择适合我的麻醉方法，但根据我的病情和手术需要，麻醉医师建议我选择以下麻醉方法，必要时允许改变麻醉方式。

□全身麻醉；□全麻＋硬膜外麻醉；□椎管内麻醉；□神经阻滞；□局部麻醉＋强化；□其他

3. 为了我的手术安全，麻醉医师将严格遵循麻醉操作规范和用药原则；在我手术麻醉期间，麻醉医师始终在现场严密监测我的生命体征，并履行医师职责，对异常情况及时进行治疗和处理。但任何麻醉方法都存在一定风险性，根据目前技术水平尚难以完全避免发生一些医疗意外或并发症。如合并其他疾病，麻醉可诱发或加重已有症状，相关并发症和麻醉风险性也显著增加。

4. 为了减轻我术后疼痛，促进康复，麻醉医师向我介绍了术后疼痛治疗的优点、方法和可能引起的意外与并发症，建议我进行术后疼痛治疗。并告知是自愿选择和自费项目。

麻醉潜在风险和对策：

1. 麻醉医师已对我的病情、病史进行了详细询问。我对麻醉医师所告知的、因受医学科学技术条件限制、目前尚难以完全避免的麻醉意外和并发症表示理解。相信麻醉医师会采取积极有效措施加以避免。如果发生紧急情况，医师无法或来不及征得本人或家属意见时，授权麻醉医师按照医学常规予以紧急处理和全力救治。如果所选麻醉方法不能满足手术的需要，授权麻醉医师根据具体情况改变麻醉方式以便顺利完成手术治疗。

2. 我理解麻醉存在以下（但不限于）风险：（1）与原发病或并存疾病相关：脑出血，脑梗塞，脑水肿；严重心律失常，心肌缺血/梗死，心力衰竭；肺不张，肺水肿，肺栓塞，呼吸衰竭；肾功能障碍或衰竭等；（2）与药物相关：过敏反应或过敏性休克，局麻药全身毒性反应和神经毒性，严重呼吸和循环抑制，循环骤停，器官功能损害或衰竭，精神异常，恶性高热等；（3）与不同麻醉方法和操作相关。神经阻滞：血肿、气胸、神经功能损害、喉返神经麻痹、全脊麻等。椎管内麻醉：腰背痛、尿失禁或尿潴留、腰麻后头痛、颅神经麻痹、脊神经或脊髓损伤、呼吸和循环抑制、全脊麻甚至循环骤停，硬膜外血肿、脓肿甚至截瘫，穿刺部位或椎管内感染，硬膜外导管滞留或断裂，麻醉不完善或失败等。全身麻醉：呕吐、误吸、喉痉挛、支气管痉挛、急性上呼吸道梗阻、气管内插管失败、术后咽痛、声带损伤、环杓关节脱位、牙齿损伤或脱落、苏醒延迟等；（4）与有创伤性监测相关：局部血肿、纵隔血/气肿、血/气胸、感染、心律失常、血栓形成或肺栓塞、心包填塞、导管打结或断裂、胸导管损伤、神经损伤等；（5）与输液、输血及血液制品相关：血源性传染病，热源反应，过敏反应，凝血病等；（6）与外科手术相关：失血性休克，严重迷走神经反射引起的呼吸心跳骤停，压迫心脏或大血管引起的严重循环抑制及其并发症等；（7）与急诊手术相关：以上医疗意外和并发症均可发生于急诊手术病人，且发生率较择期手术明显升高；（8）与术后镇痛相关：呼吸、循环抑制，恶心呕吐，镇痛不全，硬膜外导管脱出等。

一旦发生上述风险和意外，医生会采取积极应对措施。

医师陈述：我已经告知患者将要施行的麻醉方式、此次麻醉及麻醉后可能发生的并发症和风险、根据手术治疗的需要更改为其他麻醉方法的可能性，并且解答了患者关于此次麻醉的相关问题。

麻醉医师签名： 签署日期：

患者知情选择：

麻醉医师已经告知我将要施行的麻醉及麻醉后可能发生的并发症和风险、可能存在的其他麻醉方法并且解答了我关于此次麻醉的相关问题。同意在治疗中医生可以根据患者病情对预定的麻醉方式做出调整。我并未得到治疗百分之百无风险的许诺。

患者签名： 签署日期： 我同意接受术后疼痛治疗：患者签名： 签署日期：

如果患者无法签署，请其授权人或法定监护人签名： 与患者关系： 签署日期：

7. 输血/血液制品治疗知情同意书示例

×× 医院

输血/血液制品治疗知情同意书

姓名: 性别: 年龄: 住院号:

科室: 床号: 诊断:

　　输血治疗是临床治疗的重要措施，是临床抢救急危重患者生命行之有效的重要手段，许多内科疾病、创伤性检查、手术、孕产等，可能在治疗过程中需要输血；在紧急抢救或者血液严重紧张时，为保证患者得到及时输血治疗，在保证输血质量与安全的前提下，遵循相容性血液输注的原则，发放输注可替代的非同型或特殊血液制品。

　　1. 患者基本情况:

诊断: _____ 血型: _____

输血史: 无　　　有

妊娠史: 无　　　孕__　产__

输血前检查: □ALT _____ U/L　　□抗 – HCV　　□HIV　　□HBsAg　　□HBsAb

　　　　　　□HBeAg　　□HBeAb　　□HBcAb　　□梅毒

2. 输血指征: _____　拟输血成分/血液制品名称: _____

3. 拟实施的输血方案:

　　□输异体血　　　□输自体血　　　□输异体 + 自体血　　　　□其他: _____

　　根据《临床输血技术规范》等要求，防止疾病经血传播和交叉感染，杜绝血液制品不相容造成溶血，危及病人生命，确保输血安全、及时、有效、合理。输血前要进行相关检测，包括血传性四项检测（乙肝表面抗原检测、HCV 抗体检测、梅毒抗体检测、艾滋病抗体检测）和血液相容性检测。为避免疑难血型、稀有血型（RhD 阴性）、不规则抗体阳性等特殊情况造成配血困难导致无血可用，血液相容检测必须提前一天完成，急症除外。

　　我院为患者提供的血液/血液制品虽经过采供血机构按国家标准进行严格检测，但受到当前科技水平的限制，现有的检验手段不能够完全解决病毒感染的窗口期和潜伏期问题（窗口期是指机体被病毒感染后，到足以被检测出抗体的这段时期。潜伏期是指病原体侵入身体到最初出现症状和体征的这段时期。）因此输入经过检测正常的血液/血液制品，仍有可能发生经血/血液制品传播传染性疾病，如感染肝炎（如乙肝、丙肝等）、艾滋病、梅毒、疟疾、巨细胞病毒或 EB 病毒等及其他潜在血源感染；同时，可能发生输血不良反应和过敏反应，如发烧、皮疹、寒战、恶心、呼吸困难、疼痛、黄疸、肾脏损害、凝血异常、贫血、心脏衰竭、休克等情况，严重者危及生命。输注异体血液制品能造成受血者免疫系统受到抑制，术后伤口愈合时间延长，细菌感染率可能提高，肿瘤复发率增高。

　　4. 患者知情及意见:

　　医生告知我，如上输血/血液制品治疗可能发生的风险，有些不常见的风险可能没有在此列出，具体的治疗方案根据不同病人的情况有所不同，医生告诉我可与我的医生讨论有关我治疗的具体内容和特殊问题；一旦发生上述风险和意外，医生会采取积极应对措施。

　　有关输血/血液制品治疗的原因、必要性以及输血/血液制品治疗可能存在的风险性和不良反应，医护人员已经向我们详细告知，我们理解，受医学科学技术条件局限，在输血/血液制品过程中上述风险是难以完全避免的；本次住院期间我同意实施必要的输血/血液制品治疗并自主自愿承担可能出现的风险；若在输血/血液制品治疗期间发生意外紧急情况，同意接受贵院的必要处置。

医师签名: 签署日期:

患者签名: 签署日期:

如果患者无法签署，请其授权人或法定监护人签名: 与患者关系: 签署日期:

8. 特殊检查及治疗同意书基础模板示例

××医院

特殊检查及治疗同意书

姓名：　　　　　　性别：　　　　　　年龄：　　　　　　住院号：

科室：　　　　　　床号：　　　　　　诊断：

疾病介绍和治疗建议：

操作潜在风险和对策：

医师陈述：

　　我已告知患者将要进行的检查方式、此次检查及检查后可能发生的并发症和风险、可能存在的其他治疗方法并且解答了患者关于此次检查的相关问题。

检查操作医师：　　　　　　　　　　　　　　　　经治医师：

　　　　　　　　　　　　　　　　　　　　　　　签署日期：

患者知情选择：

　　医师已经告知我将要进行的检查或治疗方式、此次检查或治疗及检查或治疗后可能发生的并发症和风险、可能存在的其他检查治疗方法并且解答了我关于此次检查治疗的相关问题。我同意将要进行的检查或治疗方式并同意在检查治疗中医师可以根据病情对预定的检查治疗方式作出调整。我授权医师对检查或治疗切除的病变器官、组织或标本进行处置，包括病理学检查、细胞学检查和医疗废物处理等。我理解我的检查或治疗需要多位医师共同进行。我并未得到检查百分之百成功的许诺。

患者签名：　　　　　　　　　　　　　　　　　签署日期：

如果患者无法签署，请其授权委托人或法定监护人签名：　　　与患者关系：　　　签署日期：

9. 特殊检查及治疗同意书示例：胃镜检查知情同意书

×× 医院

特殊检查及治疗同意书

姓名：　　　　性别：　　　　年龄：　　　　住院号：

科室：　　　　床号：　　　　诊断：

疾病介绍和治疗建议： 医生告知我目前诊断考虑为_____，根据病情诊治的需要，我有必要进行胃镜检查，医生建议我认真了解以下相关内容并做出是否接受检查的决定。

胃镜检查的适应证：

　　1. 凡有上消化道症状，疑及食管、胃及十二指肠病变，临床需要确诊者；2. 原因不明的消化道出血；3. 上消化道 X 线钡餐检查不能确定病变性质者；4. 已确诊的上消化道病变如溃疡、慢性胃炎、胃癌前病变等，需胃镜随访复查者；5. 怀疑上消化道异物患者；6. 有胃癌家族史，需要进行胃镜检查者；7. 有其他系统疾病或临床其他发现，需要胃镜检查进行辅助诊断者。

胃镜检查的禁忌证：

　　1. 相对禁忌证：（1）心肺功能不全；（2）消化道出血患者而血压未平稳者；（3）有出血倾向，血红蛋白低于 50g/L 者；（4）高度脊柱畸形，巨大食管或十二指肠憩室。

　　2. 绝对禁忌证：（1）严重心肺疾患，如严重心律紊乱、心肌梗死急性期、重度心力衰竭、哮喘发作期、呼吸衰竭不能平卧等患者；（2）疑及休克、消化道穿孔等危重患者；（3）严重精神失常不合作的精神病患者（必要时可进行无痛内镜）；（4）口腔咽喉急性炎症患者；（5）急性食管、胃腐蚀性炎症患者；（6）明显的主动脉瘤、脑梗急性期、脑出血患者；（7）烈性传染病患者。

操作潜在风险和对策：

　　医生已告知我如下胃镜检查可能发生的风险，有些不常见的风险可能没有在此列出，具体的检查方案根据不同病人的情况有所不同，医生告诉我可与我的医生讨论有关我检查的具体内容，如果我有特殊的问题可与我的医生讨论。

　　1. 我理解任何操作麻醉都存在风险。

　　2. 我理解任何所用药物都可能产生副作用，包括轻度的恶心、皮疹等症状到严重的过敏性休克，甚至危及生命。

　　3. 我理解此操作可能发生的风险和医生的对策：（1）过敏反应、过敏性休克；（2）咽喉部损伤、感染、吸入性肺炎；（3）食道贲门撕裂；（4）食管、胃肠穿孔；（5）出血；（6）原有食道胃底静脉曲张，诱发大出血；（7）各种严重心律失常；（8）急性心肌梗死；（9）脑血管病；（10）下颌关节脱臼；（11）除上述情况外，该医疗措施在实施过程中/后可能发生其他并发症或者需要提请患者及家属特别注意的其他事项，如：_____。

　　4. 我理解如果我患有高血压、心脏病、糖尿病、肝肾功能不全、静脉血栓等疾病或者有吸烟史，以上这些风险可能会加大，或者在检查中或检查后出现相关的病情加重或心脑血管意外，甚至死亡。

　　5. 我理解操作中如果我的体位不当或不遵医嘱，可能影响检查效果。

6. 我理解术中可能需要使用自费材料，并同意使用。

一旦发生上述风险和意外，医生会采取积极应对措施。

医师陈述：

我已告知患者将要进行的检查方式、此次检查及检查后可能发生的并发症和风险、可能存在的其他治疗方法并且解答了患者关于此次检查的相关问题。

检查操作医师：   经治医师：

                                                      签署日期：

患者知情选择：

医师已经告知我将要进行的检查或治疗方式、此次检查或治疗及检查或治疗后可能发生的并发症和风险、可能存在的其他检查治疗方法并且解答了我关于此次检查治疗的相关问题。我同意将要进行的检查或治疗方式并同意在检查治疗中医师可以根据病情对预定的检查治疗方式作出调整。我授权医师对检查或治疗切除的病变器官、组织或标本进行处置，包括病理学检查、细胞学检查和医疗废物处理等。我理解我的检查或治疗需要多位医师共同进行。我并未得到检查百分之百成功的许诺。

患者签名：   签署日期：

如果患者无法签署，请其授权委托人或法定监护人签名：   与患者关系：   签署日期：

10. 特殊检查及治疗同意书示例：肠镜检查知情同意书

×× 医院

特殊检查及治疗同意书

姓名：　　　　性别：　　　　年龄：　　　　　　住院号：

科室：　　　　床号：　　　　诊断：

疾病介绍和治疗建议：医生已告知我可能患有_____，根据病情诊治的需要，我有必要进行肠镜检查，医生建议我认真了解以下相关内容并做出是否接受检查的决定。

肠镜检查的适应证：

1. 有腹泻、腹痛、贫血、腹部包块等症状、体征而原因不明者；2. 原因不明的消化道出血；3. 钡剂灌肠或其他检查不能确定肠道病变性质者；4. 已确诊的肠道病变如炎症性肠病、结肠息肉、结肠癌术后等需定期随访复查者；5. 有结肠癌家族史，需要进行肠镜检查者；6. 有其他系统疾病或临床其他发现，需要肠镜检查进行辅助诊断者。

肠镜检查的禁忌证：

1. 相对禁忌证：（1）心肺功能不全；（2）消化道出血患者而生命体征未平稳者；（3）有出血倾向，血红蛋白低于50g/L者；（4）高度脊柱畸形患者。

2. 绝对禁忌证：（1）严重心肺疾患，如严重心律紊乱、心肌梗死急性期、重度心力衰竭、哮喘发作期、呼吸衰竭不能平卧等患者；（2）疑为休克、肠坏死等危重患者；（3）严重精神失常不合作的精神病患者（必要时可进行无痛内镜）；（4）巨大腹主动脉瘤、脑梗急性期、脑出血患者；（5）烈性传染病患者。

操作潜在风险和对策：

医生已告知我如下肠镜检查可能发生的风险，有些不常见的风险可能没有在此列出，具体的检查方案根据不同病人的情况有所不同，医生告诉我可与我的医生讨论有关我检查的具体内容及其他特殊问题。

1. 我理解任何操作麻醉都存在风险。

2. 我理解任何所用药物都可能产生副作用，包括轻度的恶心、皮疹等症状到严重的过敏性休克，甚至危及生命。

3. 我理解此操作可能发生的风险和医生的对策：（1）出血；（2）穿孔；（3）各种严重心律失常；（4）急性心肌梗死；（5）脑血管病；（6）虚脱、低血糖；（7）在肠道准备过程中发生水、电解质紊乱；（8）原有肠梗阻加重；（9）除上述情况外，该医疗措施在实施过程中/后可能发生其他并发症或者需要提请患者及家属特别注意的其他事项，如：_____。

4. 我理解如果我患有高血压、心脏病、糖尿病、肝肾功能不全、静脉血栓等疾病或者有吸烟史，以上这些风险可能会加大，或者在检查中或检查后出现相关的病情加重或心脑血管意外，甚至死亡。

5. 我理解术中可能需要使用自费材料，并同意使用。

一旦发生上述风险和意外，医生会采取积极应对措施。

医师陈述：

我已告知患者将要进行的检查方式、此次检查及检查后可能发生的并发症和风险、可能存在的其他治疗方法并且解答了患者关于此次检查的相关问题。

检查操作医师：　　　　　　　　　　　　　　经治医师：

　　　　　　　　　　　　　　　　　　　　　　签署日期：

患者知情选择：

医师已经告知我将要进行的检查或治疗方式、此次检查或治疗及检查或治疗后可能发生的并发症和风险、可能存在的其他检查治疗方法并且解答了我关于此次检查治疗的相关问题。我同意将要进行的检查或治疗方式并同意在检查治疗中医师可以根据病情对预定的检查治疗方式作出调整。我授权医师对检查或治疗切除的病变器官、组织或标本进行处置，包括病理学检查、细胞学检查和医疗废物处理等。我理解我的检查或治疗需要多位医师共同进行。我并未得到检查百分之百成功的许诺。

患者签名：　　　　　　　　　　　　　　　签署日期：

如果患者无法签署，请其授权委托人或法定监护人签名：　　　与患者关系：　　　　签署日期：

11. 特殊检查及治疗同意书示例：纤维支气管镜检查知情同意书

×× 医院

特殊检查及治疗同意书

姓名：　　　性别：　　　年龄：　　　住院号：

科室：　　　床号：　　　诊断：

疾病介绍和治疗建议： 医师已告知我患有[诊断]，需要进行床旁纤维支气管镜检查。

　　手术目的：□ 明确诊断。　　　　□ 气道内吸引后标本送检。

　　预期效果：[病情]。

　　其他可替代方案：1. 如肺内有病灶，靠近外周部位，可行 CT 引导下经皮肺穿刺。2. 胸腔镜。3. 纵隔镜。4. 开胸活检。5. 如患者或家属不同意纤支镜检查，可考虑抗感染治疗或试验性抗结核治疗，积极行痰液找肿瘤细胞、痰液找抗酸杆菌、痰培养等检查。

操作潜在风险和对策：

　　医师告知我如下纤维支气管镜检查可能发生的风险，有些不常见的风险可能没有在此列出，具体的手术方式根据不同患者的情况有所不同。医生告诉我可与我的医生讨论有关我检查操作的具体内容，如果我有特殊的问题可与我的医生讨论。

　　1. 我理解任何操作麻醉都存在风险。

　　2. 我理解任何所用药物都可能产生副作用，包括轻度的恶心、皮疹等症状到严重的过敏性休克，甚至危及生命。

　　3. 我理解此操作可能发生的风险和医生的对策：

　　（1）麻醉意外：局麻药物过敏，药物毒性反应；（2）机体发生的意外情况：心脑血管病变、心绞痛、心肌梗死、心衰、严重心律失常、呼吸心跳骤停、多器官功能衰竭甚至死亡；（3）支气管、喉、声门痉挛，呼吸困难，心跳呼吸骤停；（4）损伤周围组织；（5）出血：出血量小时表现为少量咯血，如出血量大，可能出现窒息等危及生命的情况；（6）无阳性结果；（7）由于疾病复杂多变、目前医学科技条件无法预料或不能防范的不良后果，自然灾害、战争、恐怖活动、意外停电等不可抗力因素；（8）操作失败。

　　4. 我理解如果我患有高血压、心脏病、糖尿病、肝肾功能不全、静脉血栓等疾病或者有吸烟史，以上这些风险可能会加大，或者在术中或术后出现相关的病情加重或心脑血管意外，甚至死亡。

　　5. 我理解如果我不遵医嘱，可能影响治疗效果。

　　一旦发生上述风险和意外，医师会采取积极应对措施。

医师陈述：

　　我已告知患者将要进行的检查方式、此次检查及检查后可能发生的并发症和风险、可能存在的其他治疗方法并且解答了患者关于此次检查的相关问题。

　　检查操作医师：　　　　　　　　　　　经治医师：

　　　　　　　　　　　　　　　　　　　　签署日期：

患者知情选择：

　　医师已经告知我将要进行的检查或治疗方式、此次检查或治疗及检查或治疗后可能发生的并发症和风险、可能存在的其他检查治疗方法并且解答了我关于此次检查治疗的相关问题。我同意将要进行的检查或治疗方式并同意在检查治疗中医师可以根据病情对预定的检查治疗方式作出调整。我授权医师对检查或治疗切除的病变器官、组织或标本进行处置，包括病理学检查、细胞学检查和医疗废物处理等。我理解我的检查或治疗需要多位医师共同进行。我并未得到检查百分之百成功的许诺。

患者签名：　　　　　　　　　　　签署日期：

如果患者无法签署，请其授权委托人或法定监护人签名：　　与患者关系：　　　签署日期：

12. 特殊检查及治疗同意书示例：纤维喉镜检查知情同意书

××医院

特殊检查及治疗同意书

姓名：　　　性别：　　　年龄：　　　住院号：

科室：　　　床号：　　　诊断：

疾病介绍和治疗建议： 医师已告知我患有[主要诊断]，需要在[麻醉]下进行纤维喉镜检查术。

手术目的：1. 进一步明确诊断。

2. 切除病灶（可疑癌变/癌变/功能亢进/其他）。

3. 缓解症状。

4. （其他）

预期效果：1. 疾病诊断进一步明确。

2. 疾病进展获得控制/部分控制/未控制。

3. 症状完全缓解/部分缓解/未缓解。

4. （其他）

操作潜在风险和对策：

医生告知我如下纤维喉镜检查及治疗可能发生的风险，有些不常见的风险可能没有在此列出，医生告诉我可与我的医生讨论有关我手术的具体内容，如果我有特殊的问题可与我的医生讨论。

1. 我理解任何操作麻醉都存在风险。

2. 我理解任何所用药物都可能产生副作用，包括轻度的恶心、皮疹等症状到严重的过敏性休克，甚至危及生命。

3. 我理解此操作可能发生的风险和医生的对策：

（1）麻醉意外，呼吸困难，心跳呼吸骤停；（2）高血压加重、心律失常、心肌梗死、心力衰竭、心跳呼吸骤停、脑血管意外；（3）操作过程中突发喉痉挛、喉梗阻、窒息；（4）操作不成功；再次手术可能；（5）（其他）。

4. 我理解如果我患有高血压、心脏病、糖尿病、肝肾功能不全、静脉血栓等疾病或者有吸烟史，以上这些风险可能会加大，或者在术中或术后出现相关的病情加重或心脑血管意外，甚至死亡。

5. 我理解术后如果我的体位不当或不遵医嘱，可能影响治疗效果。

一旦发生上述风险和意外，医生会采取积极应对措施。

医师陈述：

我已告知患者将要进行的检查方式、此次检查及检查后可能发生的并发症和风险、可能存在的其他治疗方法并且解答了患者关于此次检查的相关问题。

检查操作医师：　　　　　　　　　　　经治医师：

　　　　　　　　　　　　　　　　　　签署日期：

患者知情选择：

医师已经告知我将要进行的检查或治疗方式、此次检查或治疗及检查或治疗后可能发生的并发症和风险、可能存在的其他检查治疗方法并且解答了我关于此次检查治疗的相关问题。我同意将要进行的检查或治疗方式并同意在检查治疗中医师可以根据病情对预定的检查治疗方式作出调整。我授权医师对检查或治疗切除的病变器官、组织或标本进行处置，包括病理学检查、细胞学检查和医疗废物处理等。我理解我的检查或治疗需要多位医师共同进行。我并未得到检查百分之百成功的许诺。

患者签名：　　　　　　　　　　　　　签署日期：

如果患者无法签署，请其授权委托人或法定监护人签名：　　　与患者关系：　　　签署日期：

13. **特殊检查及治疗同意书示例：心包穿刺置管引流术知情同意书**

×× 医院

特殊检查及治疗同意书

姓名：　　　　　性别：　　　　　年龄：　　　　　住院号：

科室：　　　　　床号：　　　　　诊断：

疾病介绍和治疗建议： 医师已告知我患有 [术前诊断]，需要在局麻下进行心包穿刺置管引流术。

　　手术目的：1. 抽出积液、缓解症状；2. 对积液进行各种理化检查，明确病因，指导进一步治疗；3. 其他：

_____

　　预期效果：1. 进一步明确诊断。　　　　　　2. 疾病进展获得控制/部分控制/未控制。

　　　　　　　3. 症状完全缓解/部分缓解/未缓解 。　4. 其他：

操作潜在风险和对策：

　　医师告知我如下手术可能发生的风险，有些不常见的风险可能没有在此列出，具体的手术方式根据不同患者的情况有所不同。医生告诉我可与我的医生讨论有关我操作的具体内容，如果我有特殊的问题可与我的医生讨论。

　　1. 我理解任何操作麻醉都存在风险。

　　2. 我理解任何所用药物都可能产生副作用，包括轻度的恶心、皮疹等症状到严重的过敏性休克，甚至危及生命。

　　3. 我理解此检查或治疗可能发生的风险和医生的对策：

　　（1）意外情况：①麻醉意外；②机体发生意外的情况：心脑血管病变、心衰、心梗、严重心律失常、多器官功能衰竭甚至死亡；③穿刺心包时发生血管迷走反射，引起心动过缓、低血压或休克；④由于疾病复杂多变、目前医学科技条件无法预料或不能防范的不良后果，自然灾害、战争、恐怖活动、意外停电等不可抗力因素；⑤其他：_____。

　　（2）一般并发症：①手术后全身感染、脓毒症、多器官功能障碍及衰竭等；②穿刺局部出血、血肿、感染、愈合不良、液体渗漏；③其他：_____。

　　（3）手术相关并发症：①气体栓塞；②冠状动脉撕裂（罕见），穿入心脏引起心包积血和填塞；③气胸；④穿入腹腔或腹腔脏器，导致脏器损伤；⑤严重的心律失常：心动过缓、心脏停跳、室速、室颤等；⑥低血压、休克、急性肺水肿，严重者死亡；⑦未取得合适组织而漏诊肿瘤或结核；⑧心包腔内留置导管引起感染；⑨其他：_____。

　　4. 我理解如果我患有高血压、心脏病、脑血管病、糖尿病、肝肾功能不全、静脉血栓、凝血功能障碍等疾病或者曾服用阿司匹林、非甾体类抗炎药物、抗凝药物等，以上这些风险可能会加大，或者在术中或术后出现相关的病情加重或心脑血管病，甚至死亡。

　　5. 我理解术后如果我不遵医嘱，可能影响治疗效果。

　　一旦发生上述风险和意外，医生会采取积极应对措施。

医师陈述：

　　我已告知患者将要进行的检查方式、此次检查及检查后可能发生的并发症和风险、可能存在的其他治疗方法并且解答了患者关于此次检查的相关问题。

检查操作医师：　　　　　　　　　　　　　　　经治医师：

　　　　　　　　　　　　　　　　　　　　　　签署日期：

患者知情选择：

　　医师已经告知我将要进行的检查或治疗方式、此次检查或治疗及检查或治疗后可能发生的并发症和风险、可能存在的其他检查治疗方法并且解答了我关于此次检查治疗的相关问题。我同意将要进行的检查或治疗方式并同意在检查治疗中医师可以根据病情对预定的检查治疗方式作出调整。我授权医师对检查或治疗切除的病变器官、组织或标本进行处置，包括病理学检查、细胞学检查和医疗废物处理等。我理解我的检查或治疗需要多位医师共同进行。我并未得到检查百分之百成功的许诺。

患者签名：　　　　　　　　　　　　　　　　　签署日期：

如果患者无法签署，请其授权委托人或法定监护人签名：　　与患者关系：　　　　签署日期：

14. 特殊检查及治疗同意书示例：肝脏穿刺术知情同意书

×× 医院

特殊检查及治疗同意书

姓名：　　　　性别：　　　　年龄：　　　　　　住院号：

科室：　　　　床号：　　　　诊断：

疾病介绍和治疗建议： 医生已告知我患有[诊断]，要在[麻醉方式]麻醉下进行肝脏穿刺术。

肝脏穿刺术：该操作全部在 CT/B 超直视下实施，可以在 CT/B 超下选择进针的最佳路径，避开肉眼可见的血管、胆管、胆囊、肺脏、肾脏等，从而将穿刺损伤的可能性降至最低。B 超引导下细针穿刺，穿刺准确，损伤小，合并症少。

肝脏穿刺术的目的是：

1. 确定肝病的原因，对于一些其他方法不能确诊的肝病有一定的确定诊断价值。

2. 确定肝病的严重程度，包括肝细胞变性坏死程度和肝纤维化程度，有助于确定治疗方案及判定预后。

3. 治疗前后的两次或多次肝穿还有助于了解治疗效果。

4. 有针对性的穿刺某些特殊部位，如肿瘤、囊肿、血管瘤等，进行相应诊断或治疗。

操作潜在风险和对策：

医生告知我如下肝脏穿刺术可能发生的风险，有些不常见的风险可能没有在此列出，医生告诉我可与我的医生讨论有关我手术的具体内容，如果我有特殊的问题可与我的医生讨论。

1. 我理解任何操作麻醉都存在风险。

2. 我理解任何所用药物都可能产生副作用，包括轻度的恶心、皮疹等症状到严重的过敏性休克，甚至危及生命。

3. 我理解此操作可能发生的风险和医生的对策：

（1）穿刺局部感染、肝内感染、腹腔内感染或败血症；（2）局麻药过敏，药物毒性反应；（3）穿刺部位局部血肿，皮下气肿，穿刺损伤局部神经；（4）心血管症状：穿刺期间可发生高血压、脑血管意外、心律失常、心包填塞、心跳呼吸骤停等；（5）穿刺失败；（6）渗液、渗血、出血，严重者发生失血性休克乃至死亡；（7）穿刺管折断、遗留、堵塞等；（8）肝脏破裂及肿瘤针道种植转移；（9）损伤腹腔其他脏器，严重者需手术治疗；（10）未能穿及并获取足够的肝脏组织；（11）术后诊断仍不能明确；（12）其他可能发生的无法预料或者不能防范的并发症。

4. 我理解如果我患有高血压、心脏病、糖尿病、肾功能不全、静脉血栓等疾病或者有吸烟史，以上这些风险可能会加大，或者在术中或术后出现相关的病情加重或心脑血管意外，甚至死亡。

5. 我理解术后如果我的体位不当或不遵医嘱，可能影响治疗效果。

一旦发生上述风险和意外，医生会采取积极应对措施。

医师陈述：

我已告知患者将要进行的检查方式、此次检查及检查后可能发生的并发症和风险、可能存在的其他治疗方法并且解答了患者关于此次检查的相关问题。

检查操作医师：　　　　　　　　　　　　　　经治医师：

　　　　　　　　　　　　　　　　　　　　　签署日期：

患者知情选择：

医师已经告知我将要进行的检查或治疗方式、此次检查或治疗及检查或治疗后可能发生的并发症和风险、可能存在的其他检查治疗方法并且解答了我关于此次检查治疗的相关问题。我同意将要进行的检查或治疗方式并同意在检查治疗中医师可以根据病情对预定的检查治疗方式作出调整。我授权医师对检查或治疗切除的病变器官、组织或标本进行处置，包括病理学检查、细胞学检查和医疗废物处理等。我理解我的检查或治疗需要多位医师共同进行。我并未得到检查百分之百成功的许诺。

患者签名：　　　　　　　　　　　　　　　签署日期：

如果患者无法签署，请其授权委托人或法定监护人签名：　　与患者关系：　　　　签署日期：

15. 特殊检查及治疗同意书示例：骨髓穿刺/活检术知情同意书

×× 医院

特殊检查及治疗同意书

姓名：　　　　性别：　　　　年龄：　　　　住院号：

科室：　　　　床号：　　　　诊断：

疾病介绍和治疗建议： 医生已告知我患有[诊断]，需要在[麻醉方式]麻醉下进行骨髓穿刺/活检术。

　　手术目的： □ 穿刺取骨髓，协助确定诊断及检测病情变化；

　　　　　　　　□ 骨髓组织行病理检查，协助确定诊断及检测病情变化；

　　　　　　　　□ 其他：＿＿＿＿＿

操作潜在风险和对策：

　　医生告知我骨髓穿刺/活检可发生的一些风险，有些不常见的风险可能没有在此列出，具体的医疗方案术式根据不同病人的情况有所不同，医生告诉我可与我的医生讨论有关我医疗方案的具体内容，如果我有特殊的问题可与我的医生讨论。

　　1. 我理解任何麻醉都存在风险。

　　2. 我理解任何所用药物都可能产生副作用，包括轻度的恶心、皮疹等症状到严重的过敏性休克，甚至危及生命。

　　3. 我理解此医疗方案存在以下并发症风险和局限性：

　　（1）局部感染或败血症：局部穿刺点发生红、肿、热、痛，或全身感染如发热、寒战等；（2）局麻药过敏、药物毒性反应；（3）穿刺部位局部出血、血肿；（4）心血管症状：穿刺期间可能发生高血压、脑血管意外、心律失常、心包填塞、心跳呼吸骤停等；（5）由于疾病原因或病人自身因素导致的穿刺失败，可能需要再次穿刺；（6）术中、术后出血、渗液、渗血，损伤周围神经、动脉、静脉，致出血、血肿形成；（7）穿刺针折断；（8）除上述情况外，本医疗措施尚有可能发生的其他并发症或者需要提请患者及家属特别注意的其他事项，如[其他]。

　　4. 我理解如果我患有高血压、心脏病、脑血管病、糖尿病、肝肾功能不全、静脉血栓、凝血功能障碍等疾病或者曾服用阿司匹林、非甾体类抗炎药物、抗凝药物等，以上这些风险可能会加大，或者在术中或术后出现相关的病情加重或心脑血管病，甚至死亡。

　　5. 我理解术后如果我不遵医嘱，可能影响治疗效果。

　　一旦发生上述风险和意外，医生会采取积极应对措施。

医师陈述：

　　我已告知患者将要进行的检查方式、此次检查及检查后可能发生的并发症和风险、可能存在的其他治疗方法并且解答了患者关于此次检查的相关问题。

检查操作医师：　　　　　　　　　　　　　　经治医师：

　　　　　　　　　　　　　　　　　　　　　签署日期：

患者知情选择：

　　医师已经告知我将要进行的检查或治疗方式、此次检查或治疗及检查或治疗后可能发生的并发症和风险、可能存在的其他检查治疗方法并且解答了我关于此次检查治疗的相关问题。我同意将要进行的检查或治疗方式并同意在检查治疗中医师可以根据病情对预定的检查治疗方式作出调整。我授权医师对检查或治疗切除的病变器官、组织或标本进行处置，包括病理学检查、细胞学检查和医疗废物处理等。我理解我的检查或治疗需要多位医师共同进行。我并未得到检查百分之百成功的许诺。

患者签名：　　　　　　　　　　　　　　　　签署日期：

如果患者无法签署，请其授权委托人或法定监护人签名：　　与患者关系：　　　　签署日期：

16. 特殊检查及治疗同意书示例：胸腔穿刺术知情同意书

××医院
特殊检查及治疗同意书

姓名：　　　　性别：　　　　年龄：　　　　　住院号：

科室：　　　　床号：　　　　诊断：

疾病介绍和治疗建议： 医生已告知我的[左/右]侧胸腔患有[诊断]，需要在[麻醉方式]麻醉下进行胸腔穿刺术。

　　□胸腔积液是由于全身或局部病变破坏了胸膜腔内液体滤过与吸收的动态平衡，致使胸膜腔内液体形成过快或吸收过缓，临床出现胸膜腔内液体增多。积液量少于0.3L时症状多不明显，部分患者可出现胸痛、发热；若超过0.5L，会逐渐出现胸闷、憋气、呼吸困难、心悸等；大量积液时纵隔、脏器受压，心悸及呼吸困难更加明显。

　　□气胸是由于任何原因引起的胸膜破损，空气进入胸膜腔。患者常有持重物、屏气、剧烈运动等诱发因素，但也有在睡眠中发生气胸者，突感一侧胸痛、气急、憋气，可有咳嗽、但痰少，小量闭合性气胸可无明显胸闷、憋气等症状。张力性气胸由于胸腔内骤然升高，肺被压缩，纵隔移位，会出现严重呼吸循环障碍，可出现情绪烦躁、紫绀、冷汗、脉快、虚脱，甚至有心律失常、意识不清。

　　胸腔穿刺术的目的是：□穿刺抽取胸腔积液，协助确定诊断；□引流胸腔积液、积气减压，缓解症状；
　　　　　　　　　　　　□减轻和预防胸膜粘连、增厚；　　　　□减轻肺不张

　　术后症状缓解的情况取决于胸腔积液或气胸是否再次出现，对胸腔穿刺所得胸腔积液进行病理细胞学检验，诊断率只有40%~70%。对于一些肿瘤原因引起的胸腔积液术后很可能再次出现。气胸行胸腔穿刺后很可能会因为肺持续漏气而症状不能缓解。

　　可替代方案：1. 胸腔镜。2. 单纯穿刺抽气或抽液。3. 如肺内有病灶，靠近中央部位或侵犯大气道，可行纤支镜检查。4. 如肺内有病灶，靠近外周部位，可行CT引导下经皮肺穿刺。5. 胸腔内大量气体或液体可考虑胸腔微创引流。6. 胸腔闭式引流术。7. 如患者或家属不同意胸腔穿刺，可考虑抗感染治疗或试验性抗结核治疗，积极行痰液找肿瘤细胞、痰液找抗酸杆菌、痰培养等检查。

操作潜在风险和对策： 医生已告知我如下胸腔穿刺手术可发生的一些风险，有些不常见的风险可能没有在此列出，医生告诉我可与我的医生讨论有关我手术的具体内容，如果我有特殊的问题可与我的医生讨论。

　　1. 我理解任何操作麻醉都存在风险。2. 我理解任何所用药物都可能产生副作用，包括轻度的恶心、皮疹等症状到严重的过敏性休克，甚至危及生命。3. 我理解此操作可能发生的风险和医生的对策：（1）局部感染或败血症：局部穿刺点发生红、肿、热、痛，或全身感染如发热、寒战等；（2）麻醉药过敏，药物毒性反应及其他麻醉意外；（3）穿刺部位局部血肿，皮下气肿；（4）心血管症状：穿刺期间可发生高血压、脑血管意外、心律失常、心包填塞、心跳呼吸骤停等；（5）穿刺失败；（6）术中、术后出血、渗液、渗血；（7）胸膜反应：心悸、胸部压迫感、头晕、出汗、低血压休克；（8）气胸、血气胸、皮下气肿，严重时危及生命；（9）肺水肿；（10）损伤肺脏、局部神经或其他组织、器官；（11）穿刺处局部或胸膜腔感染，必要时需要置管引流；（12）术后胸腔积液或气胸再次出现，必要时需要置管引流；（13）其他可能发生的无法预料或者不能防范的并发症：＿＿＿＿。4. 我理解如果我患有高血压、心脏病、糖尿病、肝肾功能不全、静脉血栓等疾病或者有吸烟史，以上这些风险可能会加大，或者在术中或术后出现相关的病情加重或心脑血管意外，甚至死亡。

　　5. 我理解术后如果我的体位不当或不遵医嘱，可能影响治疗效果。

　　一旦发生上述风险和意外，医生会采取积极应对措施。

医师陈述： 我已告知患者将要进行的检查方式、此次检查及检查后可能发生的并发症和风险、可能存在的其他治疗方法并且解答了患者关于此次检查的相关问题。

　　检查操作医师：　　　　　　　　　　　　　　经治医师：

　　　　　　　　　　　　　　　　　　　　　　　签署日期：

患者知情选择： 医师已经告知我将要进行的检查或治疗方式、此次检查或治疗及检查或治疗后可能发生的并发症和风险、可能存在的其他检查治疗方法并且解答了我关于此次检查治疗的相关问题。我同意将要进行的检查或治疗方式并同意在检查治疗中医师可以根据病情对预定的检查治疗方式作出调整。我授权医师对检查或治疗切除的病变器官、组织或标本进行处置，包括病理学检查、细胞学检查和医疗废物处理等。我理解我的检查或治疗需要多位医师共同进行。我并未得到检查百分之百成功的许诺。

患者签名：　　　　　　　　　　　　　　　　　签署日期：

如果患者无法签署，请其授权委托人或法定监护人签名：　　　　　与患者关系：　　　　　签署日期：

17. 特殊检查及治疗同意书示例：关节腔穿刺检查知情同意书

×× 医院

特殊检查及治疗同意书

姓名：　　　　　性别：　　　　　年龄：　　　　　住院号：

科室：　　　　　床号：　　　　　诊断：

疾病介绍和治疗建议： 医生已告知我患有[诊断]，需要在局部麻醉下进行关节腔穿刺＋药物治疗术。

关节腔穿刺检查应用于检测关节积液性质、细胞学及各项生化指标等，抽液缓解关节肿痛，腔内药物治疗，对于考虑骨关节系统等相关疾病等具有重要的诊断和治疗意义。

操作潜在风险和对策：

医生告知我如下关节腔穿刺术可能发生的一些风险，有些不常见的风险可能没有在此列出，具体的操作方案根据不同病人的情况有所不同，医生告诉我可与我的医生讨论有关我操作的具体内容，如果我有特殊的问题可与我的医生讨论。

1. 我理解任何麻醉都存在风险。

2. 我理解任何所用药物都可能产生副作用，包括轻度的恶心、皮疹等症状到严重的过敏性休克，甚至危及生命。

3. 我理解此操作可能发生的风险和医生的对策：

穿刺过程中可能会出现如下危险：

（1）穿刺部位出血：包括皮肤、软组织出血，甚至关节腔内出血等；（2）感染：由于患者免疫力低下有可能出现穿刺部位皮肤或软组织感染，严重可出现关节腔内感染甚至全身多系统感染、败血症；（3）穿刺过程中有发生损伤周围神经、肌腱、韧带和血管的可能，造成肢体感觉、运动障碍等；（4）有穿刺失败的可能，届时可能需要再次穿刺。

4. 我理解治疗后如果我不遵医嘱，可能影响治疗效果。

一旦发生上述风险和意外，医生会采取积极应对措施。

医师陈述：

我已告知患者将要进行的检查方式、此次检查及检查后可能发生的并发症和风险、可能存在的其他治疗方法并且解答了患者关于此次检查的相关问题。

检查操作医师：　　　　　　　　　　　　　　经治医师：

　　　　　　　　　　　　　　　　　　　　　　签署日期：

患者知情选择：

医师已经告知我将要进行的检查或治疗方式、此次检查或治疗及检查或治疗后可能发生的并发症和风险、可能存在的其他检查治疗方法并且解答了我关于此次检查治疗的相关问题。我同意将要进行的检查或治疗方式并同意在检查治疗中医师可以根据病情对预定的检查治疗方式作出调整。我授权医师对检查或治疗切除的病变器官、组织或标本进行处置，包括病理学检查、细胞学检查和医疗废物处理等。我理解我的检查或治疗需要多位医师共同进行。我并未得到检查百分之百成功的许诺。

患者签名：　　　　　　　　　　　　　　　签署日期：

如果患者无法签署，请其授权委托人或法定监护人签名：　　　与患者关系：　　　签署日期：

18. 特殊检查及治疗同意书示例：肾脏替代（CRRT）治疗知情同意书

××医院

特殊检查及治疗同意书

姓名：　　　　性别：　　　　年龄：　　　　住院号：

科室：　　　　床号：　　　　诊断：

疾病介绍和治疗建议： 医生已告知我患有[诊断]，需要进行连续性肾脏替代（CRRT）治疗。

其他可替代治疗方案：可选择行普通透析治疗，花费较小且在医保范围内，但仅适用于循环稳定的轻症患者。

操作潜在风险和对策：

医生告知我如下连续性肾脏替代治疗可发生的一些风险，有些不常见的风险可能没有在此列出，医生告诉我可与我的医生讨论有关我治疗的具体内容，如果我有特殊的问题可与我的医生讨论。

1. 我理解任何治疗麻醉都存在风险。

2. 我理解任何所用药物都可能产生副作用，包括轻度的恶心、皮疹等症状到严重的过敏性休克，甚至危及生命。

3. 我理解此治疗可能发生的风险和医生的对策：

（1）治疗过程中因抗凝导致出血或加重原有出血倾向，发生脑出血、消化道出血、穿刺或手术部位出血等；（2）该项治疗可能影响心血管系统稳定性，导致高血压、血压下降、心律失常，加重原有心脏病甚至引起呼吸心跳骤停；（3）可能会并发感染或原有感染播散，出现血栓、栓塞；（4）可能会出现对透析器的过敏反应；（5）个别患者会出现肌肉痉挛、头痛、严重者癫痫发作；（6）治疗过程中可能出现管路及滤器凝血，造成失血；（7）可能导致肿瘤播散；（8）治疗过程中可能因患者无法耐受而必须中断治疗；（8）目前 CRRT 治疗项目没有列入医保报销范围，需由患者方自费缴纳相关费用；（9）其他可能发生的无法预料或者不能防范的并发症：_____。

4. 我理解如果我患有高血压、心脏病、糖尿病、肝肾功能不全、静脉血栓等疾病或者有吸烟史，以上这些风险可能会加大，或者在术中或术后出现相关的病情加重或心脑血管意外，甚至死亡。

5. 我理解术后如果我的体位不当或不遵医嘱，可能影响手术效果。

一旦发生上述风险和意外，医生会采取积极应对措施。

医师陈述：

我已告知患者将要进行的检查方式、此次检查及检查后可能发生的并发症和风险、可能存在的其他治疗方法并且解答了患者关于此次检查的相关问题。

检查操作医师：　　　　　　　　　　　　经治医师：

签署日期：

患者知情选择：

医师已经告知我将要进行的检查或治疗方式、此次检查或治疗及检查或治疗后可能发生的并发症和风险、可能存在的其他检查治疗方法并且解答了我关于此次检查治疗的相关问题。我同意将要进行的检查或治疗方式并同意在检查治疗中医师可以根据病情对预定的检查治疗方式作出调整。我授权医师对检查或治疗切除的病变器官、组织或标本进行处置，包括病理学检查、细胞学检查和医疗废物处理等。我理解我的检查或治疗需要多位医师共同进行。我并未得到检查百分之百成功的许诺。

患者签名：　　　　　　　　　　　　　签署日期：

如果患者无法签署，请其授权委托人或法定监护人签名：　　　与患者关系：　　　签署日期：

19. 特殊检查及治疗同意书示例：静脉内溶栓治疗知情同意书

×× 医院

特殊检查及治疗同意书

姓名：　　　　　性别：　　　　　年龄：　　　　　住院号：

科室：　　　　　床号：　　　　　诊断：

疾病介绍和治疗建议： 拟即刻行静脉内溶栓治疗。病人目前无溶栓禁忌证。溶栓过程中可能发生脑出血及其他脏器出血、再灌注心律失常、一过性低血压及过敏反应等并发症，有时可能危及生命。

此外，亦有可能溶栓治疗无效或治疗有效后再梗塞。

如出现上述情况，家属表示理解，并积极配合治疗。已将各种溶栓药物的效果和价格告知家属，家属选择药物为：[药物名称]，此药是 1. 属公费医疗及医疗保险范围内，但 [自付比例]% 自付；2. 不属公费医疗及医疗保险范围内。若属后者，药费由病人或病人所在单位协商解决。

操作潜在风险和对策：

溶栓禁忌证：

1. 2 周内有活动性出血（胃肠道溃疡出血、咯血等）、做过内脏手术、活体组织检查、有创性心肺复苏术、不能实施压迫的血管穿刺以及有外伤史者。

2. 高血压患者经治疗后在溶栓前血压仍≥160/100mmHg 者。

3. 高度怀疑有夹层动脉瘤者。

4. 有脑出血或蛛网膜下腔出血史，6 小时前至半年内有缺血性脑卒中（包括 TIA）史。

5. 有出血性视网膜病史。

6. 各种血液病、出血性疾病或有出血倾向者。

7. 严重的肝肾功能障碍或恶性肿瘤等患者。

须病人家属及医师共同签字以确认病人无上述禁忌证。

家属签字：　　　　　　　　　　　　　　　　医师签字：

医师陈述：

我已告知患者将要进行的检查方式、此次检查及检查后可能发生的并发症和风险、可能存在的其他治疗方法并且解答了患者关于此次检查的相关问题。

检查操作医师：　　　　　　　　　　　　　经治医师：

　　　　　　　　　　　　　　　　　　　　签署日期：

患者知情选择：

医师已经告知我将要进行的检查或治疗方式、此次检查或治疗及检查或治疗后可能发生的并发症和风险、可能存在的其他检查治疗方法并且解答了我关于此次检查治疗的相关问题。我同意将要进行的检查或治疗方式并同意在检查治疗中医师可以根据病情对预定的检查治疗方式作出调整。我授权医师对检查或治疗切除的病变器官、组织或标本进行处置，包括病理学检查、细胞学检查和医疗废物处理等。我理解我的检查或治疗需要多位医师共同进行。我并未得到检查百分之百成功的许诺。

患者签名：　　　　　　　　　　　　　　　签署日期：

如果患者无法签署，请其授权委托人或法定监护人签名：　　　与患者关系：　　　签署日期：

20. 特殊检查及治疗同意书示例：气管插管和机械通气知情同意书

××医院

特殊检查及治疗同意书

姓名：　　　　性别：　　　　年龄：　　　　　　住院号：

科室：　　　　床号：　　　　诊断：

疾病介绍和治疗建议： 医生已告知我患[诊断]，需要进行气管插管和机械通气。

机械通气的目的：改善呼吸功能，维持生命体征，为解除诱发加重因素争取时间。

操作潜在风险和对策：

医生告知患者气管插管和机械通气可能发生的一些风险，有些不常见的风险可能没有在此列出，具体的操作根据不同病人的情况有所不同，医生已告知患者及家属可与患者的医生讨论有关患者操作的具体内容，如果有特殊的问题可与患者的医生讨论。

1. 我理解任何操作麻醉都存在风险。

2. 我理解任何所用药物都可能产生副作用，包括轻度的恶心、皮疹等症状到严重的过敏性休克，甚至危及生命。

3. 我理解此操作可能发生的风险和医生的对策：

（1）气管插管：①刺激迷走神经引起呼吸心跳骤停；②口腔局部损伤和牙齿脱落；③咽部感染、喉头水肿及声带损伤；④气管软骨脱位；⑤误吸、肺部感染和肺不张；⑥黏液栓、痰栓等引起急性气道阻塞；⑦误入食道；⑧插管失败。

（2）机械通气：①呼吸机诱发的肺损伤，相关性肺部感染；②患者不能脱离呼吸机，呼吸机依赖；③血流动力学不稳定，血压下降，心律失常，心功能衰竭等循环功能障碍；④患者与呼吸机不同步，致呼吸困难，呼吸功能衰竭继续加重；⑤病人需要约束治疗；⑥皮下气肿、纵隔气肿和气胸等；氧中毒；⑦气管食管瘘。

4. 我理解如果患者患有高血压、心脏病、糖尿病、肝肾功能不全、静脉血栓等疾病或者有吸烟史，以上这些风险可能会加大，或者在术中或术后出现相关的病情加重或心脑血管意外，甚至死亡。

5. 如果患者的体位不当或不遵医嘱，可能影响操作效果。

一旦发生上述风险和意外，医生会采取积极应对措施。

医师陈述：

我已告知患者将要进行的检查方式、此次检查及检查后可能发生的并发症和风险、可能存在的其他治疗方法并且解答了患者关于此次检查的相关问题。

检查操作医师：　　　　　　　　　　　　　　经治医师：

　　　　　　　　　　　　　　　　　　　　　签署日期：

患者知情选择：

医师已经告知我将要进行的检查或治疗方式、此次检查或治疗及检查或治疗后可能发生的并发症和风险、可能存在的其他检查治疗方法并且解答了我关于此次检查治疗的相关问题。我同意将要进行的检查或治疗方式并同意在检查治疗中医师可以根据病情对预定的检查治疗方式作出调整。我授权医师对检查或治疗切除的病变器官、组织或标本进行处置，包括病理学检查、细胞学检查和医疗废物处理等。我理解我的检查或治疗需要多位医师共同进行。我并未得到检查百分之百成功的许诺。

患者签名：　　　　　　　　　　　　　　　签署日期：

如果患者无法签署，请其授权委托人或法定监护人签名：　　与患者关系：　　　　签署日期：

21. 特殊检查及治疗同意书示例：气管切开术知情同意书

××医院

特殊检查及治疗同意书

姓名：　　　　性别：　　　　年龄：　　　　住院号：

科室：　　　　床号：　　　　诊断：

疾病介绍和治疗建议：医生已告知我患[诊断]，为保证气道通畅，改善呼吸功能，需要在局麻＋静脉镇静镇痛下进行气管切开术。

操作潜在风险和对策：

医生已告知我及家属如下气管切开术可能发生的一些风险，有些不常见的风险可能没有在此列出，具体的手术术式根据不同病人的情况有所不同，医生告诉我可与我的医生讨论有关我手术的具体内容，如果我有特殊的问题可与我的医生讨论。

1. 我理解任何操作麻醉都存在风险。

2. 我理解任何所用药物都可能产生副作用，包括轻度的恶心、皮疹等症状到严重的过敏性休克，甚至危及生命。

3. 我理解此手术可能发生的风险和医生的对策：

（1）心脑血管意外：心律失常、心跳骤停等。（2）术中损伤气管周围组织，可导致：①血管损伤、出血；②食管损伤，气管－食管瘘：少见，较小的、时间不长的瘘孔，有时可自行愈合，瘘口较大或时间较长、上皮已长入瘘口者，只能手术修补；③神经损伤：包括喉返神经、喉上神经等；④甲状腺损伤、出血；⑤皮下气肿：是手术后最常见的并发症，大多数于数日后可自行吸收，不需要作特殊处理；⑥气胸及纵隔气肿：轻者无明显症状，严重者可引起窒息，此时应行胸膜穿刺，抽出气体。严重者可行闭式引流术。（3）出血：术中伤口少量出血，可压迫止血，若出血较多，可能有血管损伤，可能需手术结扎出血点；术后出血，对症处理。（4）由于垫肩或体位变动导致原发病加重，甚至危及生命。（5）肺部并发症：如肺炎、肺脓肿，支气管炎、肺炎、肺不张等。（6）术中术后急性窒息致死亡。（7）术后喉狭窄。（8）置管位置不佳，必要时二次手术。（9）术后伤口感染，不愈合或愈合延迟。（10）术后呼吸功能不佳，导致拔管延迟或终生带管：根据不同病因，酌情处理。（11）术后脱管。（12）其他难以预料的意外。

4. 如果患有高血压、心脏病、糖尿病、肝肾功能不全、静脉血栓等疾病或者有吸烟史，以上这些风险可能会加大，或者在术中或术后出现相关的病情加重或心脑血管意外，甚至死亡。

5. 我理解术后如果我的体位不当或不遵医嘱，可能影响手术效果。

一旦发生上述风险和意外，医生会采取积极应对措施。

医师陈述：

我已告知患者将要进行的检查方式、此次检查及检查后可能发生的并发症和风险、可能存在的其他治疗方法并且解答了患者关于此次检查的相关问题。

检查操作医师：　　　　　　　　　　　　经治医师：

　　　　　　　　　　　　　　　　　　　签署日期：

患者知情选择：

医师已经告知我将要进行的检查或治疗方式、此次检查或治疗及检查或治疗后可能发生的并发症和风险、可能存在的其他检查治疗方法并且解答了我关于此次检查治疗的相关问题。我同意将要进行的检查或治疗方式并同意在检查治疗中医师可以根据病情对预定的检查治疗方式作出调整。我授权医师对检查或治疗切除的病变器官、组织或标本进行处置，包括病理学检查、细胞学检查和医疗废物处理等。我理解我的检查或治疗需要多位医师共同进行。我并未得到检查百分之百成功的许诺。

患者签名：　　　　　　　　　　　　　签署日期：

如果患者无法签署，请其授权委托人或法定监护人签名：　　与患者关系：　　　签署日期：

22. 特殊检查及治疗同意书示例：化疗知情同意书

××医院

特殊检查及治疗同意书

姓名：　　　　性别：　　　　年龄：　　　　住院号：

科室：　　　　床号：　　　　诊断：

疾病介绍和治疗建议： 患者目前诊断为：＿＿＿＿＿＿＿＿＿，根据病情需要进行化学药物治疗。

操作潜在风险和对策：

化疗期间及化疗后有可能出现下列不良反应或并发症，包括：

1. 骨髓造血及免疫功能抑制及其合并症，如血象低而致感染、贫血、出血。

2. 消化系统反应，如剧烈恶心、呕吐、食欲下降、腹泻、肝功能损害，严重呕吐致胃黏膜出血。

3. 黏膜及皮肤附属器反应，如黏膜溃疡、皮疹及脱发，色素沉着等。

4. 泌尿系统反应，如尿痛、少尿等反应及高尿酸血症、肾功能损害等。

5. 心血管系统反应，特别是蒽环类药物，表现为心慌、胸闷，重者可心衰而致死。

6. 呼吸系统反应，如肺部纤维化、胸闷、憋气等。

7. 因化疗肿瘤消退过快而致的各种瘘道，如消化道穿孔、血管破裂等。

8. 按常规注射化疗药物刺激引起的静脉炎、或由于患者活动引起的渗漏而致皮肤红肿热痛、坏死、溃烂及功能障碍等。

9. 过敏反应，如皮疹，过敏性休克，过敏性哮喘等。

10. 性功能障碍，不孕、不育，致畸，致癌等。

11. 因医学及化疗自身局限性，也可能效果不佳；或第二肿瘤的发生。

12. 神经系统反应，如末梢神经炎，一过性或永久性视神经损伤，嗅觉、味觉异常等。

13. 其他不可预测性因素所导致的化疗性损伤等。

作为医护人员我们将努力减轻或避免上述副反应和并发症，力争取得最佳疗效。假如发生上述问题，患者及家属也表示理解。若同意化疗请签字。

医师陈述：

我已告知患者将要进行的检查方式、此次检查及检查后可能发生的并发症和风险、可能存在的其他治疗方法并且解答了患者关于此次检查的相关问题。

检查操作医师：　　　　　　　　　　　　　　经治医师：

　　　　　　　　　　　　　　　　　　　　　签署日期：

患者知情选择：

医师已经告知我将要进行的检查或治疗方式、此次检查或治疗及检查或治疗后可能发生的并发症和风险、可能存在的其他检查治疗方法并且解答了我关于此次检查治疗的相关问题。我同意将要进行的检查或治疗方式并同意在检查治疗中医师可以根据病情对预定的检查治疗方式作出调整。我授权医师对检查或治疗切除的病变器官、组织或标本进行处置，包括病理学检查、细胞学检查和医疗废物处理等。我理解我的检查或治疗需要多位医师共同进行。我并未得到检查百分之百成功的许诺。

患者签名：　　　　　　　　　　　　　　　签署日期：

如果患者无法签署，请其授权委托人或法定监护人签名：　　　与患者关系：　　　签署日期：

23. 特殊检查及治疗同意书示例：放疗知情同意书

×× 医院

特殊检查及治疗同意书

姓名：　　　　　性别：　　　　　年龄：　　　　　住院号：

科室：　　　　　床号：　　　　　诊断：

疾病介绍和治疗建议： 患者目前诊断为：＿＿＿＿＿＿＿＿＿＿，根据病情需要进行放疗。

患者当前临床情况以及拟定放疗简介：

操作潜在风险和对策：

根据目前病情，病人需要进行放射治疗：由于放射治疗可能出现意外及并发症，严重时可以危及病人生命导致死亡，希望病人与或家属认真听取医生讲解后仔细阅读以下内容，知晓放疗中或结束后某些病人可能发生的副作用或并发症（症状出现时间可能不同，个别情况会长期存在，甚至伴随终生），详情如下：

1. 免疫力低下：出现骨髓抑制，白细胞、红细胞、血小板下降。

2. 放射性皮肤反应：色素沉着、破溃、皮下纤维化和脱发；放射性骨、骨髓及关节损伤。

3. 放射性黏膜炎：涉及照射区胃肠道、呼吸道、泌尿道和口腔等部位黏膜。

4. 放射性白内障、角膜炎，放射性耳鸣、耳聋；放射性龋齿；张口困难。

5. 放射性脑损伤：脑水肿、脑坏死、智力障碍、记忆力下降、癫痫发作、性格改变及运动感觉障碍。

6. 放射致腺体和生殖功能下降或丧失，以及相关症状。

7. 放射性心血管损害；心包炎、心肌炎、心律失常、放射性血管淋巴管损伤，将致肢体或组织水肿，功能障碍。

8. 放射性脊髓炎；放射性肺炎、肺纤维化；放射性肝脏损伤；放射性肾炎、放射性膀胱炎。

9. 胃肠道反应：恶心、呕吐、出血；应激溃疡；肿瘤消退过快致瘘或穿孔；放射性肠炎、肠梗阻、肠粘连、坏死。

10. 疗效不佳；导致第二原发肿瘤可能。

11. 由于个体差异所致的其他放射性损害。

12. 食道、直肠、胆管等管内腔内后装导致黏膜损害、穿孔、出血。

13. 宫颈、阴道后装导致穿孔、阴道出血。

14. 组织间插植局部出血感染。

15. 后装邻近器官放射性膀胱炎、放射性肠炎。

16. 后装过程心律失常、心绞痛、心肌梗死、心跳骤停休克；窒息、吸入性肺炎。

17. 其他不可预测因素导致的放疗性损害，如：

注意：以上情况均可对病人身心造成一定影响，或引起器官组织功能障碍，甚至危及生命，希望病人（或授权委托人、单位负责人）认真听取医生讲解、仔细阅读、慎重考虑，您如果已经明白医生讲解及上述内容，并承担以上风险，一旦出现上述情况能够充分理解，请在放疗知情同意书上签字。

医师陈述：

我已告知患者将要进行的检查方式、此次检查及检查后可能发生的并发症和风险、可能存在的其他治疗方法并且解答了患者关于此次检查的相关问题。

检查操作医师：　　　　　　　　　　　　经治医师：

　　　　　　　　　　　　　　　　　　　签署日期：

患者知情选择：

医师已经告知我将要进行的检查或治疗方式、此次检查或治疗及检查或治疗后可能发生的并发症和风险、可能存在的其他检查治疗方法并且解答了我关于此次检查治疗的相关问题。我同意将要进行的检查或治疗方式并同意在检查治疗中医师可以根据病情对预定的检查治疗方式作出调整。我授权医师对检查或治疗切除的病变器官、组织或标本进行处置，包括病理学检查、细胞学检查和医疗废物处理等。我理解我的检查或治疗需要多位医师共同进行。我并未得到检查百分之百成功的许诺。

患者签名：　　　　　　　　　　　　　　签署日期：

如果患者无法签署，请其授权委托人或法定监护人签名：　　与患者关系：　　　　签署日期：

24. 特殊检查及治疗同意书示例：甲状腺癌碘 131 治疗知情同意书

××医院

特殊检查及治疗同意书

姓名：　　　　性别：　　　　年龄：　　　　　住院号：

科室：　　　　床号：　　　　诊断：

疾病介绍和治疗建议： 医生已告知我患有甲状腺癌，根据患者目前病情需要拟行碘 131 治疗。由于病情和碘 131 治疗的特殊性和复杂性，医生建议我充分了解以下内容并作出是否接受检查的决定。

操作潜在风险和对策：

医生告知我碘 131 治疗可能发生的风险，有些不常见的风险可能没有在此列出，具体的检查方案根据不同病人的情况有所不同，医生告诉我可与我的医生讨论有关我检查的具体内容，如果我有特殊的问题可与我的医生讨论。

1. 我理解该项治疗有一定的危险性，在实施过程中/后可能出现下列并发症和风险，但不仅限于：

（1）放射性胃炎：主要表现为恶心、呕吐、食欲不振、上腹部疼痛等。

（2）颈部肿胀、疼痛，严重时发生喉头水肿、呼吸困难，需要短期糖皮质激素治疗。

（3）放射性涎腺炎：腮腺部位疼痛、口干、唾液分泌减少，严重时无法正常吞咽，甚至发展为干燥综合征。

（4）少数病人治疗后可能出现白细胞、血小板降低，需要予以升白药物治疗。

（5）放射性肺炎或肺纤维化（已有广泛肺转移者）等。

（6）因目前医学科学发展的局限性，尚有出现其他无法预料的并发症的可能。

（7）除上述情况外，该医疗措施在实施过程中/后可能发生其他并发症或者需要提请患者及家属特别注意的其他事项，如：[注意事项]。

2. 我理解如果我患有高血压、心脏病、糖尿病、肝肾功能不全、静脉血栓等疾病或者有吸烟史，以上这些风险可能会加大，或者在检查中或检查后出现相关的病情加重或心脑血管意外，甚至死亡。

一旦发生上述风险和意外，医生会采取积极应对措施。

医师陈述：

我已告知患者将要进行的检查方式、此次检查及检查后可能发生的并发症和风险、可能存在的其他治疗方法并且解答了患者关于此次检查的相关问题。

检查操作医师：　　　　　　　　　　　　　　　经治医师：

　　　　　　　　　　　　　　　　　　　　　　签署日期：

患者知情选择：

医师已经告知我将要进行的检查或治疗方式、此次检查或治疗及检查或治疗后可能发生的并发症和风险、可能存在的其他检查治疗方法并且解答了我关于此次检查治疗的相关问题。我同意将要进行的检查或治疗方式并同意在检查治疗中医师可以根据病情对预定的检查治疗方式作出调整。我授权医师对检查或治疗切除的病变器官、组织或标本进行处置，包括病理学检查、细胞学检查和医疗废物处理等。我理解我的检查或治疗需要多位医师共同进行。我并未得到检查百分之百成功的许诺。

患者签名：　　　　　　　　　　　　　　　　　签署日期：

如果患者无法签署，请其授权委托人或法定监护人签名：　　　　与患者关系：　　　　签署日期：

25. 特殊检查及治疗同意书示例：CT引导下经皮活检术知情同意书

××医院

特殊检查及治疗同意书

姓名：　　　　　性别：　　　　　年龄：　　　　　住院号：

科室：　　　　　床号：　　　　　诊断：

疾病介绍和治疗建议： 医生已告知我患有[诊断]，需要在[麻醉方式]麻醉下进行CT引导下经皮穿刺活检术。

CT引导下经皮穿刺活检术的目的是：

1. 确定疾病的病因，对于一些其他方法不能确诊的疾病有一定的确定诊断价值。

2. 确定疾病的严重程度，有助于确定治疗方案及判定预后。

3. 有针对性的穿刺某些特殊部位，如肿瘤、囊肿等，进行相应诊断或治疗。

操作潜在风险和对策

医生告知我CT引导下经皮穿刺活检术可能发生的风险，有些不常见的风险可能没有在此列出，医生告诉我可与我的医生讨论有关我手术的具体内容，如果我有特殊的问题可与我的医生讨论。

1. 我理解任何操作麻醉都存在风险。

2. 我理解任何所用药物都可能产生副作用，包括轻度的恶心、皮疹等症状到严重的过敏性休克，甚至危及生命。

3. 我理解此操作可能发生的风险和医生的对策：

（1）出血：包括咳痰带血、大咯血、胸腔内出血，如出血较多有窒息，甚至猝死的可能须经手术或其他止血治疗；（2）气胸：轻者不需特殊处理，较重者（肺压缩>30%）须经抽气或住院胸腔闭式引流；（3）损伤周围组织或脏器，严重者需手术治疗；（4）穿刺部位局部血肿，皮下气肿，穿刺损伤局部神经；（5）心血管症状：穿刺期间可发生高血压、脑血管意外、心律失常、心包填塞、心跳呼吸骤停等；（6）因病情复杂或病灶较小导致难以明确诊断或穿刺失败；（6）胸膜反应：可表现为胸闷、面色苍白、大量出汗甚至晕厥；（7）穿刺针折断、遗留、堵塞等；（8）引流管阻塞、脱落等；（9）肿瘤针道种植转移；（10）穿刺局部感染、腹腔内感染或败血症；（11）其他可能发生的无法预料或者不能防范的并发症：＿＿＿＿＿。

4. 我理解如果我患有高血压、心脏病、糖尿病、肾功能不全、静脉血栓等疾病或者有吸烟史，以上这些风险可能会加大，或者在术中或术后出现相关的病情加重或心脑血管意外，甚至死亡。

5. 我理解术后如果我的体位不当或不遵医嘱，可能影响治疗效果。

一旦发生上述风险和意外，医生会采取积极应对措施。

医师陈述：

我已告知患者将要进行的检查方式、此次检查及检查后可能发生的并发症和风险、可能存在的其他治疗方法并且解答了患者关于此次检查的相关问题。

检查操作医师：　　　　　　　　　　　　　经治医师：

　　　　　　　　　　　　　　　　　　　　签署日期：

患者知情选择：

医师已经告知我将要进行的检查或治疗方式、此次检查或治疗及检查或治疗后可能发生的并发症和风险、可能存在的其他检查治疗方法并且解答了我关于此次检查治疗的相关问题。我同意将要进行的检查或治疗方式并同意在检查治疗中医师可以根据病情对预定的检查治疗方式作出调整。我授权医师对检查或治疗切除的病变器官、组织或标本进行处置，包括病理学检查、细胞学检查和医疗废物处理等。我理解我的检查或治疗需要多位医师共同进行。我并未得到检查百分之百成功的许诺。

患者签名：　　　　　　　　　　　　　　签署日期：

如果患者无法签署，请其授权委托人或法定监护人签名：　　　与患者关系：　　　　签署日期：

26. 特殊检查及治疗同意书示例：超声引导下经皮消融术知情同意书

×× 医院

特殊检查及治疗同意书

姓名：　　　　性别：　　　　年龄：　　　　住院号：

科室：　　　　床号：　　　　诊断：

疾病介绍和治疗建议： 医生已告知我患 [疾病] ，因病情需要，为进一步控制肿瘤生长，拟行超声引导下经皮 [操作名称] 消融治疗术。

手术潜在风险和对策：

经皮微波/射频/激光消融治疗是对肿瘤治疗方法之一，有助于肿瘤的治疗。但由于医学科学的特殊性和个体差异性，在治疗过程中及后期，有可能出现：

1. 介入治疗中使用局部麻醉剂过敏反应：发热、皮疹、瘙痒、恶心及呕吐等，严重可导致呼吸、心跳骤停，甚至死亡；2. 出血：穿刺部位出血、腹腔出血、肝脏出血、肝动脉瘤、动 - 静脉瘘，还可造成肝动静脉、门静脉损伤导致出血、气胸、胸腔积液等；3. 感染：术后出现感染、局部脓肿形成、菌血症甚或脓毒败血症，甚至感染性休克；4. 术中、术后局部不适或疼痛，可能为剧烈疼痛，难以忍受，需终止手术；5. 穿刺和手术失败、肿瘤不能完全坏死、过度消融、误消融正常组织、肿瘤复发转移、针道种植转移、病灶出血导致肿瘤广泛播散等；6. 病灶毗邻脏器的灼伤，甚至穿孔，如：穿破胸膜，发生血气胸，胸腔感染，咯血窒息，严重可导致呼吸衰竭；胆囊穿孔导致胆汁性腹膜炎；胆管损伤导致梗阻性黄疸；胃、肠道损伤甚至穿孔导致腹膜炎；误穿大血管导致大出血休克等等，出现以上情况可能需要手术治疗，甚至有生命危险；7. 术后出现肝肾功能衰竭，黄疸、腹水，低蛋白血症，血红蛋白尿，无尿等；8. 术中治疗性操作或使用的药物可能导致应激反应：心律失常、心肌梗死、脑出血、应激性溃疡、迷走神经反射等，严重可危及生命；9. 其他不可预料的手术意外；10. 替代治疗方案：如患者对治疗不敏感，可选用其他介入治疗、放射治疗、内科保守或外科手术治疗。

上述治疗风险多数经药物治疗、进一步介入治疗后可逐步缓解或改善，必要时可能需要外科手术进一步治疗，病情危重者需经进一步多学科协助救治。

医师陈述：

我已告知患者将要进行的检查方式、此次检查及检查后可能发生的并发症和风险、可能存在的其他治疗方法并且解答了患者关于此次检查的相关问题。

检查操作医师：　　　　　　　　　　　　　　经治医师：

　　　　　　　　　　　　　　　　　　　　　签署日期：

患者知情选择：

医师已经告知我将要进行的检查或治疗方式、此次检查或治疗及检查或治疗后可能发生的并发症和风险、可能存在的其他检查治疗方法并且解答了我关于此次检查治疗的相关问题。我同意将要进行的检查或治疗方式并同意在检查治疗中医师可以根据病情对预定的检查治疗方式作出调整。我授权医师对检查或治疗切除的病变器官、组织或标本进行处置，包括病理学检查、细胞学检查和医疗废物处理等。我理解我的检查或治疗需要多位医师共同进行。我并未得到检查百分之百成功的许诺。

患者签名：　　　　　　　　　　　　　　签署日期：

如果患者无法签署，请其授权委托人或法定监护人签名：　　与患者关系：　　　　签署日期：

27. 特殊检查及治疗同意书示例：超声引导下细针抽吸活检术知情同意书

×× 医院

特殊检查及治疗同意书

姓名：　　　　性别：　　　　年龄：　　　　　住院号：

科室：　　　　床号：　　　　诊断：

疾病介绍和治疗建议：医生已告知我患有 [疾病]，因病情需要，需要对我进行超声引导下经皮 [操作名称] 细针抽吸活检术。

手术潜在风险和对策

　　超声引导下细针抽吸活检是一种、安全、快捷的诊断方法，它是在超声引导下用细针穿入病变部位吸取标本进行病理检查，从而获得细胞学诊断。

　　1. 超声引导下细针抽吸穿刺细胞学检查当日，请带好以往病历及有关检查结果。如以往在抽血后感到眩晕，请在接受细针穿刺检查前通知医生。

　　2. 由于细针穿刺检查属于有创检查，所以有可能发生以下情况：

　　（1）有时标本取材不足，涂片内未见足够细胞成分，无法做出细胞学诊断，需要穿刺 2~3 次，以取得足够标本；（2）穿刺术所得细胞学病理结果可能与手术切除所得石蜡切片结果有出入，以石蜡切片结果为准，若穿刺结果为良性，仍需随访，不排除可能需要行二次穿刺或手术；（3）局部轻微疼痛；（4）局部血肿，并可能要相应的临床处理；（5）感染：穿刺部位周围感染、全身感染等；（6）穿刺不成功；（7）穿刺过程中，患者情况不能适应穿刺检查要求时，将取消检查；（8）个别患者穿刺时损伤局部神经，如：暂时性喉返神经麻痹或晕厥等（少见）；（9）个别患者穿刺时可能误入气管或血管，可能需要药物止血、介入或手术止血等；（10）穿刺针道肿瘤转移或局部扩散；（11）迷走神经反射：胸闷、面色苍白、大量出汗、低血压、心跳减慢甚至心跳骤停等。

　　3. 我理解如果我患有高血压、心脏病、糖尿病、肝肾功能不全、静脉血栓等疾病或者有吸烟史，以上这些风险可能会加大，或者在术中或术后出现相关的病情加重或心脑血管意外，甚至死亡。

　　4. 我理解如果不遵医嘱，可能影响治疗效果。

　　一旦发生上述风险和意外，医生会采取积极应对措施。

医师陈述：

　　我已告知患者将要进行的检查方式、此次检查及检查后可能发生的并发症和风险、可能存在的其他治疗方法并且解答了患者关于此次检查的相关问题。

检查操作医师：　　　　　　　　　　　　　　经治医师：

　　　　　　　　　　　　　　　　　　　　　签署日期：

患者知情选择：

　　医师已经告知我将要进行的检查或治疗方式、此次检查或治疗及检查或治疗后可能发生的并发症和风险、可能存在的其他检查治疗方法并且解答了我关于此次检查治疗的相关问题。我同意将要进行的检查或治疗方式并同意在检查治疗中医师可以根据病情对预定的检查治疗方式作出调整。我授权医师对检查或治疗切除的病变器官、组织或标本进行处置，包括病理学检查、细胞学检查和医疗废物处理等。我理解我的检查或治疗需要多位医师共同进行。我并未得到检查百分之百成功的许诺。

患者签名：　　　　　　　　　　　　　　　签署日期：

如果患者无法签署，请其授权委托人或法定监护人签名：　　与患者关系：　　　　签署日期：

28. 特殊药品使用同意书基础模板示例

××医院

特殊药品使用同意书

姓名：　　　　性别：　　　　年龄：　　　　住院号：

科室：　　　　床号：　　　　诊断：

疾病介绍和治疗建议：

医师陈述：

　　我已告知患者将要进行的治疗方式、此次治疗及治疗后可能发生的并发症和风险、可能存在的其他治疗方法并且解答了患者关于此次治疗的相关问题。

经治医师：

签署日期：

患者知情选择：

　　医师已经告知我将要进行的治疗方式、此次治疗及治疗后可能发生的并发症和风险、可能存在的其他治疗方法并且解答了我关于此次治疗的相关问题。我同意将要进行的治疗方式并同意在治疗中医师可以根据病情对预定的治疗方式作出调整。我并未得到治疗百分之百成功的许诺。

患者签名：　　　　　　　　　　　　　　签署日期：

如果患者无法签署，请其授权委托人或法定监护人签名：　　与患者关系：　　　　签署日期：

29. 特殊药品使用同意书具体示例：化疗药物使用同意书

××医院

特殊药品使用同意书

姓名：　　　　性别：　　　　年龄：　　　　住院号：

科室：　　　　床号：　　　　诊断：

疾病介绍和治疗建议： 患者目前诊断为：＿＿＿＿＿＿＿＿＿，根据病情需要进行化学药物治疗。

化疗期间及化疗后有可能出现下列不良反应或并发症，包括：

1. 骨髓造血及免疫功能抑制及其合并症，如血象低而致感染、贫血、出血。

2. 消化系统反应，如剧烈恶心、呕吐、食欲下降、腹泻、肝功能损害，严重呕吐致胃黏膜出血。

3. 黏膜及皮肤附属器反应，如黏膜溃疡、皮疹及脱发、色素沉着等。

4. 泌尿系统反应，如尿痛、少尿等反应及高尿酸血症、肾功能损害等。

5. 心血管系统反应，特别是蒽环类药物，表现为心慌、胸闷，重者可心衰而致死。

6. 呼吸系统反应，如肺部纤维化、胸闷、憋气等。

7. 因化疗肿瘤消退过快而致的各种瘘道，如消化道穿孔、血管破裂等。

8. 按常规注射化疗药物刺激引起的静脉炎、或由于患者活动引起的渗漏而致皮肤红肿热痛、坏死、溃烂及功能障碍等。

9. 过敏反应，如皮疹、过敏性休克、过敏性哮喘等。

10. 性功能障碍，不孕、不育、致畸、致癌等。

11. 因医学及化疗自身局限性，也可能效果不佳；或第二肿瘤的发生。

12. 神经系统反应，如末梢神经炎，一过性或永久性视神经损伤，嗅觉味觉异常等。

13. 其他不可预测性因素所导致的化疗性损伤等。

作为医护人员我们将努力减轻或避免上述副反应和并发症，力争取得最佳疗效。假如发生上述问题，患者及家属也表示理解。若同意化疗请签字。

医师陈述：

我已告知患者将要进行的治疗方式、此次治疗及治疗后可能发生的并发症和风险、可能存在的其他治疗方法并且解答了患者关于此次治疗的相关问题。

经治医师：

签署日期：

患者知情选择：

医师已经告知我将要进行的治疗方式、此次治疗及治疗后可能发生的并发症和风险、可能存在的其他治疗方法并且解答了我关于此次治疗的相关问题。我同意将要进行的治疗方式并同意在治疗中医师可以根据病情对预定的治疗方式作出调整。我并未得到治疗百分之百成功的许诺。

患者签名：　　　　　　　　　　　　签署日期：

如果患者无法签署，请其授权委托人或法定监护人签名：　　与患者关系：　　　签署日期：

30. 特殊药品使用同意书具体示例：糖皮质激素使用同意书

××医院

特殊药品使用同意书

姓名： 性别： 年龄： 住院号：

科室： 床号： 诊断：

疾病介绍和治疗建议： 患者：[姓名]，性别：[性别]，年龄：[数值]岁，目前诊断为：[诊断]。

建议治疗中应用糖皮质激素（口服、静滴、静滴后序贯口服、冲击、雾化吸入等）治疗，在治疗中，可能出现以下副作用：

治疗过程中及治疗后期可能出现如下并发症或者副作用：

1. 内分泌系统：月经失调，皮肤变薄，皮下瘀血，向心性肥胖，多毛，痤疮等。

2. 代谢：出现血糖升高、糖尿病或加重糖尿病，血脂高蛋白质分解，低蛋白血症，负氮平衡。

3. 体液与电解质紊乱：体液潴留，钠潴留，低血钾。

4. 免疫系统：可诱发和掩盖各种感染，或使体内原有潜在感染病灶扩散，机会感染，过敏反应，抑制皮试反应。

5. 消化道和心血管系统：诱发或加重胃肠病变，延缓溃疡愈合，重者可导致出血或穿孔。引起高血压或加重高血压，冠心病，充血性心力衰竭，各种心律失常等心血管疾病。

6. 骨骼肌肉和眼睛的影响：导致骨质疏松，严重者可致骨折或股骨头坏死，肌肉萎缩。可引起角膜溃疡，眼内压增高，视觉降低，可加重青光眼、白内障等眼部疾病的病情。

7. 神经系统和发育：可兴奋神经系统，引起激动，睡眠障碍或失眠等，偶可导致神经失常或诱发癫痫发作，个性改变及重度抑郁等明显精神病表现。影响儿童生长发育，妊娠期使用影响胎儿或新生儿的生长和发育。

8. 肾上腺皮质功能不全和反跳现象：可导致肾上腺皮质萎缩和功能不全。长期大剂量用药后，减量过快或突然停药，或停药短时间内遇有应激情况时（如感染、创伤、手术等）可发生肾上腺危象。原有疾病可加重。

9. 其他：[其他风险]。

糖皮质激素对本患者的疾病有重要的治疗作用，但同时有可能发生上述难以避免的副作用。患者及家属对上述内容充分了解，同意承担副作用所产生的后果，同意应用糖皮质激素治疗。

医师陈述：

我已告知患者将要进行的治疗方式、此次治疗及治疗后可能发生的并发症和风险、可能存在的其他治疗方法并且解答了患者关于此次治疗的相关问题。

经治医师：

签署日期：

患者知情选择：

医师已经告知我将要进行的治疗方式、此次治疗及治疗后可能发生的并发症和风险、可能存在的其他治疗方法并且解答了我关于此次治疗的相关问题。我同意将要进行的治疗方式并同意在治疗中医师可以根据病情对预定的治疗方式作出调整。我并未得到治疗百分之百成功的许诺。

患者签名： 签署日期：

如果患者无法签署，请其授权委托人或法定监护人签名： 与患者关系： 签署日期：

31. 特殊药品使用同意书具体示例：免疫抑制剂使用同意书

××医院

特殊药品使用同意书

姓名：　　　　性别：　　　　年龄：　　　　　　住院号：

科室：　　　　床号：　　　　诊断：

疾病介绍和治疗建议： 目前诊断考虑为＿＿＿＿＿，根据病情，建议免疫抑制剂治疗。免疫抑制剂主要通过抑制机体免疫反应，减轻组织损伤，控制病情发展，是目前常用的控制自身免疫病病情进展的治疗药物，可用于多种自身免疫疾病的治疗。

治疗过程中及治疗后期可能出现如下并发症或者副作用：

1. 过敏反应：如对上述药物过敏，可能出现各式样皮疹，部分患者甚至出现剥脱性皮炎，过敏性休克。

2. 胃肠道反应/肝功损害：食欲减退、恶心呕吐等；肝脏转氨酶、转肽酶升高，胆红素升高等。

3. 骨髓抑制：主要表现为白细胞降低、贫血、血小板减少等。

4. 免疫抑制：机体免疫力抵抗力下降，感染易感性增加，导致继发性感染。

5. 性腺抑制：女性病人可出现月经紊乱；男性病人精子减少或无精子，性功能障碍。

6. 其他较少见副作用：如脱发、口腔炎、头痛、恶性心律失常、心动过速、心动过缓、循环性虚脱、心搏停止等。

一旦出现以上副作用及用药期间出现不适，立即停药并告知医师。

医师陈述：

我已告知患者将要进行的治疗方式、此次治疗及治疗后可能发生的并发症和风险、可能存在的其他治疗方法并且解答了患者关于此次治疗的相关问题。

经治医师：
签署日期：

患者知情选择：

医师已经告知我将要进行的治疗方式、此次治疗及治疗后可能发生的并发症和风险、可能存在的其他治疗方法并且解答了我关于此次治疗的相关问题。我同意将要进行的治疗方式并同意在治疗中医师可以根据病情对预定的治疗方式作出调整。我并未得到治疗百分之百成功的许诺。

患者签名：　　　　　　　　　　　　签署日期：

如果患者无法签署，请其授权委托人或法定监护人签名：　　与患者关系：　　　签署日期：

32. 病危病重通知书示例

××医院

病危病重通知书

姓名： 性别： 年龄： 住院号：

科室： 床号： 诊断：

尊敬的患者家属或患者的法定监护人、授权委托人：

您好！您的家人_____ 现在我院_____科住院治疗。

目前诊断为_____

虽经医护人员积极救治，但目前患者病情危重，并且病情有可能进一步恶化，随时会出现以下一种或多种危及患者生命的并发症：1. 肺性脑病、严重心律失常、心功能衰竭、心肌梗死、高血压危象；2. 上消化道出血导致出血性休克、脑出血、脑梗塞、脑疝；3. 感染中毒性休克、过敏性休克、心源性休克；4. 弥漫性血管内凝血（DIC）；5. 多器官功能衰竭；6. 糖尿病酮症酸中毒、低血糖性昏迷、高渗性昏迷；7. 其他_____。

上述情况一旦发生会严重威胁患者生命，医护人员将会全力抢救，其中包括气管切开、呼吸机辅助呼吸、电除颤、心脏按摩、安装临时起搏器等措施。

根据我国法律规定，为抢救患者，医生可以在不征得您同意的情况下依据救治工作的需要对患者先采取抢救措施，并使用应急救治所必需的仪器设备和治疗手段，然后履行告知义务，请您予以理解并积极配合医院的抢救治疗。

如您还有其他问题和要求，请在接到本通知后主动找医生了解咨询。请您留下准确的联系方式，以便医护人员随时与您沟通。

此外，限于目前医学科学技术条件，尽管我院医护人员已经尽全力救治患者，仍存在因疾病原因患者不幸死亡的可能。请患者家属予以理解。

医生陈述：

我已经将患者目前的病情危重、可能出现的风险和后果以及医护人员对于患者病情危重时进行的救治措施向患者家属或患者的法定监护人、授权委托人详细告知。

医师签名：

签署日期：

患者家属或患者的法定监护人、授权委托人意见：

关于患者目前的病情危重、可能出现的风险和后果以及医护人员对于患者病情危重时进行的救治措施，医护人员已经向我详细告知。我了解了患者病情危重，并同意医护人员进行（同意划√，不同意划×，可多选）：

□气管切开　　　　　　□呼吸机辅助呼吸　　　　　　□电除颤

□心脏按压　　　　　　□临时起搏器　　　　　　□其他有创救治措施

□药物性治疗

对拒绝救治所发生的一切后果我们自行承担责任。

患者签名： 签署日期：

如果患者无法签署，请其授权委托人或法定监护人签名： 与患者关系： 签署日期：

33. ICU 病情告知书示例

××医院

ICU 病情告知书

姓名：		性别：		年龄：		住院号：	
科室：			床号：				

目前诊断：

医生陈述：

我已告知患者（家属）：

□病情、预后及花费等情况，并且解答了患者（家属）的相关问题。

□进行此项检查（治疗）可能发生的并发症和风险，并且解答了患者（家属）的相关问题。

医师签名：

签署日期：

患者知情选择：

医师已经告知我：

□关于患者的病情、可能的其他治疗方法、预后及花费等情况，并且解答了我关于患者的相关问题。我并未得到治疗百分之百成功的许诺。我的意见：

□关于此次外出检查（治疗）可能发生的并发症和风险，并且解答了我关于此次检查的相关问题。我并未得到检查（治疗）百分之百成功的许诺。我（□ 同意；□ 不同意）此次检查（治疗）。

患者签名：　　　　　　签字时间：＿＿＿年＿＿＿月＿＿＿日＿＿＿：＿＿＿

如果患者无法签署，请授权委托人或法定监护人签名：　　　　　与患者关系：

签字时间：＿＿＿年＿＿＿月＿＿＿日＿＿＿：＿＿＿

34. 授权委托书示例

×× 医院

授权委托书

姓名：		性别：		年龄：		入院日期： 年 月 日		
委托人（患者本人）：								
有效证件号码：				住址：				
受托人：				受托人性别：		受托人年龄：		
受托人电话：				与患者关系				
有效证件号码：				地址：				
受托人：				受托人性别：		受托人年龄：		
受托人电话：				与患者关系				
有效证件号码：				地址：				
受托人：				受托人性别：		受托人年龄：		
受托人电话：				与患者关系				
有效证件号码：				地址：				
受托人：				受托人性别：		受托人年龄：		
受托人电话：				与患者关系				
有效证件号码：				地址：				

授权委托内容

本人于____年____月____日因病住院。本人在住院期间，有关病情的告知以及在诊断治疗过程中需要签署的一切知情同意书，本人郑重委托由_____作为我的代理人，代为行使住院期间的知情同意权利，并履行相应的签字手续，全权代表本人签字，被委托人的签字视同本人的签字。

委托人签署同意书后所产生的后果，由患者本人承担。

患者签名： 日期：

受托人签名： 日期：

受托人签名： 日期：

受托人签名： 日期：

受托人签名： 日期：

35. 拒绝或放弃医学治疗告知书示例

×××医院

拒绝或放弃医学治疗告知书

姓名：   性别：   年龄：   住院号：

科室：   床号：   诊断：

尊敬的患者、患者家属或患者的法定监护人、授权委托人：

根据患者目前的疾病状况，医生认为患者应当接受治疗，并建议患者接受适当的医疗措施。但是患者现在拒绝或者放弃我院医护人员建议的以下医疗措施：[放弃的治疗名称]

特此告知可能出现的后果，请患者、患者家属或患者的法定监护人、授权委托人认真斟酌后决定。

1. 拒绝或放弃医学治疗，在我院原有的治疗中断，有可能导致病情反复甚至加重，从而为以后的诊断和治疗增加困难，甚至使原有疾病无法治愈或者使患者丧失最佳治疗时机，也有可能促进或者导致患者死亡。

2. 拒绝或放弃医学治疗，在我院原有的治疗中断，有可能出现各种感染或使原有的感染加重、伤口延迟愈合、疼痛等各种症状加重或症状持续时间延长，增加患者的痛苦，甚至可能导致不良后果。

3. 拒绝或放弃医学治疗，在我院原有的治疗中断，患者有可能会出现某一个或者多个器官功能减退、部分功能甚或全部功能的丧失，有可能诱发患者出现出血、休克、其他疾病和症状，甚至产生不良后果。

4. 拒绝或放弃医学治疗有可能导致原有的医疗花费失去应有的作用。

5. 拒绝或放弃医学治疗有可能增加患者其他不可预料的风险及不良后果。

医护人员陈述：

我已经将患者继续接受医学治疗的重要性和必要性以及拒绝或者放弃治疗的风险及后果向患者、患者家属或患者的法定监护人、授权委托人告知，并且解答了关于拒绝或者放弃治疗的相关问题。

医护人员签名：   签名日期：

患者、患者家属或患者的法定监护人、授权委托人意见：

我（或是患者的监护人）已年满18周岁且具有完全民事行为能力，我拒绝或放弃医院对我的医学治疗服务。医护人员已经向我解释了接受医疗措施对我的疾病治疗的重要性和必要性，并且已将拒绝或者放弃医学治疗的风险及后果向我作了详细的告知。我仍然坚持拒绝或放弃医学治疗。

我自愿承担拒绝或放弃医学治疗所带来的风险和不良后果。我拒绝或放弃医学治疗产生的不良后果与医院及医护人员无关。

患者签名：   签名日期：

如果患者无法签署，请其授权委托人或法定监护人签名：   与患者关系：   签名日期：

36. 临床路径病种管理知情同意书示例

××医院

临床路径病种管理知情同意书

姓名: 　　　性别: 　　　年龄: 　　　　　住院号:

科室: 　　　床号: 　　　诊断:

诊　　断: _____

临床路径名称: _____

尊敬的患者:

根据国家卫生部门规定,为规范诊疗行为,现推行病种临床路径管理。临床路径是指针对某一疾病建立一套标准化治疗模式与治疗程序,是一个有关临床治疗的综合模式,以循证医学证据和指南为指导来促进治疗组织和疾病管理的方法,最终起到规范医疗行为,减少变异,降低成本,提高质量的作用。临床路径是一种标准化的诊疗程序,可以避免传统路径使同一疾病在不同地区、不同医院、不同的治疗组或者不同医师个人间出现不同的治疗方案,避免了其随意性。在这个程序下,您将得到更加规范、科学的医疗服务。现将临床路径病种管理有关事宜告知如下:

1. 根据医师对您的入院诊断,您符合临床路径准入标准。如您同意,您将被纳入该病种的临床路径管理。

2. 住院期间,您将按照临床路径病种诊疗程序接受规范、透明的治疗。如您因个人意愿不接受临床路径,有权退出,或因病情变异不适合继续接受临床路径治疗,为了不影响您的治疗,我们将及时作出退出临床路径管理。

如您同意接受临床路径治疗,请您配合我们完成临床路径诊疗工作,共同努力使您早日恢复健康。欢迎您对我们的临床路径工作进行监督。

患者(或委托代理人、亲属)意见:上述告知内容本人(或委托代理人、亲属)已知情,经慎重考虑,同意接受临床路径管理。

患者签字:

委托代理人、亲属签字: 　　　　　　　　　　与患者的关系:

主管医师签字: 　　　　　　　　　　　　　　签署日期:

37. 自动出院或转院告知书示例

××医院

自动出院或转院告知书

姓名：　　　　性别：　　　　年龄：　　　　　住院号：

科室：　　　　床号：　　　　诊断：

尊敬的患者、患者家属或患者的法定监护人、授权委托人：

　　根据患者目前的疾病状况，医生认为患者应当继续留住我院接受治疗，但是患者现要求自动出院或转院，特此向患者、患者家属或患者的法定监护人、授权委托人告知患者出院或转院可能出现的风险及不良后果：

　　1. 自动出院或者转院，在我院原有的治疗中断，有可能导致病情反复甚至加重，从而为以后的诊断和治疗增加困难，甚至使原有疾病无法治愈或者使患者丧失最佳治疗时机，也有可能促进或者导致患者死亡；

　　2. 自动出院或者转院，在我院原有的治疗中断，有可能出现各种感染或使原有的感染加重、伤口延迟愈合、疼痛等各种症状加重或症状持续时间延长，增加患者的痛苦，甚至可能导致不良后果；

　　3. 自动出院或者转院，在我院原有的治疗中断，患者有可能会出现某一个或者多个器官功能减退、部分功能甚或全部功能的丧失，有可能诱发患者出现出血、休克、其他疾病和症状，甚至产生不良后果；

　　4. 自动出院或者转院有可能导致部分检查或治疗重复进行，有可能导致诊治费用增加；

　　5. 自动出院或者转院有可能增加患者其他不可预料的风险及不良后果。

医师陈述：

　　我已经将患者继续留住我院接受治疗的重要性和必要性以及自动出院或者转院所带来的风险及后果向患者、患者家属或患者的法定监护人、授权委托人告知，并且解答了关于自动出院或者转院的相关问题。

医护人员签名：　　　　　　　　　　　　　　　　　　　　签名日期：

患者、患者家属或患者的法定监护人、授权委托人意见：

　　我（或是患者的监护人）已年满18周岁且具有完全民事行为能力，我拒绝医院的医疗诊治服务，并在违背医护人员意见的情况下离开该医院。医护人员已经向我解释了医疗诊治对我的疾病的重要性和必要性，并且已将自动出院或者转院可能出现的风险及后果向我作了详细的告知。我仍然坚持离开该医院。我自愿承担自动出院或转院所带来的风险和不良后果。我自动出院或转院产生的不良后果与医院及医护人员无关。

患者签名：　　　　　　　　　　　　　　　　　　　　　　签名日期：

家属或监护人签字：　　　　　　　　　　　　　　　　　　签名日期：

38. 劝阻住院患者外出告知书示例

×× 医院

劝阻住院患者外出告知书

姓名： 性别： 年龄： 住院号：

科室： 床号： 诊断：

尊敬的患者、家属或患者的法定监护人、授权委托人：

您好！医院是诊治疾病的场所，为了患者能够早日恢复健康，在住院期间宜安心治疗。患者目前的疾病状况不适合外出。如果患者外出，可能会出现以下风险，对患者疾病的治疗、身体的健康甚至生命造成不利影响，现特告知如下：

1. 患者的病情将加重或者出现病情恶化的不良后果；
2. 由于患者在患病期间外出，患者原有治疗已经取得的效果可能会丧失；
3. 患者在住院期间外出，患者的病情可能会随时出现变化而不能得到及时的诊治；
4. 患者可能因外出而丧失最佳的诊断治疗疾病的时机；
5. 患者在住院期间外出，可能出现医疗以外的其他无法预计的意外。

鉴于上述原因，医护人员希望患者在住院期间安心治病，不要外出，请患者自觉遵守医院的规定。

医护人员签名： 签名日期：

患者、患者家属或患者的法定监护人、授权委托人意见：

医护人员已将住院期间患者外出可能发生的风险以及不良后果向我告知，我予以理解。患者的外出行为与医护人员的意见相违背，我明白住院期间外出可能出现上述风险及其他不可预知的风险以及不良后果，但我仍然坚持外出，并且自愿承担一切风险和不良后果。

患者签名： 联系电话：

如果患者无法签署，请其授权的人或法定监护人签名： 与患者关系： 联系电话：

患者外出时间（年月日时分）	预计回院时间（年月日时分）	患方签名

39. 尸体解剖告知书示例

××医院

尸体解剖告知书

姓名： 　　　性别： 　　　年龄： 　　　住院号：

科室： 　　　床号： 　　　诊断：

尊敬的患者家属或患者的法定监护人、授权委托人：

　　您的家人_____在我院_____科住院治疗，因疾病[死亡诊断] 于[死亡时间] 去世，敬请节哀并特此告知如下事项：

　　1. 如死者生前未对尸体作出明确处理意见，死者的家属具有对尸体及器官捐献的处置权。

　　2. 如家属对死者的死因有异议，应在 48 小时内提出尸检申请。我院具有尸体冷冻条件，尸检时间可以延长至 7 日（尸体冷冻费用需另行交纳）。

　　3. 如因拒绝或者拖延尸检，超过规定时间，从而对死因的判定产生了影响，自行承担责任。

　　4. 尸体解剖的过程需要损坏死者的体貌，取出必要的组织、内脏器官进行检验，所以在尸体解剖时尸体的体貌会有所损坏，同时死者的部分组织、内脏器官会缺失。并且，即使进行了全面、系统的尸体解剖和病理检验，仍有可能查不出真正的死因。

　　5. 尸检需要在以下具备资格的机构进行：

　　（1）卫生行政部门批准设置具有独立病理解剖能力的病理科的医疗机构。

　　（2）设有具备独立病理解剖能力的病理教研室或法医教研室的医学院校，或设有医学专业并具备独立病理解剖能力的病理教研室或法医教研室的高等普通学校。

　　（3）医患双方可共同选择经过国家司法行政部门批准的司法鉴定机构。

　　6. 您可以委托法医病理学人员参加尸检，也可以委派代表观察尸检过程。

医师陈述：

　　我已经将尸检的相关情况向患者家属或患者的法定监护人、授权委托人做了详细的告知，并且解答了相关问题。

医师签名： 　　　　　　　　　　　　　　　　签名日期：

患者家属或患者的法定监护人、授权委托人意见：

　　医护人员已经将尸检的相关情况向我做了详细的说明，并且及时解答了相关问题。经慎重考虑，我们对尸检处理的决定是：_____（"同意尸检"或"不同意尸检"）。

患者家属或委托人签名： 　　　与患者关系： 　　　　　　签名日期：

第六章　专科病历书写重点要求

第一节　呼吸内科病历书写重点要求

一、病史

（一）现病史

起病的时间及缓急；诱发因素及相关伴随症状情况；对咳嗽、咳痰、咯血、胸痛、呼吸困难等呼吸系统常见症状的特点及其发展演变过程应重点详细地询问描述。

1. 咳嗽　需要描述其性质和方式，阵发性、刺激性或痉挛性咳嗽，是否伴有咳痰，发生与加剧的时间、诱因，气候变化对症状的影响，频率及与体位的关系等；有无其他伴随症状，有无明确诱发因素。

2. 咳痰　痰的性质（透明或不透明，浆液性、黏液性、黏液脓性、白色泡沫状、血性等）、气味、颜色（白色、粉红色、铁锈色、黄色、黄绿色等）、黏稠度，24小时数量。

3. 咯血　诱因，咯血的量、颜色与持续时间，伴随症状，既往咯血情况及有无窒息等。应注意与呕血及口咽、鼻腔出血等相鉴别。

4. 胸痛　起病缓急，出现的时间、部位及性质（刺痛、钝痛、隐痛等），程度、持续时间、与呼吸和肢体活动的关系，有无牵涉痛，胸痛的发展及影响因素、缓解方式等。

5. 呼吸困难　起病缓急、诱因、出现的时间、发作特点及受限程度（如登楼、平地行走或静息时呼吸困难），缓解方法及是否伴有喘鸣及既往发作情况等。

6. 具有诊断和鉴别诊断意义的症状　如畏寒、体重减轻等。如怀疑肺结核应询问有无发热、盗汗、乏力、纳差、局部腹痛、腹泻及血尿等症状。

7. 发病以来的诊治经过　应用抗生素的种类、具体剂量及疗效均应尽量详细具体。化验检查的结果及演变、影像学资料及诊断意见应详细准确记录。

（二）既往史

详细询问呼吸系统疾患及其治疗史，应注意该病与目前疾患的关系，如尚未治愈应在现病史中记述。特别注意有无心脏疾病、肺及胸膜疾病及胸部手术史；有无结核病史和卡介苗接种史；有无过敏性疾病（如过敏性鼻炎、荨麻疹）及可能引起哮喘的因素（包括食物、药物等过敏原）。注意疾病史的治疗情况，如高血压及糖尿病的控制情况。有无长期服药史，服药种类、剂量等。不明原因的慢性咳嗽应询问有无血管紧张素转化酶抑制剂（ACEI）服用史。

（三）个人史

职业、工种及有无工业毒物、粉尘、放射性物质接触史，居住环境及有无吸烟史（包括每日吸烟量、吸烟年、戒烟情况及被动吸烟等）。

（四）家族史

父母、兄弟、姐妹健康状况，有无与患者类似疾病，有无家族遗传倾向的疾病。

二、体格检查

1. 患者神志状态，球结膜是否充血水肿，有无鼻翼翕动、口唇紫绀、"三凹征"；呼吸频率、深浅、类型及体位（如端坐呼吸）。

2. 口腔尤其应注意齿病，口腔黏膜及扁桃体大小，是否附有脓性分泌物等。

3. 有无皮下结节、红斑及皮疹；颌下、颈部及锁骨上淋巴结有无肿大、压痛和粘连等。

4. 气管的位置，有无颈静脉怒张、肝颈静脉回流征，颈部软组织有无水肿、肿胀及皮下捻发感（音）。

5. 胸部：应作为重点详细检查，肺部的阳性和重要的阴性体征均应逐项具体记明。

（1）胸壁检查：包括有无胸壁静脉曲张及血流方向、局部有无压痛，两侧外形是否对称，肋间隙宽窄，有无桶状胸，有无隆起或凹陷或其他胸廓畸形（脊柱前、后、侧畸形）；注意呼吸活动时胸廓活动的情况。

（2）肺部检查：应注意上下、左右、前后的对比检查。

视诊：呼吸运动的频率、节律、强弱及两侧是否对称，吸气性或呼气性呼吸困难。

触诊：语颤强弱，有无胸膜摩擦感，有无捻发感或握雪感。

叩诊：叩诊音的性质（清音、浊音、实音、过清音或鼓音）与部位，肺下界等。

听诊：呼吸音性质、音调和强度，有无异常的气管呼吸音或支气管肺泡呼吸音，有无干、湿啰音，特别要写明啰音的部位、大小、性质，是否随深呼吸或咳嗽等动作而改变；有无胸膜摩擦音和语音传导改变。

（3）由于心、肺密切相关，心脏体征也应仔细检查和描写，包括心尖搏动部位、心界大小、心尖部心音强弱、杂音。

6. 有无肝脾肿大，肝脏大小及下肢浮肿情况。

7. 有无指、趾端发绀情况及杵状指（趾）。

三、辅助检查

按病情需要选择。

1. 实验室检查　血液（常规、生化、血气等）检查、尿检查、痰液和胸液（常规、细胞学、细菌学）检查、免疫学检查及病原学检测等。

2. 胸部 X 线检查　是必不可少的，可行胸部正侧位摄片，同时对胸部及胸膜病变的部位、形态与性质及病变进展等做具体描述并注明日期。必要时可拍摄 CT 片等。

3. 活组织病理学检查　如支气管黏膜、肺、淋巴结、胸膜及超声和 CT 引导下肺穿刺等活组织检查。

4. 其他　超声检查、呼吸功能测定、CT、MRI、放射性核素等。

第二节 心血管内科病历书写重点要求

一、病史

（一）现病史

心血管病的常见症状有心悸、胸痛、呼吸困难、水肿、紫绀、咳嗽、少尿、咯血、头痛、头昏或眩晕、昏厥和抽搐等，多数症状并非心血管病所特有，要仔细地进行鉴别。先天性心脏病者当询明首次出现的症状及年龄。

1. 心悸 发生的诱因，发作持续时间、频率及程度，有无伴随症状（如发热、胸闷、下肢浮肿等），有无脉律不齐、脉率过快或过缓等。

2. 胸痛 发生的时间、部位、性质、程度、放射部位、持续时间，发作频度、诱发因素及缓解方式，发病年龄及伴随症状，有无恶心、呕吐症状等。

3. 呼吸困难 发生的诱因、好发时间、起病的快慢，有无夜间阵发性呼吸困难，与活动、体位的关系，是否伴有咳嗽和咯血（或粉红色泡沫痰）等。

4. 水肿 初始出现水肿的部位、急缓、演变情况，是否凹陷性，与体位变化及活动的关系，体重与尿量的变化，利尿剂使用情况，水肿与药物、饮食、月经及妊娠的关系等。

5. 昏厥 发作的诱因，发作与体位的关系、与咳嗽及排尿的关系、与用药的关系；晕厥发生的速度、发作持续时间，发作时面色、血压及脉搏情况；了解昏厥前是否伴有心悸，发生昏厥后是否伴有两便失禁或四肢抽搐，以往有无中枢神经系统疾病史（如脑缺血等）或心血管疾病史（如心瓣膜病或肥厚型心肌病等），既往有无相同发作史及家族史等。

6. 紫绀 发病年龄，发绀部位及特点，发病诱因及持续时间等。出生时即有紫绀或劳累后紫绀，有无杵状指（趾）。

特殊治疗和检查情况也应详细记录，包括：（1）药物应用情况，如强心药、利尿药、抗心律失常药、扩血管药和降压药的药名、剂量、疗程、用法及疗效等；（2）心血管手术（如瓣膜置换术等）及介入治疗（如经皮冠状动脉腔内成形术等）的情况；（3）做过的特殊检查，如胸透或胸片、心电图（包括运动试验、24小时动态心电图）、电生理检查、超声心动图、心导管检查、心脏CT或磁共振、心包活检、心内膜下心肌活检等。

（二）既往史

有无风湿热、心肌炎、高血压、糖尿病、甲状腺功能亢进、结核病等病史。

（三）个人婚育史、家族史

有无烟、酒嗜好，父母是否为近亲结婚，家族中有无猝死者或类似疾病等。

二、体格检查

1. 有无发育不良、过高、四肢过长、蜘蛛痣等；有无二尖瓣面容；皮肤、黏膜有无瘀点，有无皮下小结或环形红斑，有无唇、指（趾）紫绀或杵状指（趾），有无巩膜黄染、突眼等；有无颈静脉怒张、颈静脉搏动，甲状腺有无肿大或杂音，颈部、锁骨上区有无血管杂音或震颤，颈部有无肿大淋巴结。

2. 胸廓、脊柱有无畸形，有无浅表小动脉扩张、搏动；两肺有无湿啰音（特别是两肺下背部）或哮鸣音；腹部有无肝、脾肿大和压痛（特别是肝脏），有无腹水征，腹部有无血管杂音；有无下肢、腰骶部水肿；有无关节红肿、畸形；有无偏瘫（包括肢体瘫和面瘫）体征，有无病理反射征引出。

3. 心脏及血管检查

（1）视诊：有无胸廓畸形，心尖搏动或心脏搏动的位置、范围和强度。

（2）触诊：有无心尖或心前区（或胸骨）抬举样搏动感，心尖有无异常搏动；心尖搏动的位置、强度，有无震颤（部位、期限）或摩擦感。

（3）叩诊：心脏浊音界的大小。

（4）听诊：心率，心律，心音（包括强度、正常分裂、心底部第 2 心音固定分裂或逆分裂、P_2 与 A_2 的比较、额外心音、奔马律），杂音（部位、性质、时期、强度及传导方向）和心包摩擦音。

脉率及脉律，有无肝颈静脉回流征、毛细血管搏动征，有无脉搏短绌，有无水冲脉、交替脉、奇脉，有无脉搏缺如（桡动脉或足背动脉），有无动脉枪击音，测量血压（必要时测量下肢血压）。

三、辅助检查

按病情需要选择。

1. 实验室检查：三大常规、血生化、心肌酶、微生物、免疫学检查。

2. 心电图检查：包括运动试验、动态心电图。

3. 胸部正、侧位 X 线片。

4. 超声心动图、心功能测定。

5. 其他检查：心脏电生理检查、心导管检查、食管调搏、心放射核素、心脏 CT 或 MRI、心包活检等。

第三节　消化内科病历书写重点要求

一、病史

（一）现病史

消化系统疾病常见的症状有恶心、呕吐、腹痛、吞咽困难、呕血、便血等，这些症状也见于其他系统疾病，因此采集病史要细致，并客观地进行分析、归纳。

1. 恶心呕吐　发生的时间、诱因、程度，与进食的关系；呕吐次数，呕吐物性质、色泽、量及气味；既往有无同样发作史；有无伴随症状以及有无加重与缓解因素。

2. 腹痛　起病缓急，疼痛部位、性质、程度、病程、发作的时间，有无节律性、周期性或放射痛，诱发或缓解因素；伴随症状等。

3. 吞咽困难　发病年龄，吞咽困难出现的部位、程度，目前能进食食物的硬度，诱因及进展速度；伴随症状，如饮食反呛、呃逆、呕血等。

4. 呕血和便血　发病年龄、季节、诱因（如酗酒、药物或应激因素），出血的方式、性状及量，注意排除口腔、鼻咽部出血和咯血。便血与粪便的关系；伴随症状，如黄疸、发热等。

5. 腹泻　起病急缓、发病季节，腹泻次数，粪便性状（米泔水样、稀糊状、黏液血便或脓血便等）及量、气味；有无饮食不洁或集体发病史；伴随症状、腹泻与腹痛的关系等。

6. 便秘　起病方式，饮食及排便习惯；伴随症状，如呕吐、腹痛、腹泻、腹部肿块等。有无服用引起便秘的药物史。

7. 黄疸　起病方式、诱因（药物或毒物），黄疸程度，大、小便色泽，有无皮肤瘙痒；伴随症状，如发热、腹痛、腹水等，有无药物使用史，黄疸的时间与波动情况以及黄疸对全身健康的影响。

8. 腹水　了解起病缓急，腹水量的估计，如做腹腔穿刺应记录腹水的色泽。注意与腹部胀气、脂肪过多或卵巢囊肿鉴别；伴随症状，如发热、腹痛、肝脾肿大等。

9. 腹部肿块　发现时间、部位、大小、形状、质地、活动度及生长速度、触痛及搏动感；伴随症状，如疼痛、发热、黄疸、血尿、月经改变等。

10. 厌食和体重减轻　饮食习惯及其变化，引起厌食的可能原因；体重减轻程度和速度；伴随症状，如呕吐、腹泻、呕血等。

（二）既往史

有无胃肠病史、肝胆胰病史及腹部外伤手术史，有无代谢及遗传性疾病，有无糖皮质激素长期治疗史。

（三）个人史

患者的居住地、饮食习惯、排便习惯、烟酒嗜好程度及年限，有无腐蚀剂损伤史等。

二、体格检查

1. 皮肤、黏膜有无黄染，有无瘀斑、瘀点，有无毛细血管扩张、蜘蛛痣、肝掌、色素沉着；有无浅表淋巴结特别是左锁骨上淋巴结肿大；有无腮腺、甲状腺肿大等。

2. 腹部检查：为检查的重点。

（1）视诊：腹部外形（平坦、膨隆或凹陷），呼吸运动，有无皮疹、瘢痕、色素、腹纹、腹部搏动等，有无腹壁静脉曲张及血流方向，有无胃肠蠕动波以及疝，腹围测量。

（2）触诊：腹壁紧张度（柔软、柔韧或紧张），腹部压痛部位（局限性或弥漫性），有无反跳痛，腹部有无肿块（部位、大小、形态、硬度、压痛、搏动、移动度）、液波震颤及振水音；肝脾是否肿大、压痛，形状，表面有无结节，质地（软、中、硬），边缘（锐、钝）；胆囊大小、形态、压痛。

（3）叩诊：肝浊音界，肝区叩击痛，有无移动性浊音。

（4）听诊：肠鸣音（正常、增强、减弱、消失），腹部有无振水音、血管杂音。

3. 肛指检查：有无狭窄、包块或血迹等。

三、辅助检查

根据病情需要选择。

1. 实验室检查　血、尿、粪常规检查，粪便潜血测定；肝功能、各型肝炎病毒血清标志物；腹水常规、生化、ADA、培养及病理细胞学检查；血、尿淀粉酶测定；免疫学检测，包括甲胎蛋白（AFP）、癌胚抗原（CEA）、免疫球蛋白、幽门螺杆菌的检测；肿瘤指标尤其是消化系统肿瘤指标检测。

2. 放射学检查　腹部平片，胃肠钡餐造影，钡剂灌肠，小肠造影；门静脉造影；腹部CT、CTA及MRI检查；ERCP（逆行胰胆管造影）、PTC（经皮肝穿刺胆道造影）等。

3. 超声检查　肝、胆、胰、脾及腹腔超声检查等。

4. 内镜检查　食管、胃十二指肠和结肠、直肠的内镜检查；腹腔镜检查；超声内镜及胶囊内镜等。

5. 活组织检查和脱落细胞检查

第四节　肾脏内科病历书写重点要求

一、病史

（一）现病史

泌尿系统常见的症状有水肿、血尿、腰痛或膀胱区疼痛、尿痛尿频、排尿异常等，应重点询问描述。

1. 水肿　出现的时间、部位及发展顺序，是否为凹陷性，伴随症状，是否口服过利尿剂等。

2. 腰痛或膀胱区疼痛　疼痛的程度、性质、放射部位，疼痛与体位的关系以及与其他症状的关系。

3. 血尿　发生的时间（持续性、间歇性）、程度（血丝、血块，初血尿、全血尿、终末血尿），血尿与疼痛、运动、性生活、药物及全身疾病的关系。

4. 有无排尿困难、尿频、尿急、尿痛等症状　有无尿量、尿色改变。有无乏力、恶心、呕吐、食欲下降、头痛、头晕、发热、皮疹、关节痛等伴随症状。

5. 治疗经过　尤其对激素、免疫抑制剂的剂型、剂量、疗程、疗效等详细描述，有无不良反应；抗凝、抗血栓等治疗情况；是否做过肾穿刺活检。

（二）既往史

有无糖尿病、高血压、肝炎、恶性肿瘤、风湿病和过敏性疾病史，有无肾脏手术及外伤史，有无使用对肾脏有损害的药物史（如镇痛药、氨基糖苷类抗生素）和毒物接触史。

（三）家族史

有无高血压、糖尿病、先天性或遗传性肾脏病史等。

二、体格检查

1. 呼吸有无氨味，发育、营养及意识状态；皮肤有无皮疹、色素沉着、搔痕、紫癜及出血；有无贫血；浅表淋巴结有无肿大；有无视力障碍；眼睑、下肢、腰骶部有无水肿。

2. 心肺：血压（必要时测四肢血压）及四肢血管搏动情况；注意心界、心律、心率及杂音情况，有无心包摩擦音；肺部有无干湿啰音，有无胸腔积液体征。

3. 腹部：肾脏大小，有无肿块、触痛、肋脊角叩压痛、沿输尿管径路体表投影区压痛点压痛、耻骨上区压痛；双肾区有无叩击痛；肝脾有无肿大，有无移动性浊音，有无脐周部血管杂音。

4. 其他：有无尿酸结节、跖趾关节压痛，有无关节畸形、指甲畸形、骨骼压痛等。

三、辅助检查

1. 实验室检查：尿常规、24 小时尿定量、24 小时尿蛋白定量、尿本 - 周蛋白；血尿轻链蛋白、血管炎抗体、自身抗体谱、特种蛋白；中段尿培养及菌落计数；尿细胞学检查；血生化、肾功能等。

2. 放射学检查：腹部 X 线平片、腹部 CT、尿路 MRU、排泄性肾盂造影、逆行泌尿系统造影、肾动脉及静脉造影、放射性核素肾图。

3. 超声与内镜检查、放射性核素、肾活体组织检查等。

第五节　血液内科病历书写重点要求

一、病史

（一）现病史

重点询问与血液病有关的各种重要症状，如贫血、出血、感染、肿块、骨骼疼痛等。

1. 贫血：详细描述贫血的表现（如疲乏无力、头晕、眼花、耳鸣、心悸、气短等），发生的速度及与活动的关系。贫血的原因或诱因、发展过程、程度及并发症；诊治经过及疗效。

2. 出血：出血的表现及部位、程度、诱因、缓急、特点以及伴随症状等。

3. 骨骼疼痛：部位、性质、程度，有无压痛、叩击痛；有无畸形、肿块、骨折、活动障碍及神经压迫症状等。

4. 发热：起病情况、病程、程度、诱因及频度等，有无伴随症状，诊治经过等。

5. 皮肤、口咽、肛门等有无感染灶；有无淋巴结肿大、脾肿大，及其在病程中增大或缩小的变化情况。

6. 有无食用蚕豆或应用氧化性药物，有无应用氯霉素、氨基比林、抗代谢药、细胞毒药和免疫抑制剂等药物，有无输血，过去化疗情况等。

（二）既往史

有无慢性肾病、肝病、胃肠病、寄生虫病、糖尿病，有无出血倾向等。

（三）个人史、月经婚育史

居住地、职业、营养状况、饮食习惯，有无放射性物质及苯、农药等物质接触史，女性患者月经、妊娠、分娩、授乳等情况，儿童应注意生长发育情况。

（四）家族史

有无出血性及溶血性等血液系统遗传疾病。

二、体格检查

应特别注意面容、皮肤与黏膜的色泽与出血情况。皮肤黏膜有无苍白、皮疹、结节、溃疡和黄染，毛发色泽，舌与指甲的改变。皮肤有无瘀点、瘀斑，齿龈、口腔、鼻黏膜、关节、眼底等有无出血。口腔、咽峡、肠道或肛门等部位有无坏死性溃疡、脓肿及其他感染灶。有无浅表淋巴结和肝、脾肿大，有无胸骨叩击痛和其他部位骨骼痛及肿块，有无特殊面容及血栓性静脉炎。心脏有无增大与杂音，神经系统有无异常改变。

三、辅助检查

1. 血、尿、粪常规，各种凝血实验以及血浆凝血因子的测定，各种红细胞酶的测定，血清铁蛋白及血清铁的测定，血清叶酸、维生素 B_2 的测定，血清免疫球蛋白的检测，血液免疫学测定等。

2. 骨髓检查及骨髓活检。

3. 淋巴结和肿块的穿刺、涂片的病理学检查及免疫组化检查。

4. 组织化学染色检查、溶血试验。

5. 其他检查：血沉、胃液分析或胃肠镜检查，大便隐血及寄生虫检查，肝、肾功能试验，超声检查，心电图检查，胸部 X 线检查、骨骼摄片、胆囊造影等，根据具体情况斟酌采用。

第六节　内分泌科病历书写重点要求

一、病史

（一）现病史

注意询问有无畏寒、怕热、乏力、多汗、易激动、心悸、食欲异常、烦渴、多饮、多尿，日饮水量、尿量、夜尿情况，毛发脱落、过胖或过瘦、体重增加或减少具体情况，大便情况，有无四肢感觉异常、肢体及关节疼痛；有无浮肿及浮肿部位；有无头痛、视力障碍和视野缺损；有无骨折、骨痛、肌肉震颤、痉挛、麻痹；有无性格、智力改变；有无溢乳，有无性器官过早发育、第二性征和性功能改变。特殊病例注意出生时情况及生长发育情况。

（二）既往史

有无精神创伤、过度紧张及头颅手术、外伤史，有无甲状腺手术及放射性核素治疗史，有无结核病、高血压、肿瘤和自身免疫性疾病史，了解服药史。

（三）月经婚育史

有无月经紊乱（每年几次，每次经量）、闭经及产后大出血史。初潮年龄、情况，判断原发闭经还是继发闭经。有无自然流产史。年轻患者注意询问生长发育史。身高、智力与同龄人差别。有无性功能减退，女性绝经年龄。

（四）家族史

有无类似疾病史或先天性遗传性疾病，有无糖尿病、甲状腺疾病、侏儒症或肥胖症等病史，父母是否近亲结婚。

二、体格检查

1. 生长发育情况（生长过速或生长停滞），身高（必要时测指距、骨骼比例）、体重、血压（双侧）。精神状态、毛发分布，有无特殊面容及体型。皮肤有无皮疹、溃疡、紫纹、黄色瘤、痛风结石，皮肤黏膜有无色素沉着。

2. 甲状腺是否肿大（是弥漫性还是结节性肿大），质地如何，有无压痛、震颤和血管杂音；甲状腺有无肿块，其大小、质地、部位等。有无甲状腺相关眼病体征、结膜充血及晶状体混浊，必要时检查眼底有无出血。

3. 胸腹部：乳房有无发育，乳核是否形成，有无溢乳和块状物；心脏大小，有无心律紊乱，心脏听诊是否有杂音；腹部外观和有无肿块。

4. 第二性征情况：喉结，声音；外生殖器发育有无异常，有无性早熟、性早衰；阴毛分布呈男性菱形还是女性的倒三角型,青春期启动的时间;女性阴蒂大小,男性有无尿道下裂。

5. 肢体骨骼及关节有无畸形,双手有无震颤,肌张力、感觉、生理反射有无异常;有无手足搐搦;面神经叩击及束臂加压试验情况;糖尿病晚期是否有下肢缺血、溃疡、坏死。

三、辅助检查

按病情需要选择。

1. 血、尿、便常规及有关的各种内分泌功能测定,激素或其代谢产物的测定,血糖,血脂,血、尿同步电解质及钙、磷水平测定。

2. 心电图、脑电图、超声波、放射性核素检查;X线、CT或MRI等。

3. 活组织检查。

第七节 神经内科病历书写重点要求

一、病史

(一)现病史

神经系统疾病的病史采集有其特殊性,要弄清就诊者所诉主要症状尤其是首发症状的含义和表现,弄清症状发生的先后次序及发展演变,客观、完整地理顺病史过程、伴随症状及相互关联,病程各阶段的既往诊治情况,病程中的一般情况,如饮食、二便、睡眠、体重等,并初步评估有利于安排检查的计划及着重检查的内容。下列症状应重点询问:

1. 头痛 头痛的部位、时间、性质、程度、持续性还是发作性,加重或减轻的因素,头痛与疲劳、用脑、情绪、月经、睡眠、外伤等有无关系;有无呕吐(尤其是喷射性)、眩晕、耳鸣等伴随症状。

2. 视力障碍 是复视还是视野缺损、视力减退或眼部本身的疾病。

3. 疼痛及感觉异常 疼痛的部位、时间、性质及程度,减轻及诱发的因素,有无肌肉痉挛、冷热感、麻木感、感觉缺失等。

4. 抽搐 最初起病年龄、发作时间、频率,发作情况(全身性、局限性),有无先兆、诱因,发作时意识,伴随症状(有无眼、颈、躯干向一侧旋转;有无跌伤、舌咬破、尿失禁等),间歇期的情况,发作后能否记忆,过去相关治疗情况、效果及副作用等。

5. 眩晕 起病缓急、程度轻重、持久或短暂性,发作情况(有无自身或外物旋转感),发作与头位及运动的关系;伴随症状(恶心、呕吐、苍白、出汗、耳鸣、听力改变、面部和肢体麻木无力、平衡不稳等)。

6. 瘫痪 起病缓急、部位、程度、发展过程,伴随症状(发热、疼痛、麻木、括约肌功能障碍、意识障碍、失语等)。

7. 括约肌障碍 了解大小便是否费力,有无失禁或潴留、便秘,有无继发感染现象。

8. 睡眠障碍 有无嗜睡、不眠、不易入睡或睡后易醒以及醒后难以再入睡等情况,每天睡几小时,睡眠深度,有无妨碍睡眠的各种因素,如情绪低落、抑郁、烦躁等,与应用精神刺激性成分如酒精、咖啡、吸食违禁毒品等有无相关。有无多梦、梦魇、梦游。

9. 发热 病前有无发热及其变动规律,发热是在疾病早期还是在病程中。

（二）既往史

有无传染病及恶性肿瘤病史（如脑炎、脑膜炎、结核、癌肿、血液病等），有无头部及脊柱外伤、中耳炎、高血压病、心脏病、糖尿病、癫痫、偏头痛等，儿童应了解其母亲的妊娠情况、生产情况及患儿生长发育史等。

（三）个人史

注意左右利手，烟酒嗜好，有无有毒物质引起的慢性或急性中毒的职业、环境及其他因素存在，是否服用过某种药物（违禁毒品）。月经史及性功能情况。

（四）家族史

有无类似病史，其他神经及精神病史，有无近亲婚配，有无遗传性疾病史。

二、体格检查

神经系统检查为重点，要全面详细检查记录。包括七部分：一般状态、脑神经、运动功能、感觉、反射、特殊体征和自主神经功能。脑部疾病所导致的器质性精神障碍以意识、记忆、智能、定向、人格异常为突出表现，应作为检查重点。

（一）一般状态

意识（清醒、嗜睡、昏睡、模糊、谵妄状态、朦胧、漫游性自动症、浅昏迷、中度昏迷、深昏迷等）。精神状态（精神欣快、情感淡漠或倒错、精神运动性兴奋或抑制，有无错觉、幻觉、幻想、妄想、联想散漫、思维迟缓、思维奔逸、逻辑障碍），对人物、地点、时间等是否有良好的定向力；记忆力、注意力、计算力、判断力及普通常识等。语言是否清楚，有无语言不流利、语言含糊不清或徐缓，可否听懂语言，有无口吃、失语（运动性、感觉性、混合性、命名性）。有无失认、失用表现。

（二）头颈部

头颅有无大小、形状异常，有无局部突出、压痛、颅骨裂缝增宽、肿块等；听诊有无杂音，对婴幼儿尤需注意有无囟门膨隆及颅缝分离。观察双侧是否对称，有无疼痛、颈强、活动受限，双侧颈动脉搏动是否对称，颈动脉听诊有无血管杂音。

（三）脑神经

注意左右对比。

1. 嗅神经　正常、迟钝、消失、过敏。

2. 视神经　视力、视野、眼底。

3. 动眼、滑车、外展神经　眼球位置（凹、凸、斜视、同向偏斜）、瞳孔（大小、形状、对称性）、对光反射（直接、间接）和调节反射、有无眼睑下垂（左右）、眼球震颤、复视等。

4. 三叉神经　感觉：正常、异常（减退、消失、过敏；左右）；张口有无下颌偏歪（向左，向右），咀嚼肌力度、有无萎缩；角膜反射：存在、迟钝、消失。

5. 面神经　运动：眼裂大小、对称性，有无口角低垂，鼻唇沟对称否，鼓腮是否漏气，闭目、皱额有无额纹变浅或消失，有无面肌抽搐；味觉：正常、减退、消失。

6. 听神经　听力、音叉检查（任内试验、韦伯试验），有无眩晕、眼球震颤，必要时做前庭功能检查。

7. 舌咽、迷走神经　发音（正常、嘶哑）、软腭及悬雍垂（有力、居中、力弱、偏向左右）、咽反射（存在、迟钝、消失）、舌后三分之一的一般感觉（正常、减退、消失）；吞咽运动（正常、困难、不能）。

8. **副神经**　耸肩、转颈（左右、是否对称有力）。

9. **舌下神经**　舌在口内的位置、伸舌偏向（左右）、舌肌纤颤（左右）、舌肌萎缩（左右）。

（四）运动

肌肉萎缩（部位、程度）、主动运动及肌力（有无瘫痪，瘫痪的类型，肌力属几级）、肌张力（减低、增高）。不自主运动的类型（舞蹈样动作、手足徐动、抽搐、痉挛、震颤等）、部位（单肢、偏身、双上肢、四肢、头面部等）。共济运动（指鼻试验、轮替试验、跟膝胫试验、闭目站立试验及起坐试验等）。步态（痉挛步态、偏瘫步态、垂足步态、慌张步态、鸭步等）。

（五）感觉

1. **浅感觉**　检查痛觉、触觉、冷觉及热觉，记录正常、减退、消失、过敏及其部位。

2. **深感觉**　运动觉（被动运动觉、位置觉）、音叉振动觉和深部压痛（捏挤肌肉、肌腱或压迫睾丸），记录正常、减退、消失及其部位。

3. **复合感觉**　皮肤定位觉、实体觉、形体觉、两点辨别觉、图形觉。

（六）反射

要求被检查者合作、放松，肢体位置适当、对称，叩击力量要均匀、恰当，两侧对比。

1. **浅反射**　腹壁反射（上、中、下部）、提睾反射、跖反射、肛门反射等。

2. **深反射**　肱二头肌肌腱反射、肱三头肌肌腱反射、桡骨骨膜反射、尺骨骨膜反射、膝腱反射、跟腱反射、髌阵挛、踝阵挛等。

3. **锥体束征**　Hoffmann 征，Rossolimo 征，Babinski 征，Chaddock 征，Oppenheim 征，Gordon 征。阳性以（＋）表示，阴性以（－）表示，并注明左右。

（七）脑膜刺激征

有无颈部抵抗、Kernig 征、Brudzinski 征。

（八）自主神经系统功能检查

皮肤颜色、温度，有无脱屑，指甲有无枯脆、弯曲，皮肤划痕（白色、红色），有无多汗、少汗或无汗及分布情况，检查括约肌功能（大小便失禁或潴留等）、性功能等。

三、辅助检查

按病情需要选择。

1. **脑脊液**　常规、生化及特殊检查（细胞学检查、蛋白电泳、免疫球蛋白、细菌、真菌等），包括腰椎穿刺初测压力（mmH_2O），脑脊液裸眼所见表观。

2. **神经放射学检查**　头颅平片、气脑造影、脑室造影、脑血管造影（颈动脉、椎动脉及全脑血管造影）、脊柱平片、脊髓造影、CT、ECT、MRI 等。

3. **电生理检查**　脑电图、脑血流图、脑诱发电位、肌电图、神经与肌肉电刺激检查。

4. **经颅多普勒超声检查**

5. **放射性同位素检查**　脑闪烁图、局部脑血流量测定、正电子发射计算机断层扫描（PET）。

6. **基因诊断技术**　常用的诊断方法有：核酸分子杂交技术、聚合酶链反应（PCR）、基因测序和基因芯片。

7. 神经、肌肉活组织检查　腓肠神经活组织检查，主要用于周围神经病变的诊断；肌肉活组织检查主要用于肌肉疾病的诊断，常用的肌肉有肱二头肌、股四头肌、三角肌、腓肠肌等。

第八节　风湿免疫科病历书写重点要求

一、病史

（一）现病史

重点询问与风湿免疫病有关的各种主要症状，如发病情况、发热、关节肿痛畸形情况、感染及口干、眼干、光过敏、贫血等关节外表现及其他系统受累表现等。

1. 发病情况　详细询问发病诱因、发病年龄、家族史等。

2. 骨、关节和肌肉疼痛肿胀情况　应详细询问骨、关节和肌肉疼痛肿胀的起病形式、受累部位和数目、疼痛性质与程度、功能状态及病情演变、用药变化等，有无关节畸形、肿块、骨折、活动障碍及神经压迫症状等。

3. 肌肉骨骼系统外的症状　应详细询问有无脱发、光过敏、雷诺现象、口腔及鼻腔溃疡、口眼干燥、腮腺肿大、指端缺血性溃疡、硬指、皮肤肿硬失去弹性、针刺反应等表现。

4. 发热　起病情况、病程、程度、诱因及频度等，有无伴随症状，诊治经过等。

5. 其他系统受累表现　详细询问有无出血、贫血等血液系统受累，腹痛、腹泻等消化系统受累，咳嗽、咳痰、咯血等呼吸系统及神经、精神症状等神经系统受累的相关症状。

（二）既往史

有无关节、肌肉疼痛等病史。

（三）个人史、月经婚育史

居住地、职业、营养状况、饮食习惯、药物应用史等。

（四）家族史

有无家族性关节肿痛、系统性红斑狼疮、强直性脊柱炎等家族史。

二、体格检查

除内科系统体格检查外，应特别注意皮肤、肌肉、关节脊柱的检查。注意皮损的分布特征，有无面部蝶形红斑、光敏性皮炎、关节周围多形性及环形红斑及眶周紫红色斑、手关节伸面皮疹。肌肉检查注意有无肌肉萎缩、压痛及肌力的检查。关节检查注意受累关节有无红、肿胀、畸形、压痛以及关节、脊柱活动度的检查。

三、辅助检查

1. 常规检查　血尿便常规、生化检查，血沉、C反应蛋白、免疫球蛋白定量、补体等检查。

2. 特异性检查　抗核抗体、ANA谱、抗"O"、类风湿因子、抗中性粒细胞胞质抗体（ANCA）、抗磷脂抗体（APL）、抗角蛋白抗体谱（APF、AKA、抗CCP抗体）等特异性检查。

3. 人类白细胞抗原（HLA）检测　HLA-B27，HLA-B5，HLA-DR2、DR3、DR4、

B8。

4. 关节液的检查　可行关节液常规、涂片找尿酸盐结晶或细菌及关节液培养等检查，以明确关节炎性质。

5. 活组织病理检查　如肾脏、滑膜、唇腺及肌肉活检对狼疮肾炎、关节炎、干燥综合征及多发性肌炎的诊断有重要意义。

6. 影像学及其他检查　X线是骨和关节检查的最常用影像学技术；关节CT用于检测有多层组织重叠的病变部位，如骶髂关节、股骨头、胸锁关节、椎间盘等；MRI检查对软组织和关节软骨损伤、骨髓炎、缺血性骨坏死及早期微小骨破坏等是灵敏可靠的检测手段。其他检查，如关节超声、血管超声、CT血管造影、磁共振血管造影及血管造影检查等有助于关节滑膜、软骨及血管炎的诊断及评价。

第九节　肿瘤内科病历书写重点要求

一、病史

（一）主诉

手术或化疗后再入院的肿瘤患者主诉中可以使用疾病名称和诊断性术语，或本次入院的主要不适感及时间。

（二）现病史

1. 病史一般记录与内科相同。对某些进行性症状，如肿块、疼痛、出血、发热、消瘦、胃纳差、腹泻，需描述持续时间、生长的速度等。对于患者近期体重明显下降以及下降的幅度均要记载。

2. 发生在体表以及表面可触及的肿块的生长速度、局部伴随症状、全身伴随症状如发热、头痛、咯血、黄疸等症状进行较详细的描述。

3. 患者手术后详细描述病理结果（原发病灶大小，肿瘤类型，肿瘤的分化程度，肿瘤侵及深度、范围，淋巴结、淋巴管、血管、脉管等受累情况，切缘残留以及周围淋巴结的情况）；一些相关肿瘤的分子生物学的检测情况。

4. 肿瘤化疗、放疗过程中严重的、特殊的不良反应。末次化疗、放疗结束时间及放疗剂量，化疗方案。

5. 常规评估患者有无疼痛，如果患者有疼痛，记录疼痛原因、部位、性质、评分以及之前是否用过止痛药。

（三）既往史

对原发性肝癌要记载"乙肝"病史，有无输血史等，一些化疗药物发生的特殊过敏史，阿霉素应有累积剂量。

（四）家族史

有无恶性肿瘤家族史及遗传病史。

（五）个人史

有无放射线、有害化学元素（如砷、石棉、沥青等）接触史，大量长期吸烟、嗜酒史。

二、体格检查

按不同系统的肿瘤所对应系统的检查要求进行仔细检查，应注意以下几点：

1. 根据患者的一般情况，对其行为状况进行功能状态评分标准（KPS）评分或体力状况评分标准（ECOG）评分。

2. 对可扪及的体表肿块、全身浅表淋巴结应进行仔细检查，并进行详细描述（肿块或淋巴结部位、大小、数量、质地、活动度、触痛，肿块表面皮肤的改变）。

（1）肿瘤的部位、大小、数量、形状、表面光滑度、质地、压痛、活动度及与周围组织器官的关系等。

（2）肿瘤所在部位，对邻近器官有无压迫、阻塞、浸润等。

（3）区域淋巴结检查，尤其是颈部、腋下、腹股沟部。

（4）常见远处转移部位的检查，如肺、肝、有局部固定疼痛的骨骼、直肠等。

3. 对胃、肠道以及盆腔的恶性肿瘤要进行肛检。

三、辅助检查

除常用的实验室检查、X线检查和病理检查外，根据病情需要，可采用X线各种造影术（腔道、血管、淋巴、充气等造影）以及超声波、内镜、放射性核素、CT、MRI、液晶图像、免疫学等检查。

第十节　精神科病历书写重点要求

精神科病历除具有一般病历的共性之外，最主要的特征就是记录患者的异常精神活动。虽然现代医学发展迅速，检测手段繁多，但对精神科内因性精神病来说帮助甚微。就临床上常见的精神分裂症和情感性精神病而言，因病因未明，又无可靠的辅助检查，临床医师主要依靠详尽的病史和全面的精神检查，通过综合分析作出诊断。因此，精神科病历的重要性较其他各科显得尤为突出。

一、病史

（一）一般情况
应详细记录病史提供者的姓名、与患者的关系、对病史的了解程度等。

（二）主诉
疾病的主要症状及病程。

（三）现病史
按照时间先后，层次分明和有条不紊地描述疾病发生发展的临床表现。主要包括：

1. 具体的发病时间：急性起病者容易确定，慢性起病者或病程较长者不容易确定。此时应仔细追问家属或陪人所提供的"发病时间"及以前的情况，以便分析、判断较确切的发病时间。

2. 发病的原因或诱因（包括心因和躯体因素）：如有精神刺激因素，应说明其性质和持续的时间。

3. 起病形式及早期症状。

4. 根据病程的长短，按时间先后顺序逐年、逐月或逐日地描述发病后的主要表现和演变情况。

5. 应重点询问发病后患者有无特殊的行为，如冲动、伤人、毁物、自杀、拒食、走失等情况，以便采取相应的措施。

6. 病后的一般情况，如睡眠、饮食、生活自理情况，以及工作、学习等社会功能受影响的程度。

7. 病后是否就医，应记录诊断和治疗的详细情况。

8. 应记录有助于诊断和鉴别诊断的其他资料。

9. 注意收集患者病后所书写的有关资料，如日记、图画、信件等。

（四）既往史

主要询问以往的健康情况，疾病史、传染病史、预防接种史、药物过敏史、外伤手术史、输血史等。重点询问有无感染、中毒、高热、昏迷、抽搐、脑外伤等，如有，应详细记录当时病情表现及治疗经过，有无并发症或后遗症。诊断肯定者可用病名，但应加引号，诊断不肯定者可简述病情。有精神病史者，若与现病史有关，不论患过几次，病程多长，一律在现病史中加以记录。

（五）个人史、月经婚育史

一般指从其母妊娠期开始到患者住院前整个生活经历。

1. 母孕期情况　营养状况，有无重大生活事件、外伤、滥用药物、中毒、感染、严重躯体疾病或精神疾病等。

2. 出生情况　胎次，是否顺产、难产、使用产钳、窒息及其持续时间。

3. 生长发育情况　是母乳喂养还是其他方式喂养。身体和智力发育水平。

4. 学习情况　入学年龄，学习成绩，有无特殊爱好及家庭教育情况。

5. 工作情况　何时参加何种工作，表现如何，是否受过奖惩。

6. 个性特征　是爱好交际、善谈、开朗的外向性格，还是孤僻少语的内向性格，温顺还是暴躁，心胸开阔还是狭窄，是否爱计较小事等。

7. 恋爱婚姻史　有无恋友，婚姻状况，夫妻感情如何，配偶的健康状况及性格特点。

8. 月经和生育史　月经初潮年龄，何时停经、闭经，特别是末次月经情况必须记录。妊娠生育情况以及采取何种节育措施等。

9. 精神刺激因素　若有，估价这些因素与患者本人发病的关系。

对上述各项应根据患者年龄而有所侧重。如属中年以后可着重询问4、5、6、7、9各项。

（六）家族史

1. 家庭成员及其健康情况，如有死亡者，应记录死因及年龄。

2. 家庭经济状况和各成员之间的关系。

3. 父母两系三代中有无近亲婚配、痴呆、癫痫及精神病患者，如有应详细记录其症状表现，并绘出家系图谱。

二、体格检查

按一般病历要求记录，神经系统检查按神经内科要求记录。如无阳性体征，记录可从简。

三、精神检查

（一）仪态及一般表现

1. 外貌与年龄是否相称。

2. 衣着是否整齐，有无过分修饰、打扮、奇装异服、不修边幅、蓬头垢面、赤身裸体等表现。

3. 是举止大方、态度和蔼，还是呆板、态度生硬、专横。

4. 对周围环境是主动接触，还是被动、孤僻。对检查、治疗、护理是否合作。

5. 生活能否自理，有无拒食、暴食、异食等现象。

（二）意识状态

1. 定向力。

（1）周围定向：指时间、地点、人物定向力。

（2）自我定向：主要指对自身状态的认识。

2. 与周围环境接触的紧密程度，以及精神活动连续性和完整性。

3. 事后有无遗忘等现象。

根据以上检查与观察，确定有无意识障碍。若有，应进一步确定属何种意识障碍以及意识障碍的水平和内容。

（三）感知障碍

1. 感觉障碍　有无感觉增强、抑制或其他异常。

2. 知觉障碍　属哪一种，出现的时间与性质。

3. 感知综合障碍　属哪一种，出现的时间和性质。

（四）思维障碍

1. 思维形式

（1）有无思维联想障碍、语量和语速异常，主题转换有无内在联系，句与句、词与词之间联系如何（有无破裂性思维及思维不连贯），有无思维迟缓、思维奔逸、思维中断、联想松散、思维贫乏，以及音联、意联和不受主观控制的种种联想。

（2）有无逻辑障碍，推理判断是否合理，有无因果倒置、概念混乱，以及病理性象征性思维和语词新作等。

2. 思维内容

（1）有无各种妄想，如有妄想，需确定属何种妄想，其内容须仔细记录，如出现时间、涉及范围、是否固定或系统、荒谬程度，以及与其他精神症状的关系。

（2）其他病理性信念，如强迫观念、超价观念及优势观念。应记录其内容、发展动态，与情感意向活动的关系。

（五）注意力

分主动注意和被动注意。应确定有无增强或减退，是否涣散或适度，并考虑到可能影响注意力的因素有哪些。

（六）记忆力

1. 记忆力减退。

（1）即刻记忆力，告诉患者一些数字或一些人名等，让患者立即复述。

（2）近记忆力，让患者回忆近几天或当天所经历的事情。

（3）远记忆力，让患者回忆生平重大事件等。

2. 记忆力增强。

3. 有无遗忘、错构及虚构。如有，应详细记录其内容。

（七）智能

主要靠直接询问患者，包括一般常识、患者的专业知识、计算力、对成语或俗语的理解力、分析综合能力和抽象概括能力等。将获得的结果，结合患者所受教育程度和所从事的工作性质，加以综合分析，以确定患者的智能水平。如有缺陷，应进一步详细检查。

（八）情感活动

询问患者的主观体验和观察患者的客观表现，以确定患者情感障碍的种类、性质和程度。

1. 占据患者的优势情感是高涨还是忧郁、低落，是焦虑还是迟钝、淡漠等。

2. 患者的内心情感体验与其他精神活动是否协调。有无表情倒错、情感倒错、矛盾情感和被强加的情感体验等。

3. 情感反应与周围环境是否协调。

4. 情感反应的稳定性和深刻性如何。

（九）意志活动与行为

1. 意志活动是减退还是增强　主要了解患者病后的行为及其动机。若无任何打算和要求、无进取心而任其自然者，为意志减退的表现；目的已定、知难而进、持之以恒者，为意志增强的表现。注意患者的意志活动与其他精神活动的协调性和统一性。并记录患者本能活动（如食欲和性欲等）的减退或增强。

2. 行为和动作　有无奇特行为、刻板动作、模仿动作、强迫动作、强制动作、蜡样屈曲、木僵等，并注意有无冲动、毁物、自杀等行为。

（十）自知力

确定有无自知力或部分自知力，主要依靠：

1. 询问患者能否认识到自己的病态表现。

2. 患者对病态表现的分析评判能力是否完整和深刻，以及对治疗的态度等。

四、辅助检查

1. 实验室检查：血、尿、便常规；肝肾功能等检查。

2. 放射学检查：脑部 CT、MRI。

3. 脑电图。

第十一节　外科病历书写重点要求

外科疾病通常分普通外科、胸部外科、骨外科、泌尿外科、烧伤科等专业，病历书写除必须符合入院记录的病历书写要求外，还应根据各科的重点要求进行询问，并加以重点描述。

一、普通外科病历书写的基本要求

外科病历中入院记录的体格检查后应加"外科情况"，其内容为导致患者住入外科接受治疗的主要疾病所在部位的体格检查（视、触、叩、听）发现。为避免重复记录，在体格检查的相应部分可写明见"外科情况"。

（一）病史

1. 现病史　是指患者本次疾病的发生、演变、诊疗等方面的详细情况，应按时间顺序书写，必须详尽，如对外伤的患者，应详细记载受伤时间、原因、致伤机制（致伤物的性质、受伤时的姿势、位置、身体着地或受暴力的方向和部位）、伤后状况及入院前处理等。对疼痛症状，须记载疼痛部位、范围、程度，属突发性还是渐进性或游走性，持续性还是阵发性，有无牵涉痛以及有无诱发因素等。还应包括伴随症状、发病后诊疗经过及结果、睡眠和饮食等一般情况的变化，以及与鉴别诊断有关的阳性或阴性资料。

2. 既往史　既往有无手术史，有手术史者应记录手术名称和手术时间。对某些患者，尤其肿瘤患者，应询问有无化学物质、放射线接触史等。另外，还要详细询问并记录影响手术的一些疾病情况，如糖尿病、肝炎及结核等，有无输血史、药物食物过敏史。

（二）体格检查

要求详细、准确、全面和真实。例如皮肤裂伤要写明部位、长度、深度和创口的性状，同时应对各种外伤全面记录，若有遗漏在以后发现时及时在病程记录中补充，并说明遗漏原因。腹部检查应记录详尽，包括阳性体征和阴性体征。

1. 腹部的外形，是否平坦、对称，腹式呼吸是否正常，有无胃型、肠型及蠕动波，有无腹壁静脉曲张。

2. 腹肌的紧张程度；是否有压痛及反跳痛，按照一定顺序检查以免遗漏，一般先查不痛区域，再查疼痛区域；注意 Murphy 征、输尿管压痛点等。

3. 腹部有无包块；肝、胆、脾、肾脏是否可触及。

4. 是否有液波震颤、振水声；肝浊音界的情况，肝区、双侧肾区有无叩击痛，Traube 区有无异常，有无移动性浊音。

5. 肠鸣音是否正常，是否闻及血管杂音。

（三）辅助检查

1. 三大常规、血型、出凝血时间、肝肾功能以及乙肝、丙肝、梅毒、艾滋病血清学检查。

2. 放射学检查：腹部 X 线平片等，脏器功能特殊检查按需要进行，必要时加造影、体层、CT 等。

3. 创口分泌物、脓肿及囊肿穿刺液等，需要时送细菌涂片与培养（包括普通培养与厌氧培养）、抗菌药物敏感测定和涂片细胞学检查。

二、胸部外科病历书写的重点要求

一般记录要求与普通外科相同，但应注意以下各项。

（一）病史

1. 肺、胸膜及纵隔疾病：注意有无咳嗽、咯血、咯痰（性质、量、时间和次数）、发热、盗汗、胸痛、呼吸困难及其治疗经过。

2. 食管疾病：注意有无进行性吞咽困难、呕吐、消瘦及吞入异物或腐蚀剂的病史。

3. 心脏疾病：注意心悸、气短、咯血、端坐呼吸，以及有无浮肿、发绀、蹲踞姿态、胸痛（部位、程度、有无牵涉性）。儿童患者有无反复呼吸道感染、缺氧发作和发育障碍，有无风湿病或高血压史。

4. 胸部外伤：注意损伤部位、时间、当时情况及救治经过。

5. 询问以往治疗经过，药物剂量及效果，有无副作用，或手术及放射治疗情况。有无特殊传染源接触史（结核、包虫病等）。索取 X 线平片、心电图、内镜等参考资料。

（二）体格检查

在一般体检的基础上，着重注意发育、营养状况，有无发绀、颈静脉怒张、气管移位、杵状指（趾），并注意胸廓形态及心脏搏动情况，有无震颤及其部位，心脏杂音的部位、性质、强度、时期和传导方向。肿瘤患者注意锁骨上淋巴结、胸壁浅静脉曲张，以及有无神经受压和骨、脑、肝转移等体征。

（三）辅助检查

根据病情需要选择。

1. 实验室检查　手术病例除做三大常规、血型、出凝血时间、肝肾功能以及乙肝、丙肝、梅毒、艾滋病血清学检查外，根据手术类型及患者情况，酌情增加血钾、钠、氯、钙、镁、尿素氮、二氧化碳结合力、血小板、凝血酶原时间、酚磺酞试验及血气分析等项检查；肺部疾病做痰细胞学或细菌学检查（涂片、培养及药敏试验），必要时做纤维支气管镜检查。

2. X 线检查　胸部疾病应行常规透视或摄片，必要时加体层、CT、支气管造影或心血管造影。对胸腔积液、异物或纵隔肿瘤等，胸科医师应亲自或与放射科医师共同给患者做多方位胸部透视。

3. 其他检查　按需要做心音图、心电向量图、超声心动图、心导管、静脉压、肺功能等检查。对胸内包块，疑有胸腔或心包积液者，可做超声检查。对肺内或纵隔肿块不能决定诊断者，可做纤维支气管镜及经皮针吸活检、放射性核素扫描检查。食管癌应做食管钡餐检查，必要时做食管拉网脱落细胞检查或食管镜检查。

三、骨科病历书写的重点要求

基本内容与普通外科病历相同，但需注意下列各项。

（一）病史

1. 起病　起病时日、缓急，有何诱因及其经过情况。

2. 外伤史　受伤时间、原因、场所及详细经过，特别注意受伤时姿势、位置、身体着地或受暴力方向，有无伤口。对交通事故，尚应了解何种车辆及其载重、车速及伤后救治经过。对战伤应了解当时情况及致伤武器。

3. 症状　如疼痛（包括起因、部位、程度、持续时间及影响因素等）、跛行、肿块、畸形、关节僵硬（或挛缩）、无力、功能障碍和全身表现等。关注阴性症状（无昏迷、无发热、寒战，无胸闷、憋气，无腹痛、腹胀，无尿频、尿急、尿痛，无大小便异常），诊疗经过，疗效如何。

4. 既往史　应包括外伤史、结核病史及其他感染性疾病史，以及有无长期接受药物治疗（尤其是激素类药物）史、药物反应、过敏、出血倾向等。是否有高血压、糖尿病、冠心病史，是否有肝炎、结核等传染病史，是否有食物及药物反应及过敏史，有无输血史。

5. 个人史　有无外地久居史、疫区居住史，有无毒物接触史及烟酒等不良嗜好，职业、经历及工作情况等。

6. 家族史　有无结核、肿瘤、血友病、痛风、先天性畸形及遗传异常情况等病史。

（二）体格检查

专科检查应注意下列各项：

1. 视诊　患肢所呈姿势、步态，有无跛行，是否扶拐等。患部有无皮下静脉怒张、肿胀、瘀斑、瘢痕、色素沉着、窦道、分泌物及其性质等。头、颈、躯干、四肢是否对称，脊柱生理弯度有何改变，肢体有无旋转、成角，各关节有无屈曲、内收、外展、内翻、外翻等畸形。并注意有无肿块及肌肉有无萎缩（或肥大）、震颤及肢体末端血运情况。

2. 触诊　检查压痛部位、程度、范围，患部有无异常活动或异常感觉，如骨摩擦感、捻发感、肌腱弹跳等（新鲜骨折不宜做此检查），肌肉张力如何。有无肿块，并注意其大小、硬度、移动度、波动感、界限、局部皮肤温度等，骨突点的标志是否正常。

3. 叩诊　有无叩击痛（传导痛）。

4. 听诊　关节活动时有无异常响声、骨传导音异常。

5. 测量

（1）肢体长度：测量时将双侧肢体放在对称位置以便对比。

（2）肢体周径：选择肌肉萎缩或肿胀明显之平面，测量其周径，并测量健侧对称部位的周径，分别记录，以资对比。

（3）肢体轴线测量：①上肢轴线：上肢伸直前臂旋后位，肱骨头、肱骨小头、桡骨头和尺骨小头四点成一直线。上臂与前臂之轴线相交形成一个偏向外的角度（10°～150°）称提携角。如向外之角度明显大于提携角，称肘外翻；反之，如向内超过上肢轴线并形成明显角度，称肘内翻。②下肢轴线：患者仰卧或立位，两腿伸直并拢，正常时两膝内侧和两踝可同时接触，髂前上棘、髌骨内侧缘与一、二趾之间连成一直线。如有膝内翻，两踝并拢时两膝之间有距离；如有膝外翻，两膝并拢时两侧内踝间有距离。

（4）关节活动度测量：观测（目测或测量角器测量）并记录被检关节向各个方向的主动与被动运动的范围与程度，每个关节从中立位到各方向运动所达之角度，并与健侧对比，同时记录。如关节在非功能位时，则应测量在该位置的活动幅度。

6. 神经系统检查　详见神经内科病历书写的重点要求。

7. 各关节特殊检查

（1）脊柱检查：颈椎及腰椎活动、拾物试验、床边试验（Gaenslen 征）、骨盆挤压分离试验、直腿抬高试验（Lasegue 征）等。

（2）髋关节检查：Thomas 征、"4"字试验（Feber 征）、站立提腿试验（Trendelenburg 试验）、Nelaton 线等。

（3）膝关节检查：浮髌试验、侧方加压试验、抽屉试验、麦氏（McMurray）征等。

（4）肩关节检查：Dugas 征。

（5）肘关节检查：Mill 征、肘后三角与 Hueter 线。

（三）辅助检查

按病情需要选择。

1. 三大常规、血型、出凝血时间、肝肾功能以及乙肝、丙肝、梅毒、艾滋病血清学检查。

2. 放射学检查：病损部位的 X 线摄片，必要时加造影、体层、CT、MRI 等。

3. 超声检查：用于肌腱损伤的辅助判断。

4. 其他检查：心电图、肌电图等。

5. 肿瘤等病损组织的病理学检查。

四、整形外科病历书写的重点要求

基本内容与普通外科病历相同，但需注意下列各项。

（一）现病史

1. 畸形　应了解是先天畸形还是后天畸形。先天畸形，需了解母亲妊娠期间健康状况、服药及患者产后情况，随着年龄的增长，畸形有无进展，以及对生活的影响；后天畸形需了解引起畸形的原因，随着时间的进展，有无改善或加重，对功能有无影响。

2. 创伤、慢性炎症造成组织缺损　应了解受伤时情况及慢性炎症的病因，治疗过程，治疗后随着时间的进展，组织缺损有无改善或加重。

3. 烧伤后瘢痕　应了解烧伤原因，当时烧伤的深度，创面处理情况（包括切痂植皮等），出现瘢痕后其进展如何，对功能的影响。

4. 斑痣和肿瘤　应了解发生时间、病变的进展，是否进行过手术，其病理诊断以及造成的缺损和畸形的情况。

（二）家族史

1. 先天畸形：应详细了解家族中特别是父母、兄弟、姐妹有无相似畸形和其他畸形。

2. 了解有无其他遗传性疾病。

（三）体格检查

1. 视诊

（1）畸形：部位（器官）、形态、范围、大小、表面色泽、对生理功能的影响，面部对表情的影响，肢体对运动功能的影响。

（2）外伤创面：部位、范围、面积、深度、深部组织暴露或缺损（骨骼、神经、血管、肌腱或肌腹）情况或肢、指缺损情况。

（3）瘢痕：部位、范围、面积、厚度、表面色泽，有无溃疡以及挛缩（线状、蹼状、片状以及关节屈曲）情况，对生理功能的影响。

（4）慢性溃疡：部位、范围、面积、深度、肉芽情况，有无深部组织（骨骼、肌腱、肌腹、神经、血管等）暴露，与正常组织间的界限。

（5）斑痣和肿瘤：部位、形态、面积、色泽，对周围器官的影响。

2. 触诊　质地、范围、活动度，与深部组织（骨骼、神经、血管、肌腱等）的关系，附近淋巴结有无肿大。

（四）特殊记录

1. X线、CT检查和MRI检查，了解病变畸形与骨关节的关系。

2. 照相：整形外科、美容外科都需做术前、术后照相，应注意同一部位、同一光源、同一曝光条件照相，以便做术前、术后对比，了解效果。

3. 模型：对有条件的医疗单位，需做塑料、蜡型或石膏模型，作为设计治疗方案的依据和长期保存资料。

4. 对唇裂、腭裂需做发音和语态的录音或录像，作为术后的语音训练资料。

5. 绘图：对于文字描述困难的复杂畸形，可绘制简图，以利于更加直观地表达。

五、泌尿外科病历书写的重点要求

（一）病史

一般记录要求与普通外科相同。泌尿外科疾病主要表现有下述几类症状，应在病史中详细记录各自特点，为正确诊断提供重要依据。

1. 排尿异常

（1）尿次增加：注意发病时间，应分别记录日夜排尿次数。

（2）排尿困难：注意其程度，表现为开始排尿迟延，无力，尿线变细，尿流中断，尿潴留。

（3）排尿疼痛：注意疼痛的部位、时间，与排尿的关系。

（4）尿急、尿失禁：注意发生的时间、程度，与排尿困难、尿痛、血尿及其他症状之间的相互关系，尿失禁者有无正常排尿。

2. 尿量异常　详细记录病程中每一时期的每小时尿量或24小时尿量，尿量改变与其他症状的关系及对各种治疗的反应。疑有肾浓缩、稀释功能异常者，须记录日、夜尿量。

3. 尿成分异常

（1）血尿：注意诱发因素及持续时间；血尿程度，为眼观血尿或镜观血尿；血尿在尿程中出现的时间，为尿初、全程或终末；血尿颜色鲜或暗，均匀程度如何；如有血凝块，则应询问其形态，有无腐烂组织，以及血尿与其他泌尿系症状及全身症状之间的相互关系，如出血倾向、过敏反应、长期服用镇痛药、心血管疾病及高血压等病史。

（2）尿混浊：注意混浊出现时机及持续时间，是否伴有泌尿系其他症状，尿液久置后其混浊有何变化，分层否，有无沉淀物及絮状物。是否曾发现脓尿、结晶尿、乳糜尿。

（3）尿结石：注意结石排出的时间、次数，结石的形态、大小。

4. 疼痛　注意部位、程度、性质，发作次数及持续时间，有无牵涉性及放射痛，牵涉或放射区域，追询疼痛诱发因素与其他症状之间的关系。

5. 肿物　发现的时间、部位、性质，生长速度，形态、大小改变，活动范围与疼痛、血尿、排尿的关系。

6. 肾功能不全征象　如尿少、尿闭、浮肿、嗜睡、厌食、贫血、昏迷等。

7. 生育及性功能异常　有关婚姻、生育及性生活情况，注意遗精、早泄、阳萎与神经系统症状的关系，有无性欲亢进、性交疼痛及不能射精或血精等症状。

8. 高血压症　高血压发生的时间、进展情况、对药物治疗的反应、有无高血压家族史、其他并发的泌尿系症状及其他特殊症状。

9. 肾上腺皮质功能亢进症　异常表现包括皮肤、毛发、体型的异常改变，性征异常，电解质代谢异常，发展变化的情况。

10. 其他　畸形、创伤、手术史、难产史，以及生活地区、职业等，也与各种泌尿外科疾病有密切关系，应详细询问与记录。

（二）体格检查

在做好全身体格检查的基础上，应对泌尿生殖系统进行专科检查。

1. 肾区检查

（1）视诊：是否膨隆，有无肿物，可用图表明其大小、形态。脊柱是否弯曲，弯向何侧，有无腰大肌刺激现象。

（2）触诊：有无压痛，肾脏能否触及，注意其承受体位及呼吸的活动情况，表面光滑否，有无结节。如有肿物，应注意其硬度、活动度，有无波动感。

（3）叩诊：肋脊角有无叩击痛。

（4）听诊：剑突下有无血管杂音，注意杂音部位、特性及其传导方向。

2. 输尿管区检查　沿输尿管区有无肿物、压痛。

3. 膀胱区检查

（1）视诊：下腹部有无肿物，注意其大小、形态、部位及其与排尿的关系。

（2）触诊：耻骨上区有无压痛。如有肿物，应注意其界限、大小、性质，压迫时有无尿外溢，必要时于排尿或导尿后重新检查，或做双合诊检查。

（3）叩诊：是否为实音。

4. 外生殖器检查

（1）阴毛分布情况，与实际年龄、性别是否相符合。

（2）阴茎大小与年龄是否相称，有无包茎或包皮过长，尿道外口有无口径部位异常、肿物、炎症、狭窄，有无脓性分泌物溢出，阴茎海绵体有无压痛、硬结、肿物，沿尿道有无压痛、变硬、瘘管，阴茎勃起时有无弯曲。

（3）女性患者尿道口有无炎症、憩室、肿物、分泌物，阴蒂是否肥大，有无处女膜伞等异常。

（4）阴囊内容物检查：注意两侧阴囊的大小、形态是否对称，皮肤有无炎症、增厚，与睾丸有无粘连或形成瘘管；阴囊肿大平卧后是否消失，肿物的大小、硬度及其与睾丸、附睾、精索的关系如何，表面是否光滑，是否透光，可否还纳；睾丸大小、位置、硬度、形状、重量、感觉有无异常，附睾有无肿大、结节、压痛；精索及输精管是否变粗，有无结节及压痛；皮下环是否较正常大，有无精索静脉曲张，腹股沟有无肿物，会阴部感觉有无异常。

5. 前列腺及精囊检查　检查前排空尿液，以膝胸卧位做直肠指诊，不宜取膝胸卧位者，可取仰位或侧卧位。注意前列腺大小、硬度，有无压痛、结节或肿块，中央沟是否存在，活动度如何，有无固定感。精囊是否触及，注意其硬度及有无压痛。如有异常发现，可绘图标明其大小及部位。检查老年患者时，须防发生虚脱。

6. 肾上腺疾病及高血压患者的有关特殊体征检查　亦应包括在泌尿外科的检查项内。

（1）观察是否呈向心性肥胖，皮肤有无紫纹、痤疮、脱发或须毛增多，有无骨骼肌萎缩及精神与情绪异常等改变。

（2）有无女性假两性畸形或男性女性化的各种表现。

（3）检查肌肉萎缩及抽搐、麻痹情况，高血压及其波动幅度，以及各种有关的神经反射。

（4）检查腹部及盆腔有无肿块。

（5）疑为肾血管性高血压者，须测四肢血压，上腹部听诊有无血管杂音。

（三）辅助检查

按病情需要选择。

1. 实验室检查：三大常规、血型、出凝血时间、肝肾功能以及乙肝、丙肝、梅毒、艾滋病血清学检查。

2. 放射学检查：腹部 X 线平片、排泄性肾盂造影、逆行泌尿系统造影、肾动脉及静脉造影、放射性核素检查等。

3. 超声检查：膀胱、肾脏超声检查等。

4. 其他检查：心电图、内镜检查、肾活体组织检查等。

5. 肿瘤等病损组织的病理学检查。

六、神经外科病历书写的重点要求

基本内容与普通外科病历相同，但需注意下列各项。

(一) 病史及体格检查

1. 在头颅部外伤伤员中，应重点记载受伤当时的意识状态，有无近事遗忘，头颅着力部位及运动方向，伤后有无头痛、呕吐和抽搐等。

2. 有可疑颅内压增高的患者，应询问头痛的性质，发作时间、部位及与休息的关系，发作时有无恶心呕吐、视力障碍和昏睡等。病史中有无高血压、屈光不正、慢性鼻窦炎、耳流脓及外伤史等。

3. 对有抽搐的患者，应重点记载起病时的年龄，发作开始部位，每次抽搐发作的持续时间，是全身性还是局限性，是强直性还是阵挛性；有无意识丧失、口吐白沫、误咬唇舌、大小便失禁。既往史中有无产伤、颅脑外伤、颅内炎症及家庭中有无类似发作等。

4. 瘫痪患者，应询问起病缓急、部位、肢体瘫痪先后顺序，有无肌肉萎缩、肌肉震颤和运动不协调等情况。

5. 患者有无感觉异常。对感觉异常者，检查其部位、范围、性质及发展情况等。

6. 患者有无内分泌功能障碍，例如有无过度肥胖、性功能障碍、月经不正常、第二性征异常及尿崩等情况。

(二) 辅助检查

1. 实验室检查：除三大常规外，对手术患者应做出凝血时间、血小板计数，重大手术者应做肝肾功能、血生化以及血气分析等。对怀疑有颅内感染患者，如无腰穿禁忌证，可行腰穿及脑脊液常规检查，必要时做蛋白定性、微生物学和细胞学检查。

2. 对有内分泌障碍的患者，应重视有关垂体或其他器官的内分泌功能检查，如血清催乳素、生长激素、皮质醇、性激素、甲状腺功能和血糖等测定。

3. 影像学检查

(1) 对颅脑外伤、颅内肿瘤、血管性及感染性疾病患者，应常规进行头颅 X 线平片检查，必要时加照特殊位置。椎管内病变需摄脊柱正、侧位及某些特殊位置的 X 线片。

(2) 根据病情选择脑血管造影、CT、磁共振检查或脑室造影等。

4. 其他检查：头颅超声波、脑电图、脑干诱发电位；脑血流图、颈动脉多普勒检查等。

5. 肿瘤等病损组织的病理学检查，囊肿、脓肿液体，应注意镜检原虫（阿米巴、弓形虫等）、包虫（棘球蚴）、猪囊尾蚴、脑型肺吸血虫等，细胞学检查、蛋白定量。为排除颅咽管瘤，需行胆固醇定量。

七、烧伤外科病历书写的重点要求

(一) 病史

同普通外科病历，但须注意下列各项。

1. 询问烧伤的时间、原因（热力、化学、电或放射等，其中热力包括火焰、沸水、热液等，热液应注明湿度）、经过、受伤时环境、衣着、灭火方法，有无其他外伤及中毒，确定有无休克、吸入性损伤，了解转送工具与路途、时间等，电烧伤患者注意询问电压、电流接触部位，现场抢救情况及当时有无昏迷等。

2. 注意来院前及到达急诊室期间的病情变化及其处理，包括输液、用药、创面处理、全身情况与尿量等；有无恶心、呕吐，发生的频数，呕吐物的量和性质；有无意识障碍，其发生的时间。

3. 对意外事件，自杀或被杀经过详情与病情有关者，应如实记载，不加主观评论与揣测。

（二）体格检查

1. 一般检查 同普通外科，对于大面积极烧伤或特殊原因烧伤，如瓦斯爆炸伤、火药爆炸伤等，应仔细、有重点地检查呼吸、运动和循环系统，检查胸、腹脏器和患者的精神状态等。与诊断有关的和与病情发展阶段有关的重要阴性体征要检查、记录。

2. 烧伤外科情况

（1）创面所在部位，有无水疱，水疱的大小、疱壁的大小、疱壁的厚薄、水疱的完整性，疱液量及性质；裸露创面的颜色、干湿度、弹性变化，有无栓塞血管；如为Ⅱ度烧伤，其焦痂的影响如何（呼吸受限、肢端循环障碍等）。

（2）创面有无异物、污染，情况如何，是否有分泌物，分泌物的量、颜色、气味，创面周围有无炎症浸润；焦痂的完整性，其下有无积脓、积液；如为肉芽创面，其肉芽健康状况（清洁度、颜色、水肿等）；肉芽是否平整，有无凹陷性"坏死斑"等。

（3）注意复合伤、多发伤的局部检查，如创口部位、大小、深度，与周围组织和器官的关系；异物的性质、大小、存在的部位等。如系电烧伤，应记录电流出、入口。

（4）依创面所占全身体表面积的百分率确定烧伤面积、深度，并绘制成简图。如来院时创面已感染，应记录创面感染情况。

（三）辅助检查

1. 三大常规、血型、出凝血时间、肝肾功能以及乙肝、丙肝、梅毒、艾滋病血清学检查。

2. 除常规检查外，应根据烧伤轻重，酌情检查红细胞比容、血小板计数、血生化、尿电解质、尿素氮及创面细菌培养等。对外院转入的患者，应加血培养。酌情施行心电图及X线检查等。

第十二节 急诊内科病历书写重点要求

一、急性中毒患者病历书写要点

（一）现病史

1. 毒物的种类，侵入途径和时间，吞服剂量，是否经过相应处理。

2. 发病时间和经过，有无谵妄、昏迷、震颤、痉挛、腹痛、呕吐（呕吐物的性质、气味）、腹泻、上呼吸道刺激和喉头水肿症状，有无流涎、尿色异常、失眠、耳鸣、耳聋等，患者衣物有无药渍及气味。

3. 非生产性中毒者应注意中毒前有无进食某种食物，食物的质量以及有无可能被毒物沾染，是否集体发病；有无使用某种药物，药物的剂量和用法；中毒前后心理状况和精神状态；中毒现场有无可疑毒（药）物容器及其内容物或残留食物等。

4. 生产性中毒应重点了解毒物接触史，包括有关毒物生产、包装、搬运、保管、使用或其他方式的接触等。

（二）体格检查

1. 神志及精神状况，有无特殊表情及表现。

2. 皮肤及口唇的颜色，有无药渍及药味，有无注射痕迹；有无肌肉抽搐或痉挛；体表温度，有无皮肤出汗或脱水。

3. 血压、瞳孔大小及反应。

4. 呼吸频率、节律、气味，肺部有无湿啰音、哮鸣音；心律和心率。

（三）辅助检查

心电图、胸片、血常规、肝肾功、血气分析等。

二、发热患者病历书写要点

（一）现病史

1. 起病的时间、季节，起病的急缓情况、病程、程度、频度、诱因。

2. 有无畏寒、寒战、大汗或盗汗。

3. 有无其他伴随症状，如有无皮疹、出血、黄疸、咳嗽、咳痰、咯血、胸痛、腹痛、呕吐、腹泻、尿频、尿急、尿痛、头痛、肌肉关节痛等。

4. 患病以来的一般情况，如精神状态、食欲、体重改变及睡眠。

5. 诊治的经过，拟诊、药物、剂量、疗效等。

6. 传染病接触史、疫水接触史等流行病学资料；手术史及职业特点等。

（二）体格检查

1. 一般情况及全身皮肤黏膜检查　注意全身的营养状况，有无皮疹及皮疹类型，有无 Osler 结节、瘀点瘀斑、皮肤巩膜黄染、痛风石等。

2. 淋巴结的检查　注意全身浅表淋巴结有无肿大，肿大淋巴结的大小、质地、有无压痛。

3. 头颈部的检查　有无结膜充血、扁桃体肿大、外耳道异常分泌物，有无甲状腺肿大及脑膜刺激征。

4. 胸部检查　有无胸骨压痛，肺部听诊有无异常呼吸音。有无心脏扩大及新出现的收缩期杂音。

5. 腹部检查　腹部有无压痛、反跳痛及部位，有无包块，肝脾有无肿大，有无 Grey - Turner 或 Gullen 征。季肋点及肾区有无叩击痛。

6. 四肢检查　有无杵状指、关节痛，有无肌肉疼痛。

7. 神经系统检查　有无意识障碍，脑膜刺激征。

（三）辅助检查

根据需要选择心电图、胸片、血常规、肝肾功、C 反应蛋白等。

三、意识障碍患者病历书写要点

（一）现病史

1. 发生意识障碍的时间、诱因、起病的缓急、病程、方式及演变过程。

2. 意识障碍伴随症状以及相互的关系，如高热、抽搐、头痛、精神症状、眩晕起病等。

3. 发生意识障碍前有无服用药物、毒物和外伤史，既往是否有类似发作，如有则应了解此次与既往发作的异同，以及患者最近情绪变化和精神因素等。

4. 发病现场和环境，了解有无未服用完的药品、呕吐物；有无特殊气味等。

（二）既往史

既往有无癫痫、精神疾患、长期头痛、视力障碍、肢体运动受限、高血压和严重的肝、肾、肺、心脏疾患，以及内分泌代谢疾病。

（三）体格检查

1. 生命体征检查：体温的变化、脉搏的快慢、呼吸节律及血压的变化。

2. 皮肤黏膜的检查：有无口唇发绀及樱红色，有无口角疱疹、皮肤巩膜黄染，有无头面部外伤、舌咬伤、耳鼻出血、脑脊液漏等。

3. 瞳孔的变化：观察瞳孔的大小、形状、位置、双侧对称性及对光反射。

4. 眼球的运动及眼底检查：有无眼球运动障碍、凝视、眼球震颤及眼球浮动。检查视神经乳头有无水肿，眼底有无出血等。

5. 检查有无脑膜刺激征。

6. 检查有无不随意运动：有无震颤、扑翼样震颤或多灶性肌阵挛，有无手足徐动症及肢体偏瘫等。

7. 检查深浅反射、病理征。

（四）辅助检查

心电图、胸片、血常规、肝肾功、头颅 CT、MRI 等。

四、胸痛患者病历书写要点

（一）现病史

1. 胸痛的部位　疼痛的位置、范围，有无体表压痛，局部有无红肿，是否有放射痛。

2. 胸痛的性质　持续性还是阵发性，胸痛持续的时间；轻微疼痛还是剧烈疼痛；刺痛、烧灼痛、闷痛，还是压榨性疼痛。

3. 影响胸痛的因素　与精神紧张、劳累是否有关；含服硝酸甘油能否缓解；呼吸运动、进食后有无加重；体位改变疼痛有无变化等。

4. 胸痛的伴随症状　是否伴有发热、咳嗽、咯血、呼吸困难、吞咽困难、呕吐等症状。

5. 其他有关病史　有无外伤史、手术史、心脏病疾患以及消化道基础疾病等。

（二）体格检查

1. 视诊　呼吸频率及节律，有无口唇发绀，颈静脉有无怒张，胸廓外形有无畸形，有无胸壁炎症和外伤。

2. 触诊　胸壁局部有无包块及压痛，有无浅表淋巴结肿大，有无语颤增强或减弱，有无胸膜摩擦感。

3. 叩诊　胸部叩诊有无过清音及浊音，心界有无扩大等。

4. 听诊　有无异常呼吸音，有无胸膜、心包摩擦音，有无心律不齐，有无病理性杂音及异常周围血管征。

（三）辅助检查

心电图、胸片、血常规、心肌酶学、血气分析等。

第十三节 急诊外科病历书写重点要求

一、创伤类患者病历书写要点

（一）现病史

受伤的时间、地点，致伤的原因、性质、暴力大小，受伤时的姿势、着力点及作用方向，致伤物的种类和性质、详细经过，局部及全身症状和现场救治情况等；有无躯体被挤压的情况，有无疼痛、肿胀、伤口出血（性质和量）及功能障碍等局部症状，有无意识障碍、呼吸困难、呕吐、呕血、便血及排尿异常等全身症状；受伤后的治疗经过和效果。运动障碍或瘫痪（起病缓急、部位、肌张力的改变，伴发症状）；昏迷（程度、起病急缓、伴随症状和可能因素）。对高处坠落伤，应记录其高处；交通事故，还应了解车辆的有关情况（车自重及载重、车速及撞车经过等）。

（二）体格检查

1. 神志、面容、肤色、呼吸及四肢末梢循环状态。

2. 损伤：部位，伤口形状、大小、深度和污染程度，伤口裸露组织的活力，有无活动性出血及异物存留，病变部位的肿胀、畸形、皮肤色泽、创面、窦道，伤口周围有无瘀血、水肿和皮下积气；注意有无异常感觉（握雪感），受伤肢体的功能和血液循环情况，查压痛部位、程度、范围、深浅及放射情况，查肿块大小、硬度、光滑度、活动度、深度、与周围组织的关系、局部皮温和动脉搏动，受伤是否经过急救清创处理。

二、非创伤类患者病历书写要点

（一）现病史

1. 对腹痛患者必须鉴别有无外科急腹症存在，包括出血、感染、梗阻、穿孔、脏器破损等情况；腹痛发生的时间、发病诱因及缓急，疼痛部位、性质（阵发性或持续性、锐痛、钝痛、绞痛、放射痛）、程度和缓解因素，有无转移性疼痛；有无呕吐及其与疼痛的关系，呕吐物的性质（胃内容物、胆汁、血液、肠内容物）、量、颜色和气味；有无食欲不振、恶心、嗳气、反酸、腹胀、腹泻、便秘、黄疸、排尿异常、血尿等；注意腹痛与发热的关系及疼痛与月经的关系。

2. 呕血和便血：颜色、性状、数量、有无伴休克等全身症状。

3. 肿块：发现时间，持续存在或间歇出现，部位、质地、形状、大小、生长速度，有无疼痛及转移性，有无其他伴随症状（消瘦、乏力、贫血、发热、腹痛、黄疸、排尿困难、血尿、便血、便秘和阴道出血等）。

（二）过去史

有无结核病、药物过敏或手术史（手术名称及术后恢复情况），既往有无类似症状及其治疗情况，有无心脏、肾脏、肝脏疾病和肠寄生虫病史。

（三）个人史

有无烟酒嗜好及其程度等。

（四）家族史

有无肿瘤及家族遗传性疾病。

（五）体格检查

1. 腹部检查 视诊（腹式呼吸、腹壁皮肤、腹部外形，有无胃肠型、蠕动波及手术瘢痕等）；触诊（腹肌紧张度、压痛和反跳痛、腹部包块、肝脾等）；叩诊（判断腹胀性质、积液和游离气体，有无叩痛，判断腹腔肿块的性质及与脏器的关系）；听诊（振水音、肠鸣音、心血管杂音）。

2. 腹部肿块 部位、大小、形状、质地、表面情况、边界、移动度、压痛和搏动，与邻近脏器的关系。

3. 直肠指检 注明体位并以时针定位法记录病变位置，有无肠腔狭窄、包块、触痛，注意指套有无染血等。

第十四节 老年医学科病历书写重点要求

一、病史

要求同一般内科病历，但须注意以下几点。

1. 老人由于耳聋、语言困难、健忘和智力障碍，常不能确切地提出主诉和突出主要症状。采集病史必须耐心、细致、热忱、体贴。可先询问患者本人，表达不清之处，随时请亲属解释；然后再系统地询问最知情的亲属，以期获得尽可能正确的资料。如对病史可靠性有怀疑，要随时对老人的智力和意识进行检查，如询问近期内饮食、活动内容或嘱其进行简单运算等。

2. 老年患者症状体征常不典型，如无痛性心肌梗死或骨折，无热性败血症，无症状性血尿，无呼吸系统主诉的肺炎，无腹肌紧张的内脏穿孔，无颈项强直的脑膜炎等。而多数呈现一般非特异性症状，如淡漠、嗜睡、谵妄、气急、恶心、呕吐、疼痛、眩晕、跌跤、排尿障碍等，均应充分重视，并做认真、细致的调查，以免漏诊、误诊。

3. 病史中应注意询问药物治疗及过敏史；饮食及体重变化；排尿情况，有无排尿困难、尿失禁及夜尿增多；大便习惯，有无便血或大便变形，女性阴道分泌物情况；有无共济失调及跌跤；精神、情绪及智力情况，有无语言、行为改变及幻觉等。

4. 尽可能调阅并扼要摘录过去的病案，尤其是原始的检查资料，如心电图、X线片及病理切片等情况。

二、体格检查

1. 一般情况应包括身高、体重、步态、卧位及立位血压，估计有姿势性低血压可能者，应在平卧5~15分钟后、起立2分钟内，测立位血压。腋下、口腔温度过低或可疑及意识障碍者，应检查肛温。常规检查双侧颞、桡、足背动脉。

2. 头、颈部注意老年环、白内障、耳垂纹、听力、牙齿、齿龈、舌、淋巴结及甲状腺。

3. 胸部注意女性乳房及腋下淋巴结，肺底啰音，心音、心率及心律。

4. 腹部、肛门注意脏器肿大、异常包块及粪块。肛门指诊应作为常规，并同时触诊前列腺。

5. 妇科检查视需要及病情许可，请妇科会诊施行。

6. 神经系统应检查：①共济运动与肌力，可做指鼻试验、跟膝胫试验及闭目难立征

（Romberg 征）；②肌张力；③深反射；④视野。

三、辅助检查

应包括血沉、血糖、血脂、电解质、肝功、甲胎蛋白、肾功、尿蛋白、尿糖、心电图及胸部 X 线片，应列为常规。

第十五节　重症医学科病历书写重点要求

一、病史

（一）现病史

起病的时间及缓急；对意识障碍、呼吸困难、循环衰竭、休克、外伤及手术等特点及过程应重点详细地询问描述。

1. 意识障碍：发生与变化的时间、诱因，意识障碍的程度，有无伴随发热、头痛、恶心、呕吐、偏瘫等症状。

2. 呼吸困难：起病缓急、诱因，出现的时间、发作特点及受限程度，缓解方法及是否伴有喘鸣，及既往发作情况等。

3. 循环衰竭：端坐呼吸，面色发绀，大汗，哮鸣音，咳粉红色泡沫痰，心悸，胸闷，胸痛等伴随症状。

4. 发病以来的诊治经过，外伤、手术过程、毒物接触史，化验检查的结果及演变、影像学资料及诊断意见应详细准确记录。

（二）既往史

详细询问呼吸、循环系统疾患及其治疗史，糖尿病及内分泌系统病史及用药史，详细询问外伤、手术、毒物接触史。有无结核病史和卡介苗接种史，有无过敏性疾病。有无长期服药史，服药种类、剂量等。

（三）个人史

职业、工种及有无工业毒物、粉尘、放射性物质接触史，居住环境及有无吸烟史（包括每日吸烟量、吸烟年、戒烟情况及被动吸烟等）。居住地、是否去过疫源地。

（四）家族史

父母、兄弟、姐妹健康状况，有无与患者类似疾病，有无家族遗传倾向的疾病。

二、体格检查

体温，呼吸，脉搏，血压，发育，体型，营养状况。

1. 患者意识状态，球结膜是否充血水肿，皮肤颜色、弹性，有无皮下出血、水肿，呼吸频率、深浅、类型及体位（如端坐呼吸）。

2. 头部：眼睑、结膜、眼球运动，瞳孔变化。口腔尤其应注意齿病、口腔黏膜及扁桃体大小，是否附有脓性分泌物等。

3. 有无皮下结节及红斑；颌下、颈部及锁骨上淋巴结有无肿大、压痛和粘连等。

4. 气管的位置，有无颈静脉怒张，肝颈静脉回流征，颈部软组织有无水肿、肿胀及皮下捻发感（音）。

5. 胸部

（1）胸壁检查：包括有无胸壁静脉曲张及血流方向，局部有无压痛。两侧外形是否对称，肋间隙宽窄，有无桶状胸，有无隆起或凹陷或其他胸廓畸形（脊柱前、后、侧畸形）；注意呼吸活动时胸廓活动的情况。

（2）肺部检查：应注意上下、左右、前后的对比检查。

视诊：呼吸运动的频率、节律、强弱及两侧是否对称，吸气性或呼气性呼吸困难。

触诊：语颤强弱，有无胸膜摩擦感，有无捻发感或握雪感。

叩诊：叩诊音的性质（清音、浊音、实音、过清音或鼓音）与部位，肺下界等。

听诊：呼吸音性质、音调和强度，有无异常的气管呼吸音或支气管肺泡呼吸音，有无干、湿啰音，特别要写明啰音的部位、大小、性质，是否随深呼吸或咳嗽等动作而改变；有无胸膜摩擦音和语音传导改变。

（3）心脏：也应仔细检查和描写，包括心尖搏动部位、心界大小、心尖部心音强弱、杂音。

（4）腹部：有无静脉曲张，有无压痛反跳痛、腹肌紧张、腹胀，肝脾触诊，墨菲征，移动性浊音，肠鸣音等。

6. 四肢浮肿、活动、骨折情况。

7. 有无病理征、脑膜刺激征等。

三、辅助检查

根据病情需要选择。

1. 实验室检查：血液（常规、生化、血气等）检查，尿检查，痰液、胸液及体液（细菌学）检查，血凝、血气、生化、电解质检查及心肌酶、淀粉酶等。

2. 头、胸、腹部 CT 检查：对病变的部位、形态、性质及病变进展等做具体描述并注明日期。

3. 肺、心脏、腹部超声检查。

4. 其他：相关疾病的专科检查等。

第十六节　疼痛科病历书写重点要求

一、病史

（一）现病史

对疼痛症状，须记载疼痛部位、范围、程度，属突发性还是渐进性或游走性，持续性还是阵发性，有无牵涉痛及诱发因素，以及皮疹、跛行、肿块、畸形、关节僵硬（或挛缩）、无力、功能障碍和全身表现等。

（二）既往史

既往有无手术史，有手术史者应记录手术名称和手术时间。对某些患者，尤其肿瘤患者，应询问有无化学物质、放射线接触史等。另外，还要详细询问并记录影响手术的一些疾病情况，如糖尿病等。

（三）个人史

如职业、经历及工作情况等。

（四）家族史

有无结核、肿瘤、血友病、类风湿、痛风、先天性畸形及遗传异常情况等病史。

二、体格检查

专科检查应注意下列各项：

（一）视诊

患处皮肤有无红肿、发热、皮疹、瘀斑等。患肢所呈姿势、步态，有无跛行，是否扶拐等。头、颈、躯干、四肢是否对称，脊柱生理弯曲有何改变，肢体有无旋转、成角，各关节有无屈曲、内收、外展、内翻、外翻等畸形。并注意有无肿块及肌肉有无萎缩（或肥大）、震颤及肢体末端血运情况。

（二）触诊

检查压痛部位、程度、范围、放射痛，患部有无异常活动或异常感觉，如骨摩擦感、捻发感、肌腱弹跳等，肌肉张力如何。有无肿块，并注意其大小、硬度、移动度、波动感、界限、局部皮肤温度等，骨突点的标志是否正常。

（三）叩诊

有无叩击痛（传导痛）。

（四）听诊

关节活动时有无异常响声、骨传导音异常。

（五）测量

1. 肢体长度　测量时将双侧肢体放在对称位置以便对比。

2. 关节活动度测量　观测（目测或测量角器测量）并记录被检关节向各个方向的主动与被动运动的范围与程度。每个关节从中立位到各方向运动所达之角度，并与健侧对比，同时记录。如关节在非功能位时，则应测量在该位置的活动幅度。

（六）神经系统检查

详见神经内科病历书写的重点要求。

（七）各关节特殊检查

1. 脊柱检查　颈椎及腰椎活动、拾物试验、床边试验（Gaenslen 征）、骨盆挤压分离试验、直腿抬高试验（Lasegue 征）等。

2. 髋关节检查　Thomas 征、"4"字试验（Feber 征）、站立提腿试验（Trendelenburg 试验）、Nelaton 线等。

3. 膝关节检查　浮髌试验、侧方加压试验、抽屉试验、麦氏（McMurray）征等。

4. 肩关节检查　Dugas 征。

5. 肘关节检查　Mill 征、肘后三角与 Hueter 线。

三、辅助检查

按病情需要选择。

1. 三大常规、血型、出凝血时间、肝肾功能以及乙肝、丙肝、梅毒、艾滋病血清学检查。

2. 放射学检查：病损部位的 X 线摄片，必要时加造影、体层、CT、MRI 等。

3. 超声检查：用于肌腱损伤的辅助判断。

4. 其他检查：心电图、肌电图等。

5. 肿瘤等病损组织的病理学检查。

第十七节　妇产科病历书写重点要求

一、妇科病历书写的重点要求

妇科病历应重点详细记录有关妇科的特殊病史，包括月经史、婚姻史、孕产史及妇科检查情况。

（一）病史

1. **现病史**　为病史的主要组成部分。一般以主诉症状为核心，按时间先后依次描述。

（1）主诉阴道流血或月经异常者，须详细询问初潮年龄，以往月经周期、出血量及出血持续时间，有无血块，痛经程度、时间及变化；月经情况，有无全身症状、鼻出血、皮肤紫癜等。阴道流血与月经的关系、数量及持续时间。要注意区别是月经还是阴道流血，要追问最近 2～3 个月间月经周期情况，是否经过治疗，用过何种药物，效果如何，是否做过妇科特殊检查（如诊断性刮宫、宫腔镜），结果如何。

（2）主诉闭经者，应询问起病日期及持续时间，以往月经情况，伴随症状。如曾服用避孕药物或激素制剂，详细询问用药的具体情况、与出现闭经症状之间的关系，有无其他系统疾病等。

（3）主诉白带增多者，注意发病时间，白带性状、量、色、味，有无伴随症状（如外阴瘙痒、下腹疼痛、泌尿系症状等），与月经、孕产关系等。

（4）主诉腹部包块者，应注意发病时间、原发部位、包块大小、生长速度、活动度、硬度及有无伴随症状（如月经变化，有无慢性或急性腹痛，有无膀胱、直肠或胸部等邻近脏器的受压迫症状），注意与妊娠、腹水及尿潴留等鉴别。

（5）主诉腹痛者，要详细询问发作时间、部位、性状、严重程度、频率、演变情况、发作诱因、与月经的关系或其他症状（如闭经、早孕反应等），腹痛发作部位，有无转移、伴发症状（如发热、呕吐、腹胀、休克、尿频、腹泻、阴道流血、便血等），治疗情况以及以往有无发作史及手术史。

2. **既往史**　既往健康状况，曾患何种疾病，特别是妇科疾病。如曾行手术，须了解其手术名称、效果及对麻醉药品的反应。有无输血史，最后一次输血时间、输血品种、数量及有无输血不良反应。

3. **个人史**

（1）月经史：初潮年龄，月经周期及经期持续时间。经血量，有无血块，经前有无不适，有无痛经及疼痛部位、性质、程度以及痛经起始和消失时间；末次月经日期及其经量和持续时间；绝经患者应询问绝经年龄，绝经后有无阴道出血、白带增多或其他不适。

（2）婚育史：婚次及结婚年龄，是否近亲结婚，配偶健康状况，性病史以及双方同居情况等。足月产、早产、流产次数以及现存子女数。分娩方式及每次孕产期有无感染、难产、大出血等异常情况。新生儿出生情况，产后有无大量出血或感染史。自然流产或人工流产情况。末次分娩或流产日期。是否采用避孕措施、方法、效果如何，有无副作用或并发症。对于恶性滋养细胞瘤者，应写明末次妊娠的性质。

4. 家族史　有无遗传性或传染性疾病，如畸形、血友病、白化病、高血压、糖尿病、癌肿、结核等。

（二）体格检查

1. 一般体格检查　按体检顺序进行，特别注意营养、发育、毛发分布及疏密，甲状腺是否肿大，乳腺发育是否良好，有无硬块。

2. 妇科检查　常规妇科检查包括外阴部及窥阴器检查，双合诊，必要时行三合诊、直肠指诊检查。妇科检查书写要求重点描述阳性体征及有鉴别意义的阴性体征。

（1）外阴：阴毛分布情况，发育、阴蒂、前庭大腺、会阴、尿道口情况，有无赘生物、畸形。已产式还是未产式，有异常发现时应详加描述。

（2）阴道：发育、黏膜情况，是否通畅，有无畸形、裂痕，分泌物的多少、颜色、性状，有无臭味及出血（量、色、气味）。白带及其性状。

（3）宫颈：大小、质地，是否光滑，有无裂痕、糜烂（轻、中、重度）、外翻、赘生物、举痛、接触性出血。宫颈管内有无出血或分泌物。

（4）子宫：大小、形状、位置（前、中、后位等）、质地、活动度，有无肿块、压痛、畸形。

（5）附件：有无大于正常的肿块，如有肿块要叙述其大小（用厘米表示）、质地、位置、活动、与子宫及盆腔关系，有无压痛。左右两侧分别查明并记录。

（6）如有腹部肿块者，则应详细做腹部检查以明确肿块部位、大小、质地、形状、压痛、活动度及与周围器官的关系，有无移动性浊音等。

（三）辅助检查

按病情需要选择。

1. 血尿粪常规及其他有关实验室检查。

2. 白带多或手术前患者，检查阴道滴虫、真菌及清洁度。

3. 30岁以上已婚妇女，常规做宫颈细胞刮片检查，性生活1年以上常规行宫颈液基细胞学检查或HPV人乳头瘤病毒检查。

4. 心电图、超声波、放射学（X线、CT、MRI、造影等）检查，内镜检查，组织活检等。

二、产科病历书写的重点要求

产科病历书写重点在于详细询问月经史、末次月经时间、本次妊娠过程，有无病毒感染及用药情况，有无阴道出血、头痛、心悸、气短、下肢浮肿等症状；仔细检查胎儿及骨盆，估计胎儿生长发育情况，以优选分娩时间、分娩方式，为拟定诊疗计划创造条件。

产科病历一般为表格式，但对于可能危害母婴或导致难产的高危妊娠，则应按一般病历的要求书写入院记录或在表格病历以外详加描述。

（一）病史

包括一般病史的基本内容和有关产科的特殊病史。

1. 现病史　要写明月经史，末次月经日期，预产期。有无早孕反应，何时胎动感，孕期（早、中、晚）全过程要有记录。产前检验情况包括合并症、辅助检查、各种治疗等情况均需写明。本次入院原因要详细记述。具体内容包括：

（1）孕次、产次、末次月经日期、预产期。

（2）临产症状、开始时间及性状。何时开始腹痛、是否规律，何时开始阴道流血、流水等。

（3）有无早孕反应，程度，持续时间。胎动开始日期，有无阴道流血（时间、量、是否伴有腹痛）。停经后有无心悸、气短、头晕、下肢浮肿。

（4）产前检查有无异常，如骨盆异常，胎位异常，化验异常等。

（5）孕早期有无病毒感染，如流感、风疹、肝炎等，有无长期服用镇静药、激素、避孕药，有无接触大量放射线或其他有害物质，有无烟酒嗜好。

（6）孕期有无先兆流产、先兆早产或其他病史，记录起止时间、简要病情及治疗经过。

2. 既往史　既往有无心、肺、肝、肾疾患，及高血压、糖尿病等疾病，有无出血倾向、过敏、手术史等。

3. 月经史　初潮年龄，周期，持续时间，是否规律，经血量，有无痛经，白带多少、颜色、气味等。

4. 婚姻生育史　结婚年龄，配偶年龄及健康状况，是否近亲结婚。妊次及产次，每胎均需详细记录分娩经过及产后情况，特别是难产史及产后出血史。如为死胎、死产或新生儿死亡要写明死亡原因。现有子女数，避孕情况。

5. 家族史　有无遗传病等家族史。

（二）体格检查

1. 一般情况　注意全身营养、发育、精神状态。仔细检查重要器官，有无高血压和心、肺、肝、肾、甲状腺、乳房异常，并检查身高、体重，有无浮肿等。

2. 腹部检查　腹形、宫高、脐平面、腹围、胎方位、胎心音最响部，胎心率，先露部（头、臀；浮、浅定、定）。

3. 骨盆测量　髂棘间径、髂嵴间径、骶耻外径（外结合径）、坐骨结节间径（出口横径）（<8cm时加测量骨盆下口后矢状径）、后矢状径等。

4. 直肠指诊　估测坐骨棘间径、先露位置；宫颈管消失度（%）；宫口开大厘米数，同时了解骶骨弯度、坐骨切迹宽度、尾骨活动度，注意胎膜破否。何时破水，流出羊水量，羊水色泽，有无气味等。

（三）辅助检查

1. 实验室检查：可转抄近期孕期检验结果，如血型、血红蛋白、尿蛋白、乙肝五项等。孕期未查者应补查。

2. 根据需要做超声、心电图等。

第十八节　儿内科病历书写重点要求

一、病史

与内科、外科基本相同，但又有其特点。其病史往往不是患儿自己所提供而是由其父母或他人代述，客观反映的真实性与提供病史者的观察力及与患儿接触的密切性有关，给病史的收集带来一定的困难。具体书写要求如下。

（一）一般项目

患儿越小越应询问确切年龄，新生儿要记明分钟、小时数（患儿年龄≤24 小时者）、天数，婴儿期要求记明月数，较大儿童应记明几岁几个月（患儿年龄≤6 岁者）。应注意询问病史陈述者的姓名、文化水平、与患儿接触的程度及与患儿的关系。

（二）主诉与现病史

主诉是指患者就诊的主要症状（或体征）及持续时间。现病史是指患者本次疾病的发生、演变、诊疗等方面的详细情况，应当按时间顺序书写。

询问记录应注意以下几个方面：

1. 起病时间不易询问准确，尤其是起病缓慢、症状不显著者，易被家长忽视而不能肯定起病日期。

2. 常见症状往往成组出现，一个系统的疾病常表现有几个系统的症状，询问时要善于分清主次，既要有重点，也要全面。

3. 小儿常同时患有几种疾病，且相互影响，需同时或先后加以治疗。因此发现并存的症状和体征时，应追问有关病史。与现病史有密切关系的疾病应注意询问。如询问急性肾炎的患儿发病前是否患咽峡炎、脓疱疮，癫痫患儿以前有无颅脑损伤、脑炎等病史。

4. 与本次疾病虽无紧密关系但仍需治疗的其他疾病情况，可在现病史后另起一段予以记录。

（三）个人史

包括出生史、喂养史、生长发育史及生活习惯等。

1. 出生史及围产期情况　新生儿、婴幼儿有先天畸形或疑似遗传、代谢疾病或智能发育、体格发育迟缓者，均应写明胎次、产次、足月产或早产、顺产、难产等，以及出生体重，生后有无窒息、青紫、产伤、黄疸、畸形，哭声是否响亮，Apgar 评分等。出生后有无出血及皮疹、惊厥、瘫痪、呼吸困难等情况，吸吮力如何。儿母妊娠期健康情况，有无感染用药及外伤史。

2. 喂养史　喂奶种类与方法，有无溢乳、呕吐，其性质及时间。何时添加辅食，何时断奶及断奶后食物种类等。

3. 生长发育史　体重、身高增长情况，以及达到重要发育指标（抬头、坐、叫爸妈、独立走、控制大小便等）的月龄和年龄。

4. 出生地、长期居留地、生活习惯　生活是否规律，活动、睡眠及大小便情况，有无不良习惯等。

（四）既往史

重点询问与现病相同或类似的疾病；急性传染病史；以前曾患过哪些疾病；接受预防接种的时间及具体种类、接种效果；食物、药物过敏史等。

（五）家族史

有无家庭性或遗传性疾病，父母年龄、职业及健康情况，是否近亲结婚，母亲孕期健康情况，生育次数，同胞的健康状况等。家庭卫生情况，人口是否拥挤，患儿由何人照管。

二、体格检查

体格检查时患儿往往不合作，检查者应设法取得患儿的合作。检查动作应轻柔、快捷，检查顺序可适当灵活，先检查容易受哭闹影响的项目，后检查对小儿刺激较大的项目。

（一）一般项目

包括体温、呼吸、脉搏、血压（3 岁以下酌情免测），必要时测量身高、头围、胸围、腹围、坐高等。体位、发育、营养状况、皮肤色泽、精神状态、哭声洪亮或微弱。

（二）头部

毛发色泽，有无秃发，头颅有无畸形、颅骨软化，囟门是否关闭、大小、平坦程度（凹陷或者突起）、有无搏动。头皮有无皮脂溢出。口腔和咽部的检查应该注意舌像、黏膜色泽，有无溃疡、假膜、麻疹黏膜斑，注意检查腮腺管口情况、牙齿数目、有无龋齿，同时观察牙龈和扁桃体的情况。

（三）胸部

胸廓大小，有无畸形、肋骨串珠、郝氏沟，注意肋间隙宽窄、有无凹陷或者膨隆，有无三凹征及心前区膨隆。可以利用幼儿啼哭时检查双肺触觉震颤及语音传导。婴儿正常呼吸音响亮，类似成人的支气管呼吸音，注意鉴别。心脏检查应注意心尖搏动部位、范围、心率、心律和有无杂音。

（四）腹部

有无肠型和蠕动波，脐部有无分泌物或者脐疝，有无包块，肝、脾、肾及膀胱能否触及。

（五）神经系统

注意观察神志、精神状态、面部表情、眼神是否灵活、语言能力、对外界反应及行为动作、有无脑性尖叫等，此外一些神经反射在小儿有其特点，应特别注意，如新生儿反射：拥抱反射（Moro reflex）、吸吮反射（Sucking reflex）、颈肢反射（Tonic neck reflex）、握持反射（Palmar grasp reflex）等。其他检查见神经科病历。

（六）其他

疑为遗传、先天或者后天性疾病影响智力的，应做智能测定、皮纹检查、染色体检查及家系分析。

三、辅助检查

1. 实验室检查：血尿粪常规，肝、肾功，心肌酶，离子，血气分析等，视情况选择 C 反应蛋白，降钙素原，血钙、磷、碱性磷酸酶测定，免疫学检查及病原学检测等。
2. 心电图检查。
3. 放射学检查：X 线摄片、CT 检查、MRI 检查等。

第十九节　儿外科病历书写重点要求

一、病史

（一）现病史

1. 消化道畸形　①是否有胎粪排出，胎粪开始排的时间，粪便的颜色及转黄的时间，是否有粪便从正常肛门以外的部位排出，平时排便的习惯；②是否有呕吐，呕吐物的色、质、量，呕吐出现的时间及频率，平时饮食情况；③是否有黄疸，黄疸出现的时间及消长情况。

2. 肿块　发现时间，持续存在还是间歇出现，部位、质地、形状、大小、生长速度，有无疼痛或移动性，有无其他伴发症状（生长发育停滞、贫血、发热、腹痛、黄疸、排尿异常、血尿、便血、排便困难等）。

3. 急腹症　包括出血、感染、梗阻、穿孔、脏器破裂等引起的腹痛，发病诱因和缓急，疼痛部位、性质和时间；有无呕吐及其与疼痛的关系，呕吐物的性质（胃内容物、血液、胆汁、肠内容物及粪便等）、总量、颜色和气味；有无食欲不振或拒食、恶心、腹胀、腹泻、排便困难、黄疸、排尿异常等；注意腹痛与发热的关系。

（二）既往史

既往有无类似症状及其治疗情况；有无手术、外伤及其他疾病史；有无结核、肝炎等传染病史；药物、食物等过敏史；计划免疫接种情况等。

（三）个人史

母亲的妊娠及生产情况：是否足月、顺产；助产方式及其有无产伤；生后喂养；青春期女孩应询问月经史。

（四）家族史

重点询问母亲孕期情况，家族有无类似疾病或遗传病史。

二、体格检查

参见"儿内科病历书写重点要求"中相关内容，涉及第一诊断的体征应详细描写。

三、专科情况

描写与疾病相关的阳性体征和有鉴别意义的阴性体征，要准确、突出重点。

四、辅助检查

参见"儿内科病历书写重点要求"中相关内容。

第二十节　中医科病历书写重点要求

一、病史

在主诉、现病史、过去史、个人史和体格检查等项目中记录中医四诊所得资料。

（一）一般项目

起病的时间、原因、缓急，症状的部位、性质，治疗的经过及演变情况等。

（二）现病史

详述疾病发生的时间、季节、地点、原因、演变经过，主症的性质、程度及有关兼证，诊治过程和效果反应。并参照中医"十问歌"进行问诊。

1. 寒热　有无寒热，发热时间长短，发作特点，寒热的关系、部位（全身或手足）及对冷热的喜恶。

2. 汗　有汗、无汗，出汗的时间、部位、多少和特点。

3. 疼痛或不适　部位（头、身、胸、腹、关节和四肢）、性质、程度、持续时间，对冷、热或进食、按压的反应等。

4. 饮食与口味 是否口渴，饮水多少，喜冷喜热，食欲、食量，以及口中的异常味觉和气味。

5. 睡眠 失眠或嗜睡，入睡难易，睡眠深浅，是否多梦等。

6. 二便 大便的次数、时间，粪便性状、颜色，排便时肛门的异常感觉及伴随症状；小便的色量、次数及排尿时的异常情况。

7. 耳部情况 有无耳鸣耳聋，起病缓急，耳鸣声调高低及有无眩晕等伴随症状。

8. 月经、白带、胎产 月经初潮年龄，月经周期，行经天数，月经的量、色和伴随症状，末次月经日期或停经年龄；白带色、性状、气味的变化；胎次，产次，怀孕期间有何疾病，子女健康情况，妊娠有无腰酸，见红，产后恶露情况等。

9. 小儿病人 除问清一般病情外，尚须注意出生以前及出生时的情况，曾否出麻疹、水痘，是否种过牛痘及其他预防接种，学语、学行迟早，已否断乳，有无受过惊恐。

以上 1~6 项为必问内容，按不同情况选问 7~9 项及与疾病有关的其他情况（包括专科情况）。

（三）既往史

问旧病及服药情况。

（四）个人史、婚育史及家族史

同西医病案记录。

二、中医望、闻、切诊

应当记录神色、形态、语声、气息、舌象、脉象等。

（一）望诊

1. 全身情况

（1）望神：观察病人的精神好坏，是否意识清楚、动作协调、表情自然、反应灵敏等。

（2）观色：观察病人面色（青、赤、黄、白、黑）与光泽。

（3）望形体与姿态：观察形体强弱、胖瘦，姿态的动、静，体位是否自如。

2. 局部情况 无论在何部位，均应仔细察看。

（1）头与发：头的大小、形状，小儿囟门下陷或高突，囟门闭合情况，毛发分布、色泽。

（2）目：有无目赤红肿、白睛发黄、目眦淡白或溃烂、眼睑水肿，以及目睛运动情况、瞳孔大小等。

（3）鼻：有无鼻梁塌陷，鼻翼翕动，鼻色青黑、红赤等。

（4）唇：口唇的润燥、颜色，有无糜烂，有无开口不闭或牙关紧闭。

（5）牙齿：牙齿是否干燥或松动脱落，牙龈是否色白、肿痛，有无出血或糜烂。

（6）咽喉：咽喉是否有红肿、化脓、溃烂；有无白腐，是否易刮除和复生。

（7）皮肤：有无肿胀、斑疹、白斑、发黄、青筋暴露、血管痣、痈疖等。

3. 排出物 包括分泌物、排泄物、呕吐物等，观察色、量、质的变化。

4. 舌 望舌应在充足的自然光线下进行，病人自然伸舌，充分暴露舌体；望舌要迅速，必要时可重复观察；注意辨别染苔，以及由于服药、饮食、吸烟等所引起舌质、舌苔改变须与病态鉴别；进食及饮水后或在灯光下，不宜诊舌。

（1）舌质

颜色：注意区分淡白、淡红、红、绛、青紫等色，瘀点、紫暗、舌尖起刺及舌下静脉怒张。

形态：是否苍老、胖嫩、肿胀、瘦薄，有无裂纹、芒刺、齿痕等。

动态：有无滚软、强硬、震颤、喎斜、蜷缩及流涎情况，小儿注意有无吐舌、弄舌。

润燥：注意舌体的津液多少，干湿程度。

（2）舌苔

苔色：区分白、黄、灰、黑或两色兼见。

苔质：注意厚薄、润燥、滑、腐、黏、腻、花剥、无苔等情况。

（3）小儿指纹：望指纹适用于三岁以下患儿。抱小儿向光，医师用左手握小儿示指，以右手大拇指适当用力从命关（示指末节）向风关（示指第一节近掌侧端）直推几次，指纹显现，然后观察。

观察指纹的色泽与形态：①观察指纹的色泽是淡红、鲜红、紫红或青紫，以区分寒热。②观察指纹浮沉，以区别病邪深浅。③指纹的长短，有无"透关射甲"等，以判断病势的轻重。④指纹饱满程度，以判断虚实。

（二）闻诊

1. 声音　闻发音、语言、呼吸、咳嗽、呕吐、呃逆、嗳气、叹息的声音强弱及变化。

2. 气味　嗅病人口气以及躯干、汗、痰、二便的气味。

（三）切诊（寸口诊法）

1. 切脉方法

（1）切诊时病人先休息片刻，取坐位或仰卧位，手臂与其心脏近于同一水平，手掌向上平放，以便血液流畅。切脉时于寸、关、尺三部用轻、中、重三种指力，分析浮、中、沉三候以探索脉象。

（2）要求环境安静，切脉者必须呼吸均匀，态度认真，把注意力集中于指下，细心体察。

（3）诊脉时间约1分钟以上。要注意内外因素对脉象的影响，并注意脉与症是否符合。

（4）病人在运动后、饮酒或过饱情况下，不宜切脉。

（5）寸口无脉时，应注意是否为反关脉、斜飞脉或无脉症。如双手均无脉，可切大迎脉或趺阳脉，以作辨证参考。

2. 常见异常脉象

（1）按脉位深浅，常见有浮脉、沉脉、濡脉（浮软）、弱脉（沉软）、芤脉（浮大中空）。

（2）按脉率快慢，常见有迟脉（一息不足四至）、缓脉（一息四至）、数脉（一息五至以上）。

（3）按脉的强弱及大小分，常见有实脉、虚脉、洪脉、大脉、微脉、细脉。

（4）按脉的形象分，常见有滑脉、涩脉、弦脉、紧脉。

（5）按脉的节律分，常见有结脉（缓而时止）、促脉（数而时止）、代脉（止有定数）、散脉。异常脉象常相兼出现。

三、体格检查

1. 一般体格检查　应当按照系统循序进行书写。内容包括体温、脉搏、呼吸、血压，一般情况、皮肤、黏膜，全身浅表淋巴结，头部及其器官，颈部，胸部（胸廓、肺部、心脏、血管），腹部（肝、脾等），直肠肛门，外生殖器，脊柱，四肢，神经系统等。

2. 专科情况　应当根据专科需要记录专科特殊情况。

四、辅助检查

常用的实验室检查、心电图、超声、X 线检查等。

五、初步诊断

中医诊断或辨证结论（与西医诊断并列）。

第二十一节　感染性疾病科病历书写重点要求

感染性疾病科病历与内科病历书写的要求基本相同，但感染性疾病科有其特有的临床特征（病原体、传染源、传染性、流行性、地方性、免疫性等），因此流行病学史、预防接种史等在病历书写时应特别重视。

一、病史

（一）现病史

所有症状均应记明开始时间、程度、性质及演变经过。

1. 详询起病诱因及发病日期，急性病从本次发病算起，慢性病从首次发病算起，并注明复发时日。

2. 起病急缓，有何种前驱症状，如不适、倦怠、食欲减退等。

3. 发病初期的症状、体征如何，有无畏寒、寒战、高热、头痛、腰背四肢酸痛、出汗、软弱、肌痛。

4. 有发热者，其开始时刻、高低、热型变化如何；发热时其他症状有否加重，有无其他症状相伴出现；退热急缓，是否伴随出汗及其他症状减轻或消失。

5. 有无鼻出血、听力障碍、知觉或运动障碍、恶心、呕吐（性质及吐物性状）、抽搐、惊厥、嗜睡、昏迷、谵妄、狂躁不安。有无厌食、吞咽困难、腹痛、腹胀、便秘、腹泻、脓血便、黏液便。有无咽痛、咳嗽、咳痰、胸痛、呼吸困难、发绀。有无皮疹或出血点，其出现日期、数量、性状、顺序及部位如何。

6. 入院前曾行何种检查，其检查日期及结果如何；接受过何种治疗，尤须注意各种病因特效治疗，如化学合成药物及抗生素等，其药名、剂量、用法、疗程、反应等，均宜扼要记录。

（二）流行病学史

当地疫情；病前有何种传染病接触史（接触方式、接触时间、地点、病名、密切程度、接触后表现等），有无不洁饮食史、注射及输血史、狗咬史、野外作业、近期疫区旅居和疫水接触史等。

（三）既往史

过去有关的传染病史，预防接种史（包括接种的时间、项目、剂量、次数及反应等）。注意询问过敏史（包括各种药物过敏、变态反应等）。

（四）个人史

一般询问出生地、旅居生活史，必要时询问性接触及性病史，职业及工作情况，有无进生食（鱼、虾、肉、蟹等）习惯，注明进食的时间与地点。

二、体格检查

1. 应详细全面系统检查，特别注意体温、神志、皮肤、淋巴结、眼结膜、咽部、心、肺、肝、脾、神经反射。阳性发现应详细描写，与诊断或鉴别诊断有关的阴性结果亦应记录。

2. 特别注意皮疹对急性传染病诊断的重要性，应写明皮疹的部位、形态、分布情况，有无色素沉着及脱屑，皮疹的演变过程。

3. 口腔及咽部：口唇有无发绀、疱疹、环口苍白圈等；注意舌、舌质，有无杨梅舌，有无黏膜疹、出血点、腮腺管口异常；咽部有无充血、溃疡、伪膜、渗出物及扁桃体大小等。

4. 注意有无淋巴结肿大，有无黄疸、蜘蛛痣、肝掌、肝脾肿大等。

5. 肛门及外生殖器：肛门有无外痔或湿疣，尿道有无异常分泌物，外阴有无溃疡、瘢痕，阴囊有无水肿、鞘膜积液，睾丸、附睾有无肿大及精索静脉曲张，肛门指检。

6. 神经系统：应全面、系统检查。即使非神经系统传染病，亦应具体扼要检查膝及跟腱反射、克匿格征、巴彬斯基征等。

三、辅助检查

根据病情需要选择。

1. 实验室检查：三大常规，血生化、肝肾功能；病原学检查，包括病原体的直接检出（血、便、脊髓等）和病原体分离（血、尿、粪、脑脊液、痰、脊髓、皮疹等）；免疫学检测等。

2. 内镜及超声检查：乙状结肠镜、B超等。

3. 放射学检查：X线检查、CT等。

4. 活体组织病理检查。

第二十二节　皮肤性病科病历书写重点要求

一、病史

（一）现病史

1. 可能的病因或诱因，如饮食、接触史、药物史、感染等；

2. 初发病损的类型、形态、部位；病损发生的次序、进展速度和演变情况；

3. 局部和全身的自觉症状与程度；

4. 病情与季节、气候、饮食、环境、职业、精神状态等有何关系；

5. 治疗经过和疗效，有无不良反应。

（二）既往史

曾患过何种皮肤病，有无药物过敏与其他变态反应性疾病。有无性病史（如有则应询问其接触史、发病日期、种类、主要症状，曾否治疗及其治疗情况）。

（三）个人史

包括出生地、职业、婚姻，有无疫水接触史、不良嗜好、不洁性生活史，性伴侣情况等。儿童要包括第几胎、是否足月、是否顺产、出生体重、喂养史、预防接种情况等。

（四）家族史

家庭或单位中有无与本病有关的病史等。

二、体格检查

（一）一般体格检查

与内科相同。

（二）皮肤科检查

皮损是皮肤病的重要临床表现，精确辨认皮损特点是诊断皮肤病的重要依据。

1. 视诊 检查皮肤时光线要明亮，自然光最好，其次是日光灯。除皮肤外，还应检查患者的毛发、指（趾）甲及黏膜。检查时首先辨认皮损种类（分原发损害和继发损害两种），然后再观察其特征。

（1）原发损害：由皮肤病理变化直接产生的损害。分为斑疹、丘疹、结节、水疱、风团、脓疱、肿瘤、囊肿等。

（2）继发损害：由原发损害转变而来或由于治疗及机械损伤（如搔抓）所引起的损害。分为鳞屑、痂皮、表皮剥脱或抓痕、浸渍、糜烂、皲裂、苔藓化、硬化、溃疡、萎缩（分表皮萎缩、真皮萎缩和表皮真皮同时萎缩）、瘢痕（分为萎缩性瘢痕和增生性瘢痕）、乳头样增殖（疣状损害或刺状损害）、皮肤异色等。

（3）皮损特征

①部位：暴露部位、遮盖部位，伸侧，屈侧，皮脂分泌多的部位，皮肤黏膜交界部位。

②数目：皮疹数目少者，可直接计算其数目，较多者可写少数、多数、较少、较多。

③大小：以毫米、厘米测其直径大小，或以面积（平方厘米）、体积（立方厘米）计算。

④颜色：红、白、灰、黄等。

⑤形态：平面、高起、扁平或凹陷。平面者有圆形、椭圆形、肾形、环形、线形或相互融合呈不规整形、地图形、花瓣形或回曲形。高起者呈球形、半球形、鸡冠形。

⑥表面：干燥或湿润，光滑或粗糙，或如颗粒状，或呈刺状，顶端尖锐或扁平，或凹陷如脐窝状。表面是否清洁，有无出血或覆盖物，覆盖物可为脓性、浆液性或纤维性苔样物，亦可为鳞屑或痂皮。

⑦边缘：整齐或不整齐，呈穿凿状，或高起如堤状。

⑧境界（清晰或模糊），周围皮肤（正常或有炎性浸润，充血性红晕，贫血性白晕，瘀血性紫晕）。基底平坦或不平。

⑨分布：全身性或泛发性，对称性或单侧性，局限性或播散性，是沿神经分布、沿血管分布还是按皮节分布。

⑩排列：是散在或融合，是孤立或群集，是否排列呈线状、带状、环状、弧状、多弧状或不规则形。

2. 触诊 坚实或柔软，如在皮下是否活动或与周围组织粘连，是否浸润肥厚或萎缩变薄，附近淋巴结有无肿大、触痛，皮温升高或降低。

3. 其他物理检查 玻片压诊法、皮肤划痕试验、Koebner 现象或同形反应、感觉检查（包括触觉、温觉及痛觉）、Nikolsky 征（棘层细胞松解现象检查法）。

三、辅助检查

1. 细胞学检查 细胞学诊断、Sezary 细胞学检查。

2. 皮肤组织病理学检查 应选择具有代表性的原发损害，同时取一部分正常皮肤，以便与病变组织做对比。

3. 皮肤试验 包括斑贴试验、划痕试验、皮内试验、结核菌素试验、麻风菌试验、癣菌素试验、即刻风团试验、Kveim 试验。

4. 特殊检查 滤过紫外线检查（Wood 灯检查）、角质层细胞及皮肤表面微生物检查、皮肤窗技术、毛细血管镜检查等。

第二十三节 眼科病历书写重点要求

一、病史

（一）现病史

应详细描述眼部症状和有关的全身伴随症状、持续的时间、治疗的经过。眼科的常见症状有视力障碍、眼前黑影、视野缺损、光觉异常、色觉障碍、眼痛等。如曾在他院治疗，应记载其诊断及治疗经过；并附记以往视力、视力疲劳及戴镜史等。

1. 视力障碍 发现时间，一眼或双眼，如何发现（突然模糊、偶然发现视力不良），视物模糊的程度，视力是突然消失（几分钟、几天）还是逐渐模糊，整个过程持续时间，发展过程中视力改变的情况等。视物模糊是视远不清还是视近不清，或是视远、视近均不清楚，抑或是长时间阅读后视物不清。有时须追问过去何时曾检查视力，视力如何，佩戴眼镜情况等。

2. 眼前黑影 黑影的形态、数目，是否在几天内突然明显增多，与眼球一致的转动还是无规律的飘动，对视力有无影响等。

3. 虹视 应注意与屈光不正所致的灯光四周放射状光芒区别。

4. 视野缺损 视野一个象限或半边看不见还是视野中央看不清，或目标的一部分看不到，范围有无扩大。

5. 复视 单眼性或双眼性复视、水平或垂直复视。

6. 视物变形、小视症、大视症 对看到的物体较过去在形状、大小上发生变化的情况。

7. 闪光 闪光感的具体方位，并详询有无随后出现黑影增多，眼前是否出现马蹄形或锯齿状光圈并渐扩大，随后是否出现疼痛。

8. 色觉障碍 包括先天性和后天性色觉障碍。对后天性色觉障碍要问明是否对颜色敏感度下降，具体呈何种颜色。

9. 光觉异常 夜盲还是昼盲。对夜盲要注意区分先天性、后天性或假性（如屈光间质混浊、瞳孔膜闭、药物性瞳孔缩小等所致）。

10. 视疲劳 用眼后仅是感到视物模糊、眼部酸胀，还是伴有头痛、恶心、眩晕、精神萎靡等，闭眼休息后症状能否缓解；是否配戴眼镜，具体度数，是否常戴，症状有无改善。

11. **眼痛** 疼痛性质（烧灼感、刺痛、钻痛、跳痛、搏动痛、胀痛、眼球转动痛，有无牵扯痛、压痛等）、疼痛部位（眼睑痛、眼球痛、球后痛、眶部痛），一过性还是持续性，是否伴有视力下降、虹视、头痛、恶心、呕吐等，疼痛能否自行缓解还是需药物控制，疼痛前有无幻视等。

患者在没有就诊期间自己对眼部出现的与过去不一样情况的观察和体验，如眼分泌物的性状（脓性、黏液性、浆液性、纤维素性）、形态（丝状、泡沫状）以及分泌物量；流泪是经常流泪，还是迎风流泪，流泪的量等。

（二）既往史

详细记录眼病史和与眼病有关的全身病史。

（三）个人史

记录可能与眼病有关的特殊嗜好、生活习惯及周围环境。

（四）家族史

记录有无与遗传有关的眼病及近亲结婚史。

二、体格检查

1. **全身检查** 除按一般规定进行外，还应有所侧重，如白内障患者，手术时需压迫眼球可刺激迷走神经致眼心反射，应注意心脏功能情况；青光眼患者注意呼吸系统功能。

2. **眼部检查** 该部分列入眼科情况项内（必要时绘图表示）。如用表格病历，应按表格内容填写，可将眼部病变绘于有关图内，加以必要的文字说明。用自然光线或人工照明（电筒的集光光线、裂隙灯、眼底镜检查等），应养成先右后左、从外到内的检查顺序习惯，以避免记录时左右混淆或遗漏。但对传染性眼病，应先查健眼，再查患眼，防止两眼间交叉感染。检查时应注意两侧对照。检查一般按下列顺序进行，可列表，右侧记录右眼情况，左侧记录左眼情况，如左眼情况同右眼，可记录"同右"。

（1）视力：远视力、小孔视力、近视力、戴镜远近视力，镜片度数。

（2）眼球：眼球位置、大小、形状，眼球突出度、运动，有无运动障碍或眼球震颤；缺失者注明是先天性、手术性或外伤性无眼球。

（3）眼眶：双侧是否对称，有无缺损、压痛及凹陷（骨折）或增生；眶内有无炎症、出血或肿瘤。

（4）眼睑：皮肤色泽，有无松弛、红肿、皮下瘀血、瘀斑、脓肿、肿块、硬结及瘢痕；双侧眼睑是否对称，有无眼睑缺损、内翻、外翻、内眦赘皮；睑裂大小，有无上睑下垂、闭合不全、睑裂增宽、睑球粘连，眼睑闭合功能是否正常；睑缘有无红肿、溃疡、结痂、肥厚、鳞屑、分泌物；睫毛排列是否整齐、生长方向、疏密程度，有无变色、双行睫；眉毛有无脱落、变色。

（5）泪器：泪腺能否触及，有无红肿、压痛及肿块；泪点大小、位置有无外翻及闭塞；泪囊区有无红肿、压痛、波动、瘘管、隆起或瘢痕。挤压泪囊时有无分泌物自泪点溢出，并记录其性质及量；鼻泪管有无狭窄、阻塞。

（6）结膜

①睑结膜和穹隆部结膜是否光滑、透明；有无贫血、充血、水肿、乳头、滤泡及瘢痕形成；有无睑球粘连、假膜、新生血管、异物、结石等；睑板腺是否可见；乳头肥大，滤泡及

瘢痕（颜色、形态、大小、位置、排列）；有无分泌物，性状及量多少。

②球结膜是否充血（范围、程度及性质，如睫状充血、结膜充血或混合充血）、出血（颜色、大小、位置）、水肿；注意球结膜是否光滑、透明、湿润；有无干燥、色素沉着、异物、睑裂斑、翼状胬肉、血管瘤、痣及新生物等。

（7）巩膜：注意颜色，有无结节、局限性隆起、压痛、新生物、损伤等。

（8）角膜：大小、弯曲度、厚度，光滑或粗糙、凹凸不平；透明度，有无混浊（瘢痕性或浸润性），其大小、形态、位置、深浅，有无溃疡，染色情况；新生血管（深浅、位置、范围、形状）、新生物、色素、异物、损伤、角膜后沉着物；有无水肿、后弹力膜层皱褶等；知觉是否正常。

（9）前房：双眼比较深度；房水有无混浊，有无积血、积脓（色、形、量、位置）、异物等。

（10）虹膜：色泽、纹理；有无瞳孔残膜、异物、虹膜震颤；有无前后粘连、萎缩、结节、囊肿和肿瘤等；有无缺损、根部断离、新生血管及出血等；睫状体部有无压痛。

（11）瞳孔：双侧瞳孔是否等大、规则；瞳孔的大小及位置；直接、间接对光反射是否存在及其灵敏度；调节反应，辐辏反应。

（12）晶体：前后囊膜有无色素沉着及混浊；晶体有无混浊，详细描述其色泽、位置、形态和混浊程度；晶体前后曲率及厚度有无变化；晶体有无脱位或缺损（说明先天性或手术摘除）。晶体膜囊是否完整，皮质是否溢出。

（13）玻璃体：有无混浊，其色泽、形态、位置及与视网膜、晶体的关系；有无积血，有无液化及脱离，其液化程度及脱离部位状况。

（14）眼底：①观察视盘颜色、边界、形状、隆起（以屈光度数表示），生理凹陷（杯盘比），血管状况；②黄斑部注意中心凹反光及附近情况，有无水肿、渗出、出血、囊样变性、裂孔或色素；③视网膜血管，观察有无怒张、迂曲、闭塞或搏动，动脉壁反射度，管腔大小，是否规则，动脉与静脉比例及交叉处情况；④视网膜的颜色，有无水肿、渗出、出血、色素、萎缩、增殖、瘢痕（均应注明形状、大小、部位），有无新生物、寄生虫、异物、新生血管等；⑤有无视网膜脱离，注明部位、范围、隆起度、裂孔数量、位置、形态、大小等。进一步尚需三面镜检查。

（15）眼压：注明测定方法和测定时间，是否用过散瞳、缩瞳及其他降眼压药物。

（16）前房角镜及视野检查：部分患者，如青光眼患者必须术前详细检查房角、视野情况。

三、辅助检查

根据病情需要选择三大常规、肝肾功能、血生化、凝血功能、病毒系列、病原学检查、X线片、眼眶 CT 或 MRI、UBM、眼底血管造影、OCT、HRT、彩色眼底照相、裂隙灯照相、超声检查等。

第二十四节 耳鼻喉科病历书写重点要求

一、病史

(一)现病史

重点询问描述耳、鼻、咽、喉部的症状。

1. 耳部 耳部的常见症状有耳痛、耳聋、耳漏、眩晕等。

(1)耳痛:部位、性质、程度(轻、中、重),耳痛加剧或减轻的因素。

(2)耳聋:起病方式,侧别,程度,发病后是减轻、加重还是波动性;耳聋与职业、环境、用药及其他诱因的关系。

(3)耳鸣:音调的高低及特点;持续性或间歇性;有无诱因,如使用过耳毒性药物,患有全身其他部位疾病等。

(4)耳漏:分泌物的量及性质(浆液性、黏液性、脓性、血性等),持续性或间歇性,有无臭味。

(5)眩晕:诱因,发作次数、持续时间、间隔时间,有无物体旋转或自身旋转感,旋转方向;有无倾倒感及倾倒的方向;是否伴恶心、呕吐;与体位的关系,有无意识丧失。

(6)面瘫:发病诱因,单侧或双侧,有无逐渐加重,有无反复发作,有无泪液减少,有无味觉改变,有无伴发耳痛、眩晕等。

(7)其他:病变为单侧或双侧。是否伴有耳后肿胀、面瘫、发热、头痛、嗜睡、失语、呕吐等症状。

2. 鼻部 常见的症状有鼻塞、鼻漏、嗅觉异常等。

(1)鼻塞:单侧或双侧,部分或完全阻塞,持续性、间歇性或交替性,是否逐渐加重等。

(2)鼻漏:量及性质(水样、黏液性、脓性、血性等),持续时间,有无臭味,有无痂皮。

(3)鼻衄:单侧或双侧,出血量,偶发或经常,排出途径(前鼻孔、后鼻孔),有关的诱因。

(4)嗅觉障碍:单侧或双侧,减退、丧失、异常,暂时性或永久性。

(5)头痛:部位、性质、程度,有无规律性,持续时间,与鼻部症状的关系。

(6)鼻腔感觉异常:是否干、痒、痛或者打喷嚏。

3. 咽部 常见的症状有咽痛、异常感觉、吞咽困难、发音障碍等。

(1)咽痛:程度,时间(发作呈间歇性或持续性,持续时间,末次发病时间),有无发热、寒战等全身症状。

(2)异常感觉:是否有疼痛、干燥、烧灼、异物感等;异常感觉的部位,存在的时间。

(3)吞咽障碍:程度,发病以来的进食情况,有无食物自鼻腔呛出。

(4)分泌物:量、性质、气味等。

(5)发音障碍:声音改变、语言不清、开放或闭塞性鼻音。

(6)其他:根据病变部位及范围,询问是否有张口呼吸、呼吸困难、听力障碍等。

4. 喉部 常见的症状有声音嘶哑、呼吸困难、吞咽困难等。

（1）声音嘶哑：诱因、程度、时间，间歇性或持续性，是否进行性加剧等。

（2）分泌物：有无咳嗽、多痰现象，痰液的性状、量、气味等。

（3）呼吸困难：程度、性质，是否伴有吸气性喘鸣，加重的因素，对睡眠等日常生活的影响。

（4）吞咽障碍：有无吞咽疼痛，发病以来进食情况。

5. 气管、支气管症状　有无异物吸入史，误吸时间，异物种类、形状；呼吸困难程度及性质，有无紫绀、窒息现象；有无声音嘶哑、咳嗽、多痰、发热等伴随症状。

6. 食管症状　有无异物或化学物质误吞史，异物的性质、外形、大小，化学物质性质、浓度、数量，误吞时间，吞咽疼痛及吞咽困难的程度，有无发热、胸痛、呕血等症状。

（二）既往史

有无异物吸入呛咳史，有无异物及腐蚀剂吞入史，有无过敏体质或接触过敏物史。

二、体格检查

一般体格检查同内科病历，但须特别注意有无心血管系统及血液系统疾病、胸腺肥大（幼童），必要时应行 X 线检查。耳鼻咽喉科的专科检查包括以下各项。

1. 耳部

（1）耳廓：有无红肿、外伤、畸形、瘘管、疱疹、脓肿等；耳屏有无压痛；耳廓有无压痛及牵引痛；耳周围淋巴结有无肿大及压痛。

（2）外耳道：有无闭锁、狭窄、耵聍、分泌物（性质、量、色）；有无红肿、疖、肿物等。

（3）乳突区：有无红肿、压痛、瘢痕、瘘管。

（4）鼓膜：色泽，有无充血、内陷、外突、肥厚、瘢痕、萎缩、穿孔（位置、大小、形状）。

（5）耳咽管：是否通畅等。

（6）听力检查：用音叉（包括骨、气导比较试验、骨导偏向试验、骨导对比试验）、电测听、客观测听等。

（7）前庭功能检查：有内耳疾患者应检查。

（8）面神经功能检查：周围性面瘫患者应检查。神经功能 HB 分级；泪液试验，镫骨肌反射，味觉试验等定位检查；面神经电图，面肌电图等。

（9）咽鼓管功能检查。

2. 鼻部

（1）外鼻：有无畸形、瘢痕、红肿、压痛，是否对称。

（2）鼻前庭：鼻毛分布，有无红肿、疖、糜烂、皲裂、结痂、压痛。

（3）鼻腔：是否通畅，黏膜颜色，鼻中隔有无偏曲、糜烂、穿孔，中下鼻甲的大小，中下鼻道有无分泌物（量、性质）；鼻出血者应记录鼻中隔有无血管扩张，具体出血部位及鼻腔后鼻孔填塞物等；鼻腔、鼻窦肿瘤者应说明肿块部位、颜色、大小、质地、活动度及邻近器官受累情况等。

（4）后鼻孔：鼻中隔、鼻甲后端、耳咽管口、耳咽管隆凸、鼻咽顶及咽隐窝的情况。

（5）嗅觉：正常、减低、丧失，两侧嗅觉有无区别，与鼻腔通气的关系，持续性或一过性嗅觉障碍。

3. 咽部

（1）鼻咽：检查鼻咽顶，咽鼓管隆突开口，咽隐窝，后鼻孔等情况，如有病变应对其位置、颜色、范围等作进一步描述。

（2）口咽：两侧是否对称，有无充血、水肿、溃疡，软腭运动情况，悬雍垂有无过长、过短、畸形，扁桃体大小，有无渗出物或伪膜、异物、肿物等；咽后壁淋巴滤泡有无增生。

（3）喉咽：梨状窝是否对称，有无积液、异物或新生物等。

4. 喉部

（1）会厌：形态、活动情况，有无红肿、囊肿、新生物。

（2）杓区：杓状软骨有无充血、肿胀，运动情况。

（3）室带：色泽，是否肥厚、对称，有无隆起饱满，有无肿物，发音时情况。

（4）声带：颜色、边缘状态，两侧运动是否对称，声带紧张度，有无充血、出血、息肉、小结、新生物（位置、大小、形状），声门闭合情况。

5. 颈部　外形有无改变，有无充血、肿胀，有无包块（包块的质地、大小，边界是否清楚，有无触痛，是否可以推动等）。

6. 颅神经功能　侧颅底疾病患者应查。

（1）三叉神经：面部感觉有无减退，角膜反射有无消失，咬肌是否有力，颞肌是否萎缩等。

（2）舌咽神经：咽部感觉有无减退等。

（3）迷走神经：悬雍垂是否居中，软腭有无麻痹，声带运动是否受限，有无旁正中位固定等。

（4）副神经：有无胸锁乳突肌和斜方肌萎缩，耸肩是否对称等。

（5）舌下神经：伸舌有无偏斜，有无舌肌萎缩等。

对鼻咽、喉等处的新生物，鼓膜穿孔等体征除文字描述外最好有图像表示。

三、辅助检查

必要时进行相关的实验室检查、放射学检查（摄片、CT、MRI 等）、内镜检查、造影、组织活检等。

1. 实验室检查　除一般常规检验外，局部有炎性病变者，应取分泌物或脓液涂片检查、细菌培养及药物敏感测定。喉部、鼻部较大手术，如喉截除术、上颌骨截除术或颞骨截除术等，或须用全身麻醉的患者，应检查肝、肾功能，酌情测定血糖。酌情施行脑血流图、心电图及超声波等检查。

2. 放射学检查　视情行摄片、CT、MRI 等检查。

第二十五节　口腔科病历书写重点要求

一、口腔科专科病史

全身病史同一般内科病历要求，局部病史重点询问了解描述口腔、颌面和头颈部的症状。

（一）口腔颌面部感染性疾病

1. 发病时间，病情缓急，疼痛性质，病变部位，患者年龄，肿胀范围。

2. 感染的来源，可能的病原微生物，有无全身诱发因素或反复发作史。

3. 张口、吞咽、言语、咀嚼等功能障碍，尤其要关注呼吸道梗阻、精神意识状态。

4. 肿痛的中心部位、有无全身症状，体温升高程度和热型。

5. 肿胀区域是否有波动感、压痛，皮肤色泽和肿胀性质，有无区域性感染性淋巴结肿大。

6. X线检查有无阳性体征，是否有下唇麻木和多数牙松动及叩痛，有无瘘管、溢脓、死骨形成、病理性骨折等阳性体征。

7. 关注严重并发症：如败血症、脓毒血症、中毒性休克、水与电解质紊乱、海绵窦炎、脑膜炎、脑脓肿、肺炎、肺脓肿和纵隔炎的临床特异症状。

（二）口腔颌面部损伤性疾病

1. 致伤的原因、打击力和方向、外力性质、受伤部位、伤后表现、疼痛性质和特点以及现场情况及最主要的主诉症状。

2. 受伤外力的中心部位，有无瘀斑或皮下血肿，肿胀范围。

3. 创面形态、洁净度，有无污物附着，出血部位和数量，有无坏死组织存在。

4. 有无咬殆关系紊乱和骨折性质、骨段移位及异物存留；有无张口受限、运动失调；有无面神经损伤性面瘫、三叉神经损伤性麻木或疼痛以及涎瘘存在。

5. 注意有无颅脑损伤，有无恶心、呕吐、耳鼻漏及其他部位并发伤。

6. 注意有无休克症状、昏迷现象及其程度和持续时间。

7. X线摄片可明确骨折部位和性质及其移位情况，必要时可拍摄 CT + 3D 重建，以更加精细了解骨折的相关情况。

8. 尤其要关注火器伤和灼伤的特征性临床表现。

（三）口腔颌面部肿瘤及瘤样病变性疾病

1. 发病年龄，病程长短，原发部位，肿块色泽，生长速度及近期有无加快倾向，肿块内容和性质，有无触痛感，有无创伤史。

2. 发病属先天性或后天性，或同时伴有其他部位的特征性改变。

3. 有无疼痛、出血、溃疡、穿刺内容液或物，病损呈结节、斑块溃疡或菜花状改变。

4. 有无鼻出血、鼻塞、脓涕、复视、下唇麻木、面瘫、颌骨乒乓球感甚或病理性骨折，活动度与神经干方向是否相关。

5. 既往手术史或其他治疗史，有无复发史，与全身疾病是否有关，有无家族史。

6. X线检查可见阳性体征。例如：透光阴影或骨质吸收、破坏等X线征象，与正常组织相异。

7. 是否有牙周炎、不良修复体，甚至异物存在；是否有压迫神经症状，有无嗜酸性粒细胞增高。

8. 有无区域性淋巴结转移或远处转移，有无体温升高、白细胞增多等肿瘤样特异改变。

9. 明确诊断须依靠病理检查，必要时行免疫组化病理检查，以明确组织来源。

（四）唾液腺疾病

1. 时间，侧别，性别，年龄，表现，症状，口干程度，迷走部位特征。

2. 有无涎石绞痛，进食后症状，导管分泌物；是否伴有结石及其继发的炎性肿块，X

线有助于诊断。

3. 黏膜的色泽、质地、大小、边界和破溃后再复发症状。

4. 污染接触或感染肿胀史，潜伏期，是否双侧受累或伴全身症状，导管口有无脓性分泌物，是否伴发局部蜂窝织炎，有无反复肿胀或间隔发作史，造影是否呈病理改变。

5. 有无系统性疾病或手术史，时间、速度、发作性质、涎液量，B 超、造影和放射性核素扫描、实验室特异检查、CT、MRI 等，必要时以病检确诊。

6. 速度、发生部位、质地、周界、活动浸润度，周边组织累及，近期肿块增长，有无疼痛、麻木发生；追溯既往史，检查区域淋巴结和肺、肾、肝、脑等易远处转移区。

（五）颞下颌关节疾患

1. 有无诱因、全身疾病或局部感染前驱，性别、侧别、病史、时间、年龄以及疼痛和感染症状。

2. 是否有关节附着区疼痛或运动受限到消失，有无咬𬌗关系异常，髁突位置、运动异常。

3. 有无肌肉失常，是否有"扳机点"、下颌运动异常和牙列紊乱，中线偏颌与否，有无颌面瘢痕。

4. X 线、造影、CT 检查和实验室特殊检查。

（六）口腔颌面部神经性疾患

主要集中于三叉神经痛、面神经麻痹和面肌抽搐等疾病。

1. 年龄，病史，部位，诱因，易感时间，是否伴有精神症状，有无面部刺激史。

2. 异常感觉性质，有无"扳机点"、阳性体征、放射性和定位能力。

3. 有无间歇缓解期，是否伴有其他神经功能障碍、面部表情异常和阵发性抽搐。

（七）口腔颌面部畸形及缺损

1. 先天性或后天性，致畸原因，功能障碍，是否伴发其他部位的同因畸形。

2. 对进食、语言及呼吸功能的影响，喂养情况，后天畸形的发病和形成过程，口腔功能障碍类型、程度的诊断情况。

3. 其他原因的畸形：半侧颜面发育性萎缩或肥大，放射性损伤等疾患的临床特征性症状。

（八）口腔修复专业疾患

1. 有无各种牙体硬组织、牙列组织和相邻组织缺损，甚或上、下颌牙全部缺失的牙列缺失症状。

2. 牙体缺损、牙列缺损或牙列缺失的时间、造成的原因、发展的过程，以及以往是否接受过修复治疗，修复效果如何等相关问题。

（九）口腔正畸专业疾患

牙𬌗畸形的分类标准，生长发育的评估，拔牙矫治的诊断以及正畸诊断技术。

（十）口腔内科疾病

1. 牙体牙髓病

（1）龋病分类和症状。

（2）牙损伤的诊断和表现。

（3）牙发育异常的形态、质地和缺损及有关症状。

（4）牙髓病、根尖周病的分类、特征、症状和转归。

（5）牙周牙髓病的原发和继发现象，有无急性发作表现。

2. 牙周病

（1）牙龈病的范围、病因、发病年龄、诊断标准、病理分型和同青春期、妊娠期、家族性有无关联现象。

（2）有无特异性和非特异性感染。

（3）牙周炎的分型、年龄、患病率、诊断标准，以及牙槽骨吸收水平。

（4）有无逆行性牙髓炎发生，与年龄、青春期及前期是否关联，有无根分叉病变和牙周脓肿形成。

3. 口腔黏膜皮肤病

（1）局部或全身损害因素、基本临床损害的客观症状。

（2）原发或继发性，有无病损的同时存在。

（3）病损发生的时间，病损的范围、边缘、基底和伪膜等特征的表现。

（4）同时要鉴别认识有关斑疹、丘疹、水疱、大疱、脓疱、风疹、结节和肿物的原发性表现，鳞屑、糜烂、溃疡、结痂、皲裂、萎缩、瘢痕、硬化、苔藓样变和增殖的继发性损害。

二、体格检查

（一）一般体格检查

重点检查头颈部淋巴结、头颅、眼（包括眶距、眼睑闭合，眼球运动，结膜，瞳孔大小、形状，对光反射以及视力等）、耳（有无脑脊液耳漏、外耳道流血等）、鼻（鼻腔有无阻塞、异常分泌物及其性状）、咽喉等部位。

（二）专科检查

口腔专科检查包括颌面部、口腔软组织、颞颌关节、涎腺、颈部和牙体、牙周组织等内容。应根据主诉，有重点、有选择、有顺序地先口外后口内逐项检查记录，有关鉴别诊断的重要阴性项目也应记录。

1. 颌面部

（1）视诊：颜面表情。颌面是否对称，面上、中、下三部的正、侧比例是否协调，有无肿胀、肿块、瘘管、畸形或缺损。如有肿块或肿胀，应注明准确的部位和所涉及的周围解剖界限以及与周围组织器官的关系和对功能影响等。面颈部皮肤之色泽、皱纹。

（2）触诊：在视诊的基础上对病变区进行进一步检查，以了解病变区皮肤温度、硬度，病变的范围和深度，有无压痛、波动感等。对口底及颌下区病变应记录双手联合触诊的情况。如有肿块，应注意其质地、边界、肿块直径大小、活动度以及与深部组织和皮肤的关系。有无异常搏动及压缩等。颌面骨的检查，应注意其大小、对称性、有无膨隆或缺损。对于骨肿块应检查骨质膨隆或增生的范围，骨面有无乒乓球样感。

（3）探诊：颌面部有瘘管、窦道时，应进行探诊检查，了解其深度、方向，是否贯通口腔，能否触及粗糙骨面或可移动的死骨块、异物等。必要时可在瘘管内注入染色剂（如亚甲蓝）或行瘘道造影，以进一步明确其走向。

2. 口腔软组织　包括口唇、颊、腭、舌及口底等部位。

（1）口唇：唇的颜色和弹性，有无鳞屑、皲裂、疱疹，与皮肤的界限是否清楚整齐。两侧口角是否对称，有无唇部过度紧张或增大。

（2）颊部：腮腺导管开口处有无红肿，导管有无条束状改变。颊部黏膜有无色泽异常、表面糜烂及溃疡（数目、大小、部位、形态、表面假膜的性质，基底部有无浸润性硬结，有无明显触痛，触之是否易出血等）。必要时应对腮腺导管作探诊检查。

（3）腭：硬腭、软腭、悬雍垂、舌腭弓等处的黏膜有无病损、畸形缺损、瘘管、肿块等。软腭、舌腭弓、咽腭弓的运动，有无肌肉瘫痪或腭咽闭合不全等。

（4）舌：舌的形态、大小和颜色，有无硬结、溃疡、肿块、齿痕，是否松软、肿胀；有无舌苔及其颜色、厚薄；舌背有无裂纹、角化；舌体、舌根、舌背及舌腹的黏膜及乳头形态；舌系带位置，舌向上、向前运动是否受限或偏向一侧；对舌肌病变及溃疡应行触诊，以了解病变所在的范围、硬度、浸润等情况。舌部的恶性肿瘤还应记录其前后位置及与中线的关系。对某些舌病，必要时还需进行舌味觉功能检查。

（5）口底：黏膜的色泽、有无糜烂或溃疡等情况。颌下腺导管开口处有无红肿及异常分泌物、溢脓。触诊应双手口内外同时进行，注意口底区有无肿块或硬结，颌下腺导管有无条囊状改变，是否触及导管内结石。口底有无肿块或肿胀。

3. 涎腺　三对涎腺的检查，其中以腮腺及颌下腺为主。注意观察两侧是否对称，触诊时应同时检查腮腺和颌下腺的导管，注意涎液分泌情况。如有肿块，应记录其大小、质地、活动度、压痛等情祝。必要时应行涎腺分泌功能的检查。

4. 颞下颌关节　注意颜面下 1/3 左右两侧是否对称、协调，有无明显缩短或增长，颏部中点是否居中。必要时应对下颌角、下颌支、下颌体的大小、长度用尺测量，并左右两侧比较。

（1）颞颌关节检查：以触诊为主，注意髁状突的活动度，有无消失或过度活动、弹响及摩擦感；明确弹响与张闭口的关系；关节区有无压痛及肿物等。

（2）咀嚼肌检查：双侧肌肉质地、收缩强度对比与肌肉疼痛、张闭口关系等。

（3）下颌运动：开口型是否正常，前后及侧向运动两侧是否对称、协调。下颌前伸时下前牙中线有无偏斜。下颌运动时有无疼痛，张口有无受限。若张口受限，应记录其张口度。在下颌做任何方向运动，均需注意有无弹响，并观察其弹响发生的时间、性质、次数。必要时可辅以听诊器协助。

5. 𬌗关系检查　𬌗曲线、𬌗面有无磨损、是否有创伤等。异常𬌗关系情况存在时，应注意牙列缺失及修复情况。对某些颌骨正畸的患者𬌗关系尤其应有准确、仔细的记录。

6. 牙齿及牙周检查　牙齿部位的记录符号以十字形线条将上下左右四区的牙齿，依照牙位排列顺序，自前至后，用数字代表，分别记载在各区内。恒牙用阿拉伯数字代表，乳牙用罗马数字代表。

（1）牙齿的数目、形态、排列和接触关系，有无龋坏和变色等；有无缺牙及多生牙；色泽是否正常；有无拥挤、稀疏、错位、倾斜、阻生等情况。

（2）松动度：正常生理性松动度不计度数，大于生理性松动度而不超过 1mm 者为 Ⅰ°，松动度相当于 1～2mm 者为 Ⅱ°，松动度大于 2mm 者为 Ⅲ°，异常松动至上下浮动者为 Ⅳ°。

（3）修复情况：有无充填物、人造冠、固定桥及托牙等，注意其密合度，有无继发性病变。

（4）牙龈有无充血、肿胀、增生、糜烂、萎缩和坏死，龈黏膜有无瘘管和溃疡。

（5）盲袋情况：盲袋分为龈袋及牙周袋（骨上袋、骨下袋）两种，记录其部位及范围，并测量其深度，以 mm 计算，盲袋内有无分泌物。

（6）牙石：分为龈上及龈下两类，注意其部位及程度，龈上牙石可分为少量（＋），中等量（＋＋），大量（＋＋＋）（牙石多或面亦附有者）。

（7）牙齿龋洞的部位、深浅，有无穿髓、探痛，患牙有无明显叩击痛，根尖区是否有压痛，牙齿有松动的临床评估等。

7. 口腔颌面颈畸形检查 有口腔颌面颈部先天性或后天性畸形者，除按口腔专科检查要求外，应参考整形外科病历书写要求，进行检查及记录。

8. 颈部检查 除观察颈部有无畸形、肿胀或肿块等外，应对病变区仔细确诊，以了解病变的性质、深度及与颈部重要结构的关系，肿物的大小、位置、质地、活动度、有无压痛及搏动等。

9. 淋巴结 注意耳前、耳后、颊、颏下、颌下及颈部各组淋巴结的数目、大小、硬度、活动度、压痛等。

三、辅助检查

1. 实验室检查 根据病情需要进行相关的检验（如三大常规、肝功能、各型肝炎、艾滋病的化验）及心电图等检查。

2. X 线及其他检查 根据病情需要选择 X 线摄片、造影、CT、MRI 等检查。

第二十六节 康复医学科病历书写重点要求

康复病历是以残疾为中心的病历，是功能评定的病历，是综合评估的病历，是跨科性评估的病历。

一、病史

（一）主诉
写明患者就诊时最突出的症状、功能障碍及其出现时间和近期情况，不需要用医学术语表述。

（二）现病史
应围绕主诉，叙述致残的原因、经过、演变、治疗过程及当前症状。包括：
1. 身体伤病发生的部位及造成功能障碍的部位、时间。
2. 功能障碍的内容、性质及程度。
3. 功能障碍对患者日常生活和社会生活方面产生的影响。
4. 以往诊治的情况，是否接受过康复医疗及治疗后的状况。
5. 一般情况：指患者发病后的精神状况、睡眠、食欲、体重等情况。
6. 简要描述发病以来日常生活活动能力，如：进食、穿衣、修饰、洗澡、二便控制、如厕、转移、行走、上下楼梯等情况。

（三）既往史
既往一般健康状况、慢性疾病史、传染病史、预防接种史、手术外伤史、输血史、食物或药物过敏史等。重点记录与现在病情发展有关的病史，特别要记录以下四个系统：心血管系统、呼吸系统、神经系统和肌肉骨骼系统；并注意病人对以往疾病压力的反应。

（四）个人史、职业史

记录出生地及长期居留地，生活习惯及有无烟、酒、药物等嗜好，职业与工作条件及有无工业毒物、粉尘、放射性物质接触史，有无冶游史。记录患者平素生活和工作环境、职业特点及心理社会适应状况等内容。患者如果是脑瘫患儿，应记录患儿出生情况、喂养情况、生长发育情况等。

（五）心理史

主要内容：以前是什么性格，是否有重大心理创伤史，病时性格如何，对康复知识有无认识，对身体康复的期望值如何。

（六）婚育史、月经史

婚姻状况、结婚年龄、配偶健康状况、有无子女等。女性患者记录初潮年龄、行经期天数、间隔天数、末次月经时间（或闭经年龄）、月经量、痛经及生育等情况。

（七）家族史及遗传病史

父母、兄弟、姐妹健康状况，有无与患者类似疾病，有无家族遗传倾向的疾病。应了解家庭成员的构成及健康情况、生活方式、经济状况、患者本人在家庭中承担的责任与义务。

二、体格检查

一般的体检本章不予赘述，以下简述康复体检要注意的重点内容。

1. **体表及生命体征** 身体姿态有无异常（畸形）；神情有无紧张、焦虑不安或淡漠、忧郁；血压是否正常（有眩晕者要分别量取仰卧、坐位及立位血压）；心率多少（注意有无心律不齐、心动过速）；体重多少（监测其变化）。

2. **皮肤及淋巴** 局部皮肤（尤其受压处）有无坏死、压疮；有无外伤瘢痕、破损（尤其皮肤感觉消失者）；有无血管神经性水肿；淋巴结有无肿大、压痛，肢体有无淋巴水肿。

3. **头部** 有无瘢痕、畸形；姿势是否异常。

4. **眼** 检查近视、远视；有无复视、视野缺损；目前眼镜是否合适，是否应矫正，良好的视力有利于康复训练和各种技巧的学习。

5. **耳** 检查听力（良好的听力对接受康复训练至为重要）。

6. **口腔和咽部** 注意齿列是否正常，有无缺齿；有无唇、腭畸形；舌运动是否正常；注意颞颌关节可活动度、有无压痛等。

7. **呼吸系统** 按常规体检方法进行，注意有无胸廓畸形（严重脊柱侧弯），呼吸运动及肺通气能力是否受限；要注意咳嗽是否有力，能否顺利咳出痰液。

8. **心血管系统** 按常规体检方法进行。心脏情况与运动锻炼耐受量有关，应检查心脏有无异常，此外，还要注意末梢循环情况。对穿戴假肢矫形器者，注意肢体局部有无因受压而影响血液循环的情况；有无动脉阻塞、静脉曲张等征象。

9. **腹部、泌尿生殖系统** 按常规方法进行。但要注意，在给痉挛性瘫痪患者做腹部检查时，宜先做听诊，后做触诊和叩诊，以免刺激肠蠕动。对脊髓损伤留置导尿管的患者，应注意尿道外口有无溃疡；注意检查肛门括约肌张力。

10. **神经系统、骨关节肌肉系统** 这两个系统检查是康复体检的重点。要特别仔细地观察肌肉、骨骼关节的外形有无异常；注意肌肉或肌群的对称性，有无萎缩等；观察并触摸骨关节有无红肿、发热、畸形和疼痛；如有截肢，观察截肢的水平、长度和残端的形状。检查有无肌肉触痛，注意产生触痛的活动和触痛部位，是否有放射痛；触摸肌肉，鉴别异常肿胀、发热、肌紧张等；检查肌张力是否正常，有无增高或降低。深感觉检查中要特别注意本体感觉和位置觉。有关肌力、感知觉功能、关节活动度、步态以及语言、认知功能等项目的具体检查方法请参见"神经科病历书写重点要求"相关章节。

三、康复评定

康复医学的检查不但重视基本的运动、感觉的检查（如肌力、关节活动度等），更重视功能性的综合检查，如运动功能评定、平衡功能评定、步态分析、日常生活活动能力评定、交流能力评定、认知功能评定、心理测验等。应在患者入院 7 天内完成初次评定；住院每满 1 个月完成一次中评；出院前 1 周内完成末评。

1. 初期评定　由协作组组长（由康复医师担任）组织协作组各专业成员根据各自对患者检查评估的情况进行，内容有：根据患者存在的主要功能障碍，确定康复治疗的目标，制定康复治疗计划和注意事项，预测康复治疗效果以及可能影响康复治疗的因素。

2. 中期评定　主要是观察患者经过一段时间的康复治疗后功能的改变及恢复情况，分析原因，作为调整下阶段康复治疗计划的依据。

3. 末期评定　患者出院前的功能恢复情况。评价康复治疗结果，提出今后重返社会或进一步康复的指导性建议。

4. 康复评定量表　日常生活能力评定表（至少每月一次），脊髓损伤综合评定量表（每月一次），家庭及社区康复计划书，其书写内容主要是：患者出院时状况、需注意事项，提出今后具有指导性的康复具体化建议。

四、辅助检查

按病情需要进行。
1. 实验室检查：三大常规、血生化等。
2. 心电图检查、动态心电图。
3. 多普勒超声、颈动脉超声、心脏超声、四肢血管超声、肌电图、脑电图。
4. 神经放射学检查：头颅 CT、MRI 等。

第二十七节　放射肿瘤科病历书写重点要求

一、病史

（一）现病史
1. 手术后或放化疗后再入院的肿瘤患者，主诉项目中可以使用疾病名称和诊断性术语。
2. 围绕主诉记录从起病到就诊时疾病的发生、发展经过和具体诊治情况。需重点描述病理检查结果、既往化疗方案、放疗方案、疗效及末次放化疗结束时间。

（二）既往史
有无肝炎、结核、寄生虫病、心血管病、代谢及内分泌疾病、血液病、其他肿瘤等疾病及外伤手术史、药物过敏史。

（三）个人史
记录患者职业、生活饮食习惯、烟酒嗜好程度及年限、女性患者月经史及生育史，有无接触化学物质及放射线。

（四）家族史

记录有无肿瘤家族史及遗传病史。

二、体格检查

对患者一般状况应进行评分。应侧重检查肿瘤相关体征及全身浅表淋巴结情况（包括部位、大小、数目、质地、移动度、有无压痛及融合等）。对鼻咽癌、喉癌、宫颈癌、直肠癌等需进行专科检查并详细记录。专科检查中应记录重要的阴性体征。

三、初步诊断

能明确分期者应进行肿瘤的分期诊断。

第二十八节 介入医学科病历书写重点要求

一、病史

（一）主诉

写明患者就诊时最突出的症状、功能障碍及其出现时间或者治疗手段及时间。

（二）现病史

一般记录与一般内科及普通外科相同。对某些进行性症状，如肿块、疼痛、出血、发热、消瘦、纳差、贫血、黄疸等应详细询问，尤以中年以上患者更应警惕。患者既往治疗的情况反馈，了解患者职业、生活环境、饮食习惯以及烟酒嗜好等。

（三）既往史

询问有无高血压、糖尿病、心脏病等既往史，有无传染病接触史，有无外伤、手术史。有无食物、药物等过敏史。

（四）个人史及婚育史

职业、工种及有无工业毒物、粉尘、放射性物质接触史，居住环境及有无吸烟史（包括每日吸烟量、吸烟年、戒烟情况及被动吸烟等）。

（五）家族史

父母、兄弟、姐妹健康状况，有无与患者类似疾病，有无家族遗传倾向的疾病。

二、体格检查

1. 营养状况。
2. 区域淋巴结检查，尤其是颈部，腋下、腹股沟部。
3. 各个系统体格检查。

三、辅助检查

除常用的实验室检查、X线检查、细胞和组织病理学检查外，根据病情需要，还可有超声波、内镜、放射性核素、CT、磁共振等检查。

四、初步诊断

应反映出病因、病理、病变部位。

第二十九节　核医学科病历书写重点要求

一、病史

（一）现病史

1. 因核医学涉及病种繁杂，注意询问、记录与主诉相关的情况，如有无畏寒、怕热、乏力、多汗、易激动、心悸、食欲异常、烦渴、多饮、多尿、毛发脱落、过胖或过瘦、四肢感觉异常、肢体及关节疼痛。有无头痛、视力障碍和视野缺损。有无骨折、骨痛、肌肉震颤、痉挛、麻痹等。

2. 放射性核素治疗史，特别是核素使用情况（治疗次数及时间间隔，分次剂量及累积剂量），治疗后的病情变化（治疗后镇痛药物的变动情况及疼痛变化）。

3. 手术治疗情况（术式、术中所见、病理）。

4. 对恶性肿瘤应注明 TNM 分期（分级、分层、分期）。

5. 一般情况，如食欲，大小便，体重，睡眠，性格等。

（二）既往史与个人史

询问有无接触化学物质、放射线、病毒感染等情况；有无内分泌、遗传、免疫等方面的内在因素；了解患者职业、生活环境、饮食习惯以及烟酒嗜好等。有无高血压、甲亢、糖尿病、肝病、心脏病、恶性肿瘤等病史及治疗情况，有无精神创伤、过度紧张及手术、外伤史，月经、婚育史，有无月经紊乱、闭经及产后大出血史。

（三）家族史

有无类似疾病史或先天性遗传性疾病，有无恶性肿瘤、糖尿病、甲状腺疾病、侏儒症或肥胖症等病史，父母是否近亲结婚。

二、体格检查

1. 甲状腺：甲状腺是否肿大（弥漫性或结节性肿大），质地如何，有无压痛、震颤和血管杂音；有无甲状腺结节（结节部位）；有无甲亢眼征（检查眼球突出程度，有无眼球压力增高、眼睑下垂、眼裂增宽、球结膜充血、角膜溃疡、眼外肌麻痹等）。

2. 心肺听诊：心率、心律、有无杂音及心包摩擦音；呼吸频率、深度，两肺呼吸音。

3. 浅表淋巴结：重点检查颈淋巴结与锁骨上、下淋巴结有无肿大、触痛及活动度。

4. 疼痛部位、性质、程度、分级等。

5. 肢体骨骼及关节有无畸形，双手有无震颤，肌张力、感觉、生理反射有无异常。

6. 肿瘤的部位、大小、数量、形状、表面光滑度、质地、压痛、活动度及与周围组织器官的关系等。肿瘤所在部位对邻近器官有无压迫、阻塞、浸润等。区域淋巴结检查：尤其是颈部、腋下、腹股沟部。常见远处转移部位的检查，如肝、肺、直肠、有局部固定疼痛的骨骼等。

三、辅助检查

1. 常用的实验室检查；相关的各种激素、肿瘤标志物等检查；血电解质及钙、磷水平测定。

2. 心电图、超声波、X 线、CT 或 MRI 等。

3. 放射性核素检查：甲状腺摄碘功能测定、唾液腺动态显像、核素肿瘤显像、全身骨显像等。

4. 病理检查。

第三十节 营养科病历书写重点要求

一、病史

一般记录与一般内科相同，此次发病的主要症状特点及其发展变化、伴随症状，发病后的诊疗经过及结果、睡眠、饮食等变化，以及与鉴别诊断有关的阴性资料。重点询问与营养风险筛查评估有关的相关症状和病史，包括临床与营养相关的药物治疗或营养补充剂的服用情况。

二、体格检查

（一）一般状况

包括身高、体重、腰围、上臂围和三头肌皮褶厚度等，并计算体质指数（BMI）。对于儿童，还要测量头围和胸围。综合判断发育情况、食欲、意识及精神等。

（二）营养状况

按照皮肤及皮下组织、头部、颈部、胸部、腹部及四肢等顺序进行检查，侧重与营养有关的体征。

1. 皮肤 皮肤的弹性、光泽；是否有瘀斑、黄染、毛囊角化；是否有鳞皮和脂溢性皮炎；皮下组织中脂肪的情况。

2. 头部 儿童注意查看有无颅骨软化、前囟未闭、方颅；毛发是否稀疏易断；有无鼻衄；眼结膜有无苍白、充血、溃疡，是否干燥；口唇是否苍白、干裂，有无溃疡；舌的颜色及质地，舌乳头情况；齿龈有无肿胀或出血，有无龋齿、缺齿。

3. 颈部 重点查看甲状腺情况。

4. 胸部 查看有无鸡胸、漏斗胸、肋骨串珠等。

5. 腹部 腹部外形及肝脾情况。

6. 四肢 是否有肌肉萎缩；干骺端有无肥大；有无"X"形腿、"O"形腿、哈氏沟；指（趾）甲是否苍白，有无反甲、杵状指、脊状甲。

三、辅助检查

实验室检查有血尿粪常规、生化指标、血电解质情况，肝肾功等；胸部及四肢的畸形可视情况进行 X 线片检查。

四、初步诊断

除一般临床诊断外，还要有营养筛查结果及营养诊断。

第三十一节　高压氧科病历书写重点要求

一、病史

1. 主诉　疾病的主要症状及病程。

2. 现病史　按照时间先后，层次分明，有条不紊地描述疾病发生发展的临床表现，包括同室人有无相似症状。

3. 既往史　有无肺气肿、肺大疱、支气管扩张、高血压、严重心脏病、恶性肿瘤、结核病等病史。

4. 个人史　有无有毒物质引起的慢性或急性中毒的职业、环境及其他因素存在。妇女是否怀孕情况。

二、体格检查

按一般病历要求记录，如无阳性体征，记录可从简。

三、辅助检查

1. 实验室检查　血常规、血气分析等。
2. 放射学检查　胸部 CT、脑 CT、MRI 等。

第七章 处方、医嘱书写要求及格式

第一节 处方的定义、书写规范

一、处方的定义

处方是指由注册的执业医师和执业助理医师（以下简称医师）在诊疗活动中为患者开具的、由取得药学专业技术职务任职资格的药学专业技术人员（以下简称药师）审核、调配、核对，并作为患者用药凭证的医疗文书。处方包括医疗机构病区用药医嘱单。

在医疗工作中，处方记录了医生对患者药物治疗方案的设计和对疾病正确用药的指导，反映了医务人员的诊疗水平与是否合理用药、合理治疗，是患者药费支出的详细清单，是医院管理部门统计用药情况、进行药占比分析的重要依据，也是处理医疗纠纷的重要举证材料。

二、处方书写规范

（一）处方书写规则

1. 患者一般情况、临床诊断填写清晰、完整，并与病历记载相一致。

2. 每张处方限于一名患者的用药。

3. 字迹清楚，不得涂改；如需修改，应当在修改处签名并注明修改日期。

4. 药品名称应当使用规范的中文名称书写，没有中文名称的可以使用规范的英文名称书写；医疗机构或者医师、药师不得自行编制药品缩写名称或者使用代号；书写药品名称、剂量、规格、用法、用量要准确规范，药品用法可用规范的中文、英文、拉丁文或者缩写体书写，但不得使用"遵医嘱"、"自用"等含糊不清字句。

5. 患者年龄应当填写实足年龄，新生儿、婴幼儿写日、月龄，必要时要注明体重。

6. 西药和中成药可以分别开具处方，也可以开具一张处方，中药饮片应当单独开具处方。

7. 开具西药、中成药处方，每一种药品应当另起一行，每张处方不得超过5种药品。

8. 中药饮片处方的书写，一般应当按照"君、臣、佐、使"的顺序排列；调剂、煎煮的特殊要求注明在药品右上方，并加括号，如布包、先煎、后下等；对饮片的产地、炮制有特殊要求的，应当在药品名称之前写明。

9. 药品用法用量应当按照药品说明书规定的常规用法用量使用，特殊情况需要超剂量使用时，应当注明原因并再次签名。

10. 药品剂量与数量用阿拉伯数字书写。剂量应当使用法定剂量单位：重量以克（g）、毫克（mg）、微克（μg）、纳克（ng）为单位；容量以升（L）、毫升（ml）为单位；国际单位（IU）、单位（U）；中药饮片以克（g）为单位。

片剂、丸剂、胶囊剂、颗粒剂分别以片、丸、粒、袋为单位；溶液剂以支、瓶为单位；

软膏及乳膏剂以支、盒为单位；注射剂以支、瓶为单位，应当注明含量；中药饮片以剂为单位。

11. 给药途径应写明口服（po）、皮下注射（sc或ih）、皮内注射（id）、肌内注射（im）、静脉注射（iv）、静脉滴注（iv drip或iv gtt）；给药次数应写明每天1次（qd）、每天2次（bid）、每天3次（tid）、每天4次（qid）、隔天1次（qod）、每两天1次（q2d）、每6小时1次（q6h）；给药时间应写明饭前（ac）、饭后（pc）、上午（am）、下午（pm）、睡前（hs）、每天早晨（qm）、每天晚上（qn）、每周（qw）、需要时（sos）、必要时（prn）、立即（St或Stat）等。

12. 除特殊情况外，应当注明临床诊断。

13. 开具处方后的空白处划一斜线以示处方完毕。

14. 处方医师的签名式样和专用签章应当与院内药学部门留样备查的式样相一致，不得任意改动，否则应当重新登记留样备案。

（二）处方开具的要求

1. 医师开具处方应当使用经药品监督管理部门批准并公布的药品通用名称、新活性化合物的专利药品名称和复方制剂药品名称。

医师开具院内制剂处方时应当使用经省级卫生行政部门审核、药品监督管理部门批准的名称。

2. 医师应当按照国家卫计委制定的麻醉药品和精神药品临床应用指导原则，开具麻醉药品、第一类精神药品处方。

3. 门（急）诊癌症疼痛患者和中、重度慢性疼痛患者需长期使用麻醉药品和第一类精神药品的，首诊医师应当亲自诊查患者，建立相应的病历，要求其签署《知情同意书》。

病历中应当留存下列材料复印件：

（1）二级以上医院开具的诊断证明；

（2）患者户籍簿、身份证或者其他相关有效身份证明文件；

（3）为患者代办人员身份证明文件。

4. 医师利用计算机开具、传递普通处方时，应当同时打印出纸质处方，其格式与手写处方一致；打印的纸质处方经签名或者加盖签章后有效。药师核发药品时，应当核对打印的纸质处方，无误后发给药品，并将打印的纸质处方与计算机传递处方同时收存备查。

三、处方标准和印制

处方标准由国家卫计委统一规定，处方格式由省、自治区、直辖市卫生行政部门（简称省级卫生行政部门）统一制定，处方由医疗机构按照规定的标准和格式印制。

处方标准包括处方内容和处方颜色的规定。

1. 处方内容

（1）前记：包括医疗机构名称、费别、患者姓名、性别、年龄、门诊或住院病历号、科别或病区和床位号、临床诊断、开具日期等。可添列特殊要求的项目。

麻醉药品和第一类精神药品处方还应当包括患者身份证明编号，代办人姓名、身份证明编号。

（2）正文：以Rp或R（拉丁文Recipe"请取"的缩写）标示，分列药品名称、剂型、规格、数量、用法用量。

（3）后记：医师签名或者加盖专用签章，药品金额以及审核、调配、核对、发药药师签名或者加盖专用签章。

中成药处方要求与西药处方相同，其他中药处方也可用西药处方样式，但处方所列各项内容均用中文，其他处方格式、用法等同西药处方要求。

2. 处方颜色

（1）普通处方的印刷用纸为白色，右上角标注"普通"。

（2）急诊处方印刷用纸为淡黄色，右上角标注"急诊"。

（3）儿科处方印刷用纸为淡绿色，右上角标注"儿科"。

（4）麻醉药品和第一类精神药品处方印刷用纸为淡红色，右上角标注"麻、精一"。

（5）第二类精神药品处方印刷用纸为白色，右上角标注"精二"。

四、处方格式

（一）门诊普通处方格式

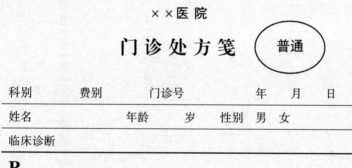

注：普通处方印刷用纸为白色，长 19cm，宽 13cm。

（二）门诊急诊处方格式

××医 院

门诊处方笺 （急诊）

科别_____	费别_____	门诊号_____	年___月___日

姓名_____	年龄___岁	性别 男 女

临床诊断_____

R

医师_____	审核_____	金额_____
调配_____	核对_____	发药_____

注：急诊处方印刷用纸为淡黄色，长 19cm，宽 13cm。

（三）门诊儿科处方格式

×× 医 院

门 诊 处 方 笺 （儿科）

科别	费别	门诊号	年　月　日

姓名	年龄　岁（月、天）	性别　男　女　体重

临床诊断

R

医师_____	审核_____	金额_____
调配_____	核对_____	发药_____

注：儿科处方印刷用纸为淡绿色，长 19cm，宽 13cm。

（四）门诊麻醉、第一类精神药品处方格式

×× 医 院

门 诊 处 方 笺

科别　　　　费别　　　　门诊号　　　　年　月　日

姓名　　　　年龄　　岁（月、天）　　性别　男　女

身份证明编号

代办人姓名　　　　　　身份证明编号

临床诊断

R

医师＿＿＿＿＿＿＿　审核＿＿＿＿＿＿＿　金额＿＿＿＿＿＿＿
调配＿＿＿＿＿＿＿　核对＿＿＿＿＿＿＿　发药＿＿＿＿＿＿＿

注：麻醉药品和第一类精神药品处方印刷用纸为淡红色，长 19cm，宽 13cm。

（五）门诊第二类精神药品处方格式

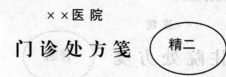

××医院

门诊处方笺 　精二

科别	费别	门诊号	年 月 日
姓名	年龄 岁（月、天）	性别 男 女	

临床诊断

R

医师_____	审核_____	金额_____
调配_____	核对_____	发药_____

注：第二类精神药品处方印刷用纸为白色，长19cm，宽13cm。

（六）住院普通处方格式

××医院

住院处方笺

××医院

科别或病区	费别	年 月 日
姓名	年龄 岁	性别 男 女
住院号	床位	
临床诊断		

R

住院费用记账单

姓名
病历号
其他
药费

年 月 日

医师＿＿＿＿＿＿＿ 审核＿＿＿＿＿＿＿ 金额＿＿＿＿＿＿＿

调配＿＿＿＿＿＿＿ 核对＿＿＿＿＿＿＿ 发药＿＿＿＿＿＿＿

注：普通处方印刷用纸为白色，长19cm，宽17cm。

（七）住院急诊处方格式

××医院

住 院 处 方 笺　（急诊）

××医院

住院费用记账单

科别或病区	费别	年　月　日
姓名	年龄　岁（月、日）	性别　男　女
住院号	床位号	
临床诊断		

R

住院费用记账单
姓名
病历号
其他
药费
年　月　日

医师＿＿＿＿＿＿ 审核＿＿＿＿＿＿ 金额＿＿＿＿＿＿

调配＿＿＿＿＿＿ 核对＿＿＿＿＿＿ 发药＿＿＿＿＿＿

注：急诊处方印刷用纸为淡黄色，长19cm，宽17cm。

（八）住院儿科处方格式

××医院

住 院 处 方 笺　（儿科）

　　　　　　　　　　　　　　　　　　　　　　　　　　　　　　　××医院

科别或病区	费别	年　月　日

住院费用记账单

姓名	年龄　岁（月、日）	性别　男　女

住院号	床位号	体重

临床诊断

R

姓名		
病历号		
其他		
药费		
		年　月　日

医师＿＿＿＿＿＿　审核＿＿＿＿＿＿　金额＿＿＿＿＿＿

调配＿＿＿＿＿＿　核对＿＿＿＿＿＿　发药＿＿＿＿＿＿

注：儿科处方印刷用纸为淡绿色，长 19cm，宽 17cm。

（九）住院麻醉、第一类精神药品处方格式

×× 医 院

住院处方笺

麻、精一

×× 医院

科别或病区	费别	年　月　日
姓名	年龄	性别　男　女
住院号		床位号
身份证明编号		
代办人姓名		身份证明编号
临床诊断		

R

住院费用记账单

姓名
病历号
其他
药费

年　月　日

医师＿＿＿＿＿＿＿　审核＿＿＿＿＿＿＿　金额＿＿＿＿＿＿＿

调配＿＿＿＿＿＿＿　核对＿＿＿＿＿＿＿　发药＿＿＿＿＿＿＿

注：麻醉药品和第一类精神药品处方印刷用纸为淡红色，长 19cm，宽 17cm。

（十）住院第二类精神药品处方格式

××医院

住 院 处 方 笺　（精二）

　　　　　　　　　　　　　　　　　　　　××医院

科别或病区	费别	年　月　日
姓名	年龄	性别　男　女
住院号		床位号
临床诊断		

R

住院费用记账单

姓名	
病历号	
其他	
药费	

年　月　日

医师＿＿＿＿＿＿　审核＿＿＿＿＿＿　金额＿＿＿＿＿＿

调配＿＿＿＿＿＿　核对＿＿＿＿＿＿　发药＿＿＿＿＿＿

注：第二类精神药品处方印刷用纸为白色，长19cm，宽17cm。

第二节　处方的权限、限量及质量控制标准

一、处方的权限

1. 经注册的执业医师在执业地点取得相应的处方权。医师应当在注册的医疗机构签名留样或者专用签章备案后，方可开具处方。

2. 医师取得麻醉药品和第一类精神药品处方权后，方可在本机构开具麻醉药品和第一类精神药品处方，但不得为自己开具该类药品处方。药师取得麻醉药品和第一类精神药品调剂资格后，方可在本机构调剂麻醉药品和第一类精神药品。

3. 试用期人员开具处方，应当经所在医疗机构有处方权的执业医师审核、并签名或加盖专用签章后方有效。

4. 进修医师由接收进修的医疗机构对其胜任本专业工作的实际情况进行认定后授予相应的处方权。

5. 医师开具处方和药师调剂处方应当遵循安全、有效、经济的原则。处方药应当凭医师处方销售、调剂和使用。医师应当根据医疗、预防、保健需要，按照诊疗规范、药品说明书中的药品适应证、药理作用、用法、用量、禁忌、不良反应和注意事项等开具处方。开具医疗用毒性药品、放射性药品的处方应当严格遵守有关法律、法规和规章的规定。

二、处方限量

1. 处方开具当日有效。特殊情况下需延长有效期的，由开具处方的医师注明有效期限，但有效期最长不得超过 3 天。

2. 处方一般不得超过 7 日用量；急诊处方一般不得超过 3 日用量；对于某些慢性病、老年病或特殊情况，处方用量可适当延长，但医师应当注明理由。医疗用毒性药品、放射性药品的处方用量应当严格按照国家有关规定执行。

3. 为门（急）诊患者开具的麻醉药品注射剂，每张处方为一次常用量；控缓释制剂，每张处方不得超过 7 日常用量；其他剂型，每张处方不得超过 3 日常用量。

第一类精神药品注射剂，每张处方为一次常用量；控缓释制剂，每张处方不得超过 7 日常用量；其他剂型，每张处方不得超过 3 日常用量。哌醋甲酯用于治疗儿童多动症时，每张处方不得超过 15 日常用量。

第二类精神药品一般每张处方不得超过 7 日常用量；对于慢性病或某些特殊情况的患者，处方用量可以适当延长，医师应当注明理由。

4. 为门（急）诊癌症疼痛患者和中、重度慢性疼痛患者开具的麻醉药品、第一类精神药品注射剂，每张处方不得超过 3 日常用量；控缓释制剂，每张处方不得超过 15 日常用量；其他剂型，每张处方不得超过 7 日常用量。

5. 为住院患者开具的麻醉药品和第一类精神药品处方应当逐日开具，每张处方为 1 日用量。

6. 对于需要特别加强管制的麻醉药品，盐酸二氢埃托啡处方为一次常用量，仅限于二级以上医院内使用；盐酸哌替啶处方为一次常用量，仅限于医疗机构内使用。

三、处方质量控制标准

（一）合格处方的质量标准

1. 处方规格、分类正确，书面整洁，字迹清晰，无错别字、自造字，无涂改。

2. 前记：填写无缺项，姓名、性别、年龄、门诊号（或住院号）、科别、床号、诊断、缴费类别、就诊日期、下划线。

3. 正文：药的通用名称、规格、剂量、用量、用法按规范要求书写，字迹清晰，不得涂改（如涂改，须有处方医师签名及日期）。

4. 后记：医师签名（助理执业医师须双签名），字迹清晰、合理规范，药房审核、划价、配方发药双签名，准确无误。

5. 各科室使用的处方类别、色标正确，特殊药品处方要求严格执行规定。

（二）不规范处方、用药不适宜处方及超常处方

医疗机构应建立处方点评制度，对处方实施动态监测及超常预警，登记并通报不合理处方，对不合理用药及时予以干预。根据 2010 年国家卫计委下发的《医院处方点评管理规范（试行）》规定，处方点评结果分为合理处方和不合理处方。不合理处方包括不规范处方、用药不适宜处方及超常处方。

1. 不规范处方

（1）处方的前记、正文、后记内容缺项，书写不规范或者字迹难以辨认的；

（2）医师签名、签章不规范或者与签名、签章的留样不一致的；

（3）药师未对处方进行适宜性审核的（处方后记的审核、调配、核对、发药栏目无审核调配药师及核对发药药师签名，或者单人值班调剂未执行双签名规定）；

（4）新生儿、婴幼儿处方未写明日、月龄的；

（5）西药、中成药与中药饮片未分别开具处方的；

（6）未使用药品规范名称开具处方的；

（7）药品的剂量、规格、数量、单位等书写不规范或不清楚的；

（8）用法、用量使用"遵医嘱"、"自用"等含糊不清字句的；

（9）处方修改未签名并注明修改日期，或药品超剂量使用未注明原因和再次签名的；

（10）开具处方未写临床诊断或临床诊断书写不全的；

（11）单张门急诊处方超过五种药品的；

（12）无特殊情况下，门诊处方超过 7 日用量，急诊处方超过 3 日用量，慢性病、老年病或特殊情况下需要适当延长处方用量未注明理由的；

（13）开具麻醉药品、精神药品、医疗用毒性药品、放射性药品等特殊管理药品处方未执行国家有关规定的；

（14）医师未按照抗菌药物临床应用管理规定开具抗菌药物处方的；

（15）中药饮片处方药物未按照"君、臣、佐、使"的顺序排列，或未按要求标注药物调剂、煎煮等特殊要求的。

2. 用药不适宜处方

（1）适应证不适宜的；

（2）遴选的药品不适宜的；

（3）药品剂型或给药途径不适宜的；

（4）无正当理由不首选国家基本药物的；

（5）用法、用量不适宜的；

（6）联合用药不适宜的；

（7）重复给药的；

（8）有配伍禁忌或者不良相互作用的；

（9）其他用药不适宜情况的。

3. 超常处方

（1）无适应证用药；

（2）无正当理由开具高价药的；

（3）无正当理由超说明书用药的；

（4）无正当理由为同一患者同时开具 2 种以上药理作用相同药物的。

（三）处方点评细则及评分标准

见表 7 - 2 - 1。

表 7 - 2 - 1　处方点评细则及评分标准

项目	内容	标分	评分标准及扣分
处方规格	各类处方规格、色标明确。	5	处方规格不明确扣 2 分 色标不符扣 2 分
内容完整规范	1. 处方前记各项填写齐全。	15	无诊断扣 5 分，填写缺项每 1 项扣 1 分
	2. 药品通用名正确，字迹清晰。	5	不用通用名不得分，字迹不清扣 1 分
	3. 药品规格、数量、剂量准确，字迹清晰。	10	规格不准确扣 2 分，剂量不准确扣 2 分，字迹不清扣 1 分
	4. 用法正确，交代清楚。	5	用法不正确不得分，交代不清扣 1 分
	5. 药物剂型清楚。	5	剂型不清扣 1 分
	6. 处方无涂改。	5	处方涂改无签名扣 2 分，涂改无日期扣 1 分
	7. 中药处方"脚注"明确。	5	无"脚注"不得分
处方权限	1. 具有处方权医师签名（助理执业医师须双签字）。	5	无处方权医师签字（或双签字）不得分，字迹不清、不规范扣 1 分
	2. 处方审核、调配、核发双签字，字迹清晰。	5	无药剂人员签字不得分，单人签字扣 2 分
合理用药	1. 无违反毒、麻药品使用规定。	5	违反毒、麻药品使用规定不得分
	2. 用药合理，无重复、滥用药品。	10	用药不合理，重复滥用药品不得分
	3. 药品配伍正确。	5	药品配伍不合理扣 2 分
	4. 不超长期、超量用药，不开大处方。	5	超长期、超量用药，开大处方，无正当理由，不签名扣 2 分
其他项目	1. 自费、外购、急诊药品处方有明确标记。	3	急诊药品处方无明显标记扣 1 分
	2. 规定要做皮试药物的处方有注明皮试、观察时间和结果。	5	做皮试未注明结果不得分，有结果未注明观察时间扣 1 分
	3. 处方以规定墨水书写。	2	不采用规定墨水书写扣 1 分

第三节　医嘱书写要求及格式

医嘱是指医师在医疗活动中下达的医学指令。医嘱单分为长期医嘱单和临时医嘱单。

一、医嘱书写的基本要求

1. 取得医疗机构处方权的医师有权在本医疗机构开具医嘱。试用期人员书写的医嘱，应当经所在医疗机构有处方权的执业医师审核并签名。进修医师由接收进修的医疗机构对其胜任本专业工作的实际情况进行认定后授予相应的医嘱权利。

麻醉药品和第一类精神药品的开具按相关规定执行。

2. 医嘱内容及起始、停止时间应当由医师书写。医嘱由医师直接书写在医嘱单上或输入微机，护士不得转抄转录。

3. 医嘱内容应当准确、清楚，每项医嘱应当只包含一个内容，并注明下达时间，应当具体到分钟。

4. 医嘱不得涂改。需要取消时，应当使用红色墨水标注"取消"字样并签名。

5. 药品名称、剂量、单位等书写要求详见本章第一节。

6. 一般情况下，医师不得下达口头医嘱。因抢救急危患者需要下达口头医嘱时，护士应当复诵一遍。抢救结束后，医师应当即刻据实补记医嘱。

二、长期医嘱及长期医嘱单

（一）概念

长期医嘱指自医师开写医嘱时起，可继续遵循至医嘱停止的医学指令。长期医嘱书写在长期医嘱单上。长期医嘱单包括患者姓名、科别、住院病历号（或病案号）、页码、起始日期和时间、长期医嘱内容、停止日期和时间、医师签名、执行时间、执行护士签名。

（二）长期医嘱书写注意事项

1. 长期医嘱的内容包括：护理常规类别、护理级别、病危与否、饮食、体位、药物（名称、剂量、给药途径及用法）、各种治疗操作等。

2. 同一日期、同一时间开写的多项医嘱，仅在第一项医嘱的日期和时间栏内写清具体日期和时间，在其他各项医嘱的日期和时间栏内可用"〃"代替。

3. 开写医嘱时在医嘱栏内顶格书写，如一行写不完应在第二行的行首空一字格书写，如第二行仍未写完，第三行第一个字应与第二行第一个字对齐书写，不能写入邻近格内。

4. 同一位医师在同一日期、同一时间开写的多项医嘱，仅在第一项和最后一项医嘱的医师签字栏内签写医师全名，在其他各项医嘱的医师签字栏内可用"〃"代替。

5. 患者转科、手术和分娩后应重新下达医嘱。在原有医嘱的最后一行下面用红色笔齐边框从左至右画一横实线，表示以上医嘱作废，然后在红线以下格内书写转入、术后和产后医嘱。

6. 重整医嘱时，应先在原有医嘱的最后一行下面用红色笔齐边框从左至右画一横实线，然后在红线下面的日期、时间和医嘱栏内，用红色笔书写"重整医嘱"四个字，重整的医嘱由整理医嘱的医师签名。

（三）长期医嘱单格式

××医院

长 期 医 嘱 单

姓名：_____ 性别：_____ 年龄：_____ 科别：_____ 床号：_____ 住院号：_____

开始						停止			
日期	时间	医嘱		医师签名	护士签名	日期	时间	医师签名	护士签名

第____页

（四）长期医嘱单示例

长期单回医嘱书（三）

××医院

长 期 医 嘱 单

姓名：陈×× 性别：男 年龄：76 岁 科别：普外一科 床号：普通 17 住院号：410920

开始						停止			
日期	时间	医嘱	医师签名	护士签名		日期	时间	医师签名	护士签名
2017－12－14	08：14	普外科护理常规	陈×	陈××					
2017－12－14	08：14	Ⅱ级护理	″	″					
2017－12－14	08：14	普通饮食	″	″					
2017－12－14	08：14	陪床一人							
2017－12－14	08：14	测血压 bid	陈×	刘××					
2017－12－16	12：05	普外科术后护理常规	陈×	赵××					
2017－12－16	12：05	Ⅰ级护理	″	″		12－20	8：32	陈×	李××
2017－12－16	12：05	禁饮食	″	″		12－17	8：27	陈×	李××
2017－12－16	12：05	陪床一人	″	″					
2017－12－16	12：05	持续导尿	″	″		12－17	8：10	陈×	李××
2017－12－16	12：05	会阴护理 bid	″	″		″	″	″	″
2017－12－16	12：05	引流管更换频率	″	″			8：10	陈×	李××
2017－12－16	12：05	无创血压监测	陈×	″		12－16	21：30	韩×	刘××
2017－12－16	12：05	无创指脉血氧饱和度监测	″	″					″
2017－12－16	12：05	面罩吸氧	″	″		″	″	″	″
2017－12－16	12：05	无创心电监测	″	赵××		12－16	21：30	韩×	刘××
2017－12－16	12：05	0.9%氯化钠注射液（双阀）100ml	″	赵××					
2017－12－16	12：05	（开林）注射用美洛西林钠舒巴坦钠3.750g	″	″					
		静滴 bid	陈×	赵××					

第_1_页

三、临时医嘱及临时医嘱单

（一）概念

临时医嘱是指有效时间在 24 小时以内的医嘱，一般仅执行一次。临时医嘱书写在临时医嘱单上。临时医嘱单内容包括医嘱时间、临时医嘱内容、医师签名、执行时间、执行护士签名等。

（二）临时医嘱书写注意事项

1. 临时医嘱的内容包括：

（1）各种辅助检查（化验、超声、X 线、CT、MRI、病理等）项目。

（2）特殊检查（治疗）、有创诊疗操作名称。

（3）拟施行手术名称、时间、麻醉方式、术前准备。

（4）药物敏感试验。

（5）即刻应用的药物。

（6）会诊、抢救、出院、转科、死亡等医嘱。

2. 药物敏感试验应用蓝黑或碳素墨水笔书写药物名称和括号，在括号内用红色墨水笔标"＋"表示阳性，用蓝黑或碳素墨水笔标"－"表示阴性。

3. 其他要求同长期医嘱。

（三）临时医嘱单格式

××医院

临 时 医 嘱 单

姓名：　　　　性别：　　　　年龄：　　　　科别：　　　　床号：　　　　住院号：

日期	时间	医嘱	医师 签名	执行 时间	执行者 签字

第____页

（四）临时医嘱单示例

××医院

临时医嘱单

姓名：范×× 　　　性别：女 　　　年龄：58岁 　　　科别：外科 　　　床号：28 　　　住院号：28548

日期	时间	医嘱	医师签名	执行时间	执行者签字
2017 - 12 - 04	22：50	全血分析	程××	12 - 5 6：05	焦××
2017 - 12 - 04	22：50	尿液分析 + 尿沉渣	〃	22：55	焦××
2017 - 12 - 04	22：50	大便常规	〃	22：55	焦××
2017 - 12 - 04	22：50	肝功 + 肾功	〃	12 - 5 6：05	焦××
2017 - 12 - 04	22：50	血脂 + 游离脂肪酸	〃	12 - 5 6：05	焦××
2017 - 12 - 04	22：50	输血前感染全套	〃	12 - 5 6：05	焦××
2017 - 12 - 04	22：50	术前凝血检查（PT、APTT、TT、FIB、DD）	〃	12 - 5 6：05	焦××
2017 - 12 - 04	22：50	血型鉴定	〃	12 - 5 6：05	焦××
2017 - 12 - 04	22：50	心电图	〃	22：55	焦××
2017 - 12 - 04	22：50	（泰勒宁）氨酚氢考酮片 53.25mg 口服	〃	22：55	焦××
2017 - 12 - 04	22：50	左踝关节 CT 平扫	程xx	22：55	焦××
2017 - 12 - 05	07：38	通知今日接台在麻醉下行左踝骨折复位内固定术	程××	12 - 5 14：30	程××
2017 - 12 - 05	07：38	术前禁饮食	〃	8：00	陈××
2017 - 12 - 05	07：38	术区备皮	〃	8：00	陈××
2017 - 12 - 05	07：38	氯化钠注射液 10ml ⎫	〃	8：00	陈××
2017 - 12 - 05	07：38	注射用头孢曲松钠 2g ⎭ 皮试用	〃	8：00	侯××
2017 - 12 - 05	07：38	头孢曲松钠皮试（-）	〃	10：22	李×× 陈××
2017 - 12 - 05	07：38	0.9% 氯化钠注射液（双阀）100ml ⎫	〃		
2017 - 12 - 05	07：38	注射用头孢曲松钠 2g ⎭ 静滴	〃	11：35	林××
2017 - 12 - 05	07：38	术前导尿	程××	14：30	林××
2017 - 12 - 05	13：00	左侧踝关节正侧位	程××	14：30	林××
2017 - 12 - 07	07：32	换药（大）	徐××	07：32	徐××
2017 - 12 - 09	07：57	换药（大）	程××	08：30	程××
2017 - 12 - 10	08：50	出院	程××	09：00	尹××

第 _1_ 页

第八章 医技科室常用申请单及
报告单书写要求及格式

第一节 放射医学检查申请单、报告单书写要求及格式

一、放射摄片及放射透视检查申请单

1. 申请单由经治医师按规定逐项填写，医师签全名或盖印章。

2. 急诊或需紧急检查，应在申请单右上角注明"急诊"字样。患者不能站立，敷料不能去除，患者不能移动，需到病室检查或需特定体位摄片等，应在申请单上注明。复查者应注明前次检查X线号。

3. 申请单应简明书写病历摘要，前次检查所见，临床诊断，检查部位、方位及目的。

二、放射摄片及放射透视检查报告单

1. 检查报告单必须逐项填写，一般项目、X线片号、检查日期、报告日期必须填写清楚；检查医师签全名或盖印章。

2. 报告内容

（1）检查部位、范围、方法与过程（具体写出本次检查包括的解剖部位，照片的大小与张数；造影剂的名称、浓度、剂量、注射方法、投照时间及方位；检查是如何进行的，说明检查次序的先后）。

（2）X线的发现及解释，按系统如实描述病变形态、数目、大小、位置、密度、结构、边界以及与周围关系等所有异常，同时提出重要的正常部分。

（3）X线诊断（肯定性诊断、否定性诊断、可能性诊断）以及建议。

3. 报告单须认真审核无误后方可发出。

三、X 线检查申请单、报告单格式

××医院

X 线 检 查 申 请 单

X 线号　　　　　　　CT 号　　　　　　　MRI 号　　　　　　检查地点

患者类别　　住院号_____　　　　　　　床号_____　　　　申请科室

　　　　　　门诊号_____

患者信息　　姓名　　　　　　　　　性别 □男 □女　　　　年龄：　岁

　　　　　　单位或住址

临床表现、实验室及其他影像学检查信息：

临床诊断

检查部位（请在需检查部位"□"上加"√"）

□肋骨正斜位（左）	□鼻骨侧位	□肋骨正斜位（右）
□肩关节正位（左）	□鼻咽侧位	□肩关节正位（右）
□肱骨正侧位（左）	□胸部正位	□肱骨正侧位（右）
□肘关节正侧位（左）	□胸部正侧位	□肘关节正侧位（右）
□尺桡骨正侧位（左）	□心脏三相片	□尺桡骨正侧位（右）
□腕关节正侧位（左）	□腹部立位正位	□腕关节正侧位（右）
□手正斜位（左）	□腹部卧位正位	□手正斜位（右）
□股骨正侧位（左）	□颈椎正侧位	□股骨正侧位（右）
□膝关节正侧位（左）	□颈椎正侧双斜位	□膝关节正侧位（右）
□胫腓骨正侧位（左）	□胸椎正侧位	□胫腓骨正侧位（右）
□踝关节正侧位（左）	□腰椎正侧位	□踝关节正侧位（右）
□足正斜位（左）	□腰椎正侧双斜位	□足正斜位（右）
□跟骨侧轴位（左）	□胸腰椎（以____为中心）	□跟骨侧轴位（右）
	□骶尾正侧位	
左	□骨盆正位	**右**
	□双跟骨侧位	
□口腔曲面断层	□乳腺钼靶（左、右）	□头颅定位测量侧位
□食管造影□全消造影□静脉泌尿造影 □上消造影□钡灌肠造影		
其他项目（需放射科划价）：		
申请医生　　　　　　　　　　申请日期　　　年　　月　　日		

××医院

X 线 检 查 报 告 单

姓名：　　　　　　性别：　　　　　年龄：　　　　　X 线号：

科室：　　　　　　病区：　　　　　床号：　　　　　住院号：

门诊号：　　　　　检查日期：　　　　　　　　　报告日期：

检查部位或名称：

X 线所见：

诊断意见：

报告医师：　　　　审核医师：

四、CT、MRI、DSA 检查申请单

1. 申请单由经治医师按规定逐项填写，医师签全名或盖印章。

2. 急诊或需紧急检查，应在申请单右上角注明"急诊"字样，复查者应注明前次检查号。

3. 申请单应简明书写病历摘要，前次检查所见及其他影像检查等有关资料，临床诊断，检查部位及目的。

五、CT、MRI、DSA 检查报告单

1. 检查报告单必须逐项正确填写，一般项目、检查号、检查日期、报告日期必须填写清楚，检查医师签全名或盖印章。

2. 报告单内容

（1）CT 检查需注明有无增强扫描，按一定顺序描写图像所见，提出 CT 诊断意见或建议。

（2）MRI 扫描平面及所选用的脉冲序列与 TE、TR 参数，断面情况；检查部位有无异常信号在 T_1、T_2 加权图像中的表现；如有多回波需说明异常信号区在不同 TE 时的特征；MRI 诊断和建议。

（3）DSA 造影方法，插管途径和方法，导管各类型号，导管先端位置，麻醉及附加措施，投影部位，造影剂及所用的药物名称、浓度、数量、注射速度、术中反应及主要处理，检查所见及分析，DSA 诊断和建议。

3. 报告单须认真审核无误后方可发出。

六、CT、MRI、DSA 申请单，报告单格式

××医院
CT 检 查 申 请 单

CT 号　　　　　X 线号　　　　　MRI 号　　　　　检查地点：

患者类别　住院号_____　　　　床号_____　　　申请科室_____
　　　　　　门诊号_____

患者信息　姓名　　　　　　性别 □男 □女　　　　年龄　岁
　　　　　　单位或住址　　　　　　　　　电话

临床主要症状、体征及相关辅助检查结果

临床诊断
检查方式：□平扫、□增强、□CTA 、□CTU、□三维重建、□HRCT

检查部位（请在需检查部位"□"上加"√"）

□颅脑	□下咽部	□肩关节（左、右）	□颅脑 CTA
□鞍区	□喉部	□肘关节（左、右）	□颈部 CTA
□颅底	□甲状腺	□腕关节（左、右）	□主动脉 CTA
□鼻咽部	□上腹部（肝胆胰脾）	□髋关节（左、右）	□肺动脉 CTA
□鼻骨	□下腹部（双肾、	□膝关节（左、右）	□肾动脉 CTA
□鼻窦	上段输尿管）	□踝关节（左、右）	□双下肢 CTA
□眼眶	□盆腔	□上臂（左、右）	□门静脉 CTA
□颌骨（上、下）	□肾上腺	□前臂（左、右）	□上腔静脉 CTA
□中耳乳突		□手（左、右）	□肺静脉 CTA
□腮腺	□颈椎（椎体、椎间盘）	□股部（左、右）	
□胸部	□胸椎（椎体、椎间盘）	□小腿（左、右）	
	□腰椎（椎体、椎间盘）	□足（左、右）	
	□骶尾椎		
其他部位		费用	

申请医生　　　　　　　　　　　　　　　　申请日期　　年　　月　　日

××医院

磁共振成像（MRI）检查申请单

MRI 号_____   X 线号_____   CT 号_____   检查地点：_____

患者类别　住院号_____　　　　　床号_____　　　　申请科室_____
　　　　　　门诊号_____

患者信息　姓名_____　性别 □男 □女　　　年龄　岁
　　　　　　单位或住址_____　　　　　　电话_____

临床主要症状、体征及相关辅助检查结果

临床诊断

检查方式：□平扫、□脑功能成像、□强化、□MRA、□对比增强 MRA、□MRV

检查部位

□颅脑	□乳腺	□肩关节（左、右）	□颈椎
□鞍区	□胸部	□肘关节（左、右）	□胸椎
□中内耳	□心脏	□腕关节（左、右）	□腰椎
□鼻咽部	□上腹部	□髋关节（左、右）	□骶尾椎
□颈部	□肾脏	□膝关节（左、右）	□颅脑血管造影
□颅颈交界区	□肾上腺	□踝关节（左、右）	□颈部血管造影
□副鼻窦	□盆腔	□上臂（左、右）	□主动脉血管造影
□眼眶	□前列腺	□前臂（左、右）	□肾动脉血管造影
□口底颌下区	□MRCP	□股部（左、右）	□双下肢血管造影
	□MRU	□小腿（左、右）	
	□全身弥漫成像	□足（左、右）	
其他部位		费用	

申请医生_____　　　申请日期　　　年　月　日

扫描记录（由放射科填写）

方法		照片张数		技师签字	
部位		使用线圈		检查日期	年　月　日

××医院
CT 检查报告单

姓名：   性别：   年龄：   CT 号：

科室：   病区：   床号：   住院号：

门诊号：   检查日期：   报告日期：

检查部位或名称：

CT 所见：

诊断意见：

报告医师：   审核医师：

××医院

MRI 检查报告单

姓名： 性别： 年龄： MRI 号：

科室： 病区： 床号： 住院号：

门诊号： 检查日期： 报告日期：

检查部位或名称：

MRI 所见：

诊断意见：

报告医师： 审核医师：

第二节　超声检查申请单、报告单书写要求及格式

一、彩色超声检查申请单

1. 申请单由经治医师按规定要求逐项填写，医师必须签清晰可认的全名或盖印章。
2. 急诊或需紧急检查，应在申请单右上角注明"急诊"字样，需到病房检查者请在申请单上注明。
3. 申请单应简明扼要、重点突出地书写病历摘要，临床诊断，检查部位及目的。

二、彩色超声检查报告单

1. 报告单须逐项正确填写：被检查者姓名、年龄、性别、住院号（或门诊号）、病床号、超声号及检查日期必须填写清楚。
2. 内容

（1）超声心动图：观测心房、心室、心瓣膜、大动脉等形态结构和运动状态。根据申请单要求和超声所见做出符合疾病变化的血流动力学诊断和解剖结构诊断，其内容包括：血流动力学诊断、病因诊断、解剖结构诊断和心脏功能（病理生理）估测或诊断等，并附图文报告。

（2）腹部超声：查看申请单要求，了解患者相应病史后，检查肝脏大小、回声、有无占位性病变，胆囊大小、壁及囊内情况，胆管宽度及有无占位，胰腺大小、回声、有无占位性病变、胰管宽度，脾脏大小、有无占位性病变，右下腹阑尾区及其周围区域有无阑尾炎性病变及占位性病变等，同时标明检查体位及探头位置。检查双肾大小、回声、有无结石及占位性病变、肾盂有无扩张，双侧输尿管有无扩张及占位性病变，膀胱壁及腔内情况，前列腺大小、回声、有无占位性病变等。观察并分析图像特点，作出相应诊断和图文报告。

（3）浅表器官（如眼、甲状腺、甲状旁腺、腮腺、乳腺、阴囊、睾丸等）和浅表组织（如皮肤、肌肉与肌腱、骨与关节等）超声：检查双眼及其附属器的解剖结构、各组织结构的大小、形态、回声；检查甲状腺及甲状旁腺的大小、回声，是否有结节及结节的形态是否规则，边界是否清晰，回声特点，颈部淋巴结的大小、形态、皮髓分界、纵横比例；检查乳腺及副乳的腺体结构，是否有结节及结节的形态是否规则，边界是否清晰，回声特点，引流区淋巴结的大小、形态、皮髓分界、纵横比例；检查关节滑膜厚度、关节囊内是否有积液，若为膝关节时检查是否合并腘窝囊肿等。观察并分析图像特点，作出相应诊断和图文报告。

（4）血管超声：主要报告血管走向、结构，腔内有无异常回声，外加压力是否闭合，彩色显像及频谱情况等。观察并分析图像特点，作出相应诊断和图文报告。

（5）脑彩色多普勒血流显像：根据所显示的血流频谱的速度、峰值、流向、形态、收缩与舒张期血流速度比值以及多普勒声频性质等进行描述。观察并分析图像特点，作出相应诊断和图文报告。

（6）妇科超声：根据申请单要求，了解患者相应病史后，探查子宫、宫颈、宫旁组织、双侧卵巢及输卵管、盆腔内情况。观察并分析图像特点，作出相应诊断和图文报告。

（7）产前超声：根据申请单要求，了解患者相应病史后，用具备三维成像功能的超声仪获取单个脏器的结构、血流二维图像，并进行三维成像，多角度多切面观察图像特点。作出诊断报告和图文报告。

3. 检查医师必须签清晰可认的全名或盖印章以及报告日期。

4. 报告单须认真审核，确认无误后方可发出。

三、彩色超声检查申请单、报告单格式

××医院

彩色超声检查申请单

检查要求：空腹、憋尿、排尿　　　　　　　　检查地点：

预约日期：　　月　　日（上、下）午　　　　预约号：

患者类别　　住院号_____　　　　床号_____　　　　申请科室_____

　　　　　　　门诊号_____

患者信息　　姓名　　　　　性别　□男　□女　　　年龄　　岁

　　　　　　　单位或住址

临床主要症状、体征及相关辅助检查结果

临床诊断

探测部位（ 请在"□"上加"√"）

□肝脾	□膀胱	□新生儿颅脑
□胆囊	□残余尿测定	□胸水测定
□胆管	□腹腔肿块	□腹水测定
□胰腺	□妊娠检查	□穿刺定位
□腹膜后肿块	□子宫（经腹）	□血管探测（请标明区域）
□肾脏	□子宫（经阴道）	□颈动脉探测
□肾上腺	□卵巢及附件	□四肢动脉探测
□前列腺	□盆腔肿块	□四肢静脉探测
□乳腺	□阑尾	□体表肿块探测（请标明区域）
□腮腺（左、右）	□眼内病变（左、右）	□心脏
□甲状腺肿块	□眶内肿块（左、右）	

其他部位		费用	

申请医生　　　　　　　　　　　　　　　　申请日期　　　年　　月　　日

·213·

××医院

超声检查报告单

门诊号：

住院号：   超声号：

姓名：   性别：   年龄： 岁   科室：   床号：

超声图像：

超声描述：

超声结论：

检查医师：   记录者：   检查日期：

第三节　内镜检查申请单、报告单书写要求及格式

一、内镜检查申请单

1. 申请单由经治医师按规定要求逐项填写，医师必须签清晰可认的全名或盖印章。

2. 急诊或需紧急检查，应在申请单右上角注明"急诊"字样。

3. 申请单应简明书写病历摘要，有关实验室检查、影像检查结果和既往内镜检查的结果，临床诊断，检查治疗目的和要求。

二、内镜检查报告单

1. 报告单必须逐项正确填写一般项目（姓名、年龄、性别）、住院号或检查号及检查日期。

2. 报告内容：重点描述以下内容（如胃镜、结肠镜、支气管镜、胆道镜、腹腔镜、膀胱镜、阴道镜等）。

（1）胃镜：应包括病变部位、大小、深浅、形态、性质、分泌物、异物名称、数量和部位、活检组织块数、涂片张数，治疗方法及麻醉方法等。

（2）结肠镜：应描述病变部位、黏膜色泽、光滑度、有无溃疡、糜烂、出血及血管纹理，管腔大小，有无狭窄、憩室或肿块等。

（3）支气管镜：应描述支气管内病变部位、大小，出血部位，活检部位，有无异物、结石以及可注入生理盐水进行灌洗和注入抗生素治疗等情况，治疗方法及麻醉方法等。

（4）胆道镜：应描述胆管内有无结石、血块、气泡及肿块，胆管有无狭窄及扩张，治疗方法及麻醉方法等。

（5）腹腔镜：应描述腹内有无肿块，病变部位、大小、形态，有无出血、有无粘连及所在部位，治疗方法及麻醉方法等。

（6）膀胱镜：应描述膀胱内有无结石、血块及肿块，有无异物，有无憩室，治疗方法及麻醉方法等。

（7）阴道镜：应描述宫颈有无糜烂、出血，有无隆起性病变，部位、形态、大小及范围，治疗方法及麻醉方法等。

（8）报告单须认真审核，确认无误后方可发出，检查医师必须签清晰可认的全名或盖印章以及报告日期。

三、内镜检查申请单、报告单格式

××医院
内镜检查申请单

检查地点：

患者类别　住院号_____　　床号_____　　申请科室_____
　　　　　　门诊号_____
患者信息　姓名　　　　　性别　□男　□女　年龄　岁
　　　　　　单位或住址　　　　　　　　　电话

临床主要症状、体征

实验室检查乙肝表面抗原（阳性□阴性□）
肝功　　　　　　　　ECG
其他
影像学信息
食管、胃肠钡餐检查结果

临床诊断

检查项目　　□胃镜　　□肠镜　　□十二指肠镜　　□其他

是否无痛　　□是　　□否
检查费用

申请医生　　　　　　　　申请日期　　　年　月　日

×× 医院
电子内镜图文报告

检查号：　　　　　　　　　　　　　　　　　　　报告日期：

姓名：　　　　性别：　　　　年龄：　　岁　　　门诊号：

科室：　　　　病区：　　　　床号：　　　　　　住院号：

内镜图像：

检查所见：

内镜诊断：　　　　　　　　　　　　　　　活检部位：

病理诊断：

建议：　　　　　　　　　　　　　　活检次数：　　　次

检查医师：　　　　　助手：　　　　　　签名：

第四节 医学检验申请单、报告单书写要求及格式

一、医学检验申请单

1. 申请单由经治医师按规定逐项填写，眉栏项目不得遗漏，送检标本名称、检验目的应明确，医师签全名或盖印章，如为实习医师、执业助理医师开单，则必须由经治医师签全名或盖印章。

2. 急诊检验应在申请单右上角标明"急诊"字样或盖相应的印章。

3. 申请项目，可用"○"在项目的序号上表示；若院内联网时，申请单所用的名称应与网络中所用的名称一致，以便于收费与统计。

4. 骨髓涂片细胞分类检查申请单还应简明书写病历摘要，相关检查结果，临床诊断，标本采集部位及送检目的。

5. 送检标本上所贴号码应与申请单上联号一致。

二、医学检验报告单

1. 检验报告单的患者信息应包括姓名、性别、年龄、科别、住院号（门诊号）、床号等。

2. 标本信息应包括标本唯一编号、标本类型、标本采集时间、送检时间。

3. 检验结果包括检测项目名称、检验结果、单位、参考范围。检测项目名称为中文或中文及英文缩写对照，项目名称符合《全国临床检验操作规程》；定性结果为中文形式的"阴性""阳性"或"弱阳性"和符号"（+）""（－）"或"（+／－）"共同报告；检验报告单的单位为国际单位；超出参考范围的检验结果有"↑""↓"标示。

4. 检验者信息应包括检验者和审核者，检验者及审核者应取得相应授权，审核者的签名应为电子签名。除急诊值班外，检验者与审核者不能为同一人。

5. 检验报告单应包含申请医生姓名。

6. 检验报告单的临床提示应包括标本状态（是否合格，如不合格，注明不合格原因）、检验项目、报告时间及备注。

7. 检验报告单须经核对无误后方可发出，检验者及审核者应签全名或盖印章；重要异常报告或特殊标本的报告须经专业主管复核、签名或盖印章；实习、进修人员操作的检验报告由带教者签名或盖印章。电脑打印报告单时，审核人应签全名或盖印章。

三、检验报告单格式

××医院

检 验 报 告 单

样本条码：

样本编号：

姓名：　　　　　　　　　　　　　　　　　　　　　采集时间：

住院号（或门诊号）：　　　　　　性别：　　年龄：　　　样本类型：

科室：　　　　　　床号：　　　申请医生：　　　　　　临床诊断：

检 验 项　　　　　　　　　　结　　果　　　　　　　　参 考 区 间

备注：

检验者：　　　　审核者：　　　　检验时间：　　　　报告时间：

第五节　病理检查申请单、报告单书写要求及格式

一、病理检查申请单

1. 病理检查申请单由经治医师按规定逐项填写，医师签全名或盖印章。

2. 申请单应简明书写病史摘要、手术所见、临床诊断、送检标本名称及采取部位、固定液名称和送检日期。如拟在手术中做冷冻切片，应提前预约并在申请单右上角注明；如曾做过病理学检查，应注明原检查单位、原病理号及诊断。

二、病理检查报告单

1. 活检标本或手术切除标本诊断报告，应按国家卫计委临床病理科规范中的有关要求，准确填写患者姓名、性别、年龄等一般项目，并详细描写对诊断有影响的肉眼和镜检观察所见，必要时应增加特殊检查，如特殊染色、免疫荧光、免疫组化、电镜和分子病理报告，与组织材料有关的微生物学、寄生虫学、免疫学等检查结果也应记入。有关的阴性结果也须扼要注明。有条件的单位应出病理图文报告或电脑打印报告。

2. 活体检查报告单一般项目：患者姓名、性别、年龄、病历号、病理编号、取材部位、检查材料、临床诊断应逐项详细填写清楚。诊断应按主次顺序排列。报告中要注明疾病的发生部位，如果从标本上或显微镜下能肯定病变发生部位的，可直接书写该部位；如果从形态上不能看出病变发生的部位，仅是凭临床提供的资料了解到的部位，则应将部位用小括号标出，例如（子宫）平滑肌瘤。这样书写可能更严谨，可避免因临床医师提供的部位不准或病理医师判断失误，造成临床与病理不符。活体检查报告单由病理科医师签发。

3. 诊断结果的书写一般分下列 4 个层次。

（1）明确病理诊断即诊断结果确定：直接书写病理诊断，还应进一步详细地分型或分级。要尽量应用新知识、新进展，报告的更准确更详尽。如系肿瘤，还要确定其分化程度和浸润、转移情况，这样可以更好地指导临床治疗和判断预后。例如：子宫颈高分化鳞癌，浸润深部组织。

（2）意向诊断病变符合或可符合某种疾病：即组织形态上有相当根据，但病变的特殊性不足以肯定诊断，须结合病史及其他检查条件符合或可符合某一疾病。如"病变符合皮肤结核样型麻风，建议临床医师结合临床所见肯定诊断"。

（3）描述诊断疑似某种疾病的可能性较大：形态上有一定根据及疑似处，但诊断不能肯定者，只能做描述性诊断。如"喉鳞状细胞乳头状瘤，伴局限性非典型增生，可疑早期癌变"；"鼻咽部恶性肿瘤，未分化癌可能性大，但难以完全排除恶性淋巴瘤"。

（4）不能诊断临床上有一定证据提示某种疾病的可能，但在病理形态学上缺乏依据，或者送检组织过小，或因牵拉、挤压或电烧灼而失去正常结构，或标本处理不当，导致病变无法辨认，病理报告则只能简要说明不能诊断原因。除查找原因、汲取教训外，临床医生只能再送活检确诊。

三、病理检查申请单、报告单格式

×× 医院
病理检查申请单

病理号：

患者类别　住院号＿＿＿＿　　床号＿＿＿＿　　申请科室＿＿＿＿
　　　　　　门诊号＿＿＿＿

患者信息　姓名　　性别 □男 □女　年龄　岁
　　　　　　通讯地址　　　　　　　　联系电话

标本信息（24 小时制，具体到分钟）
标本离体时间：　时　分；标本固定时间：　时　分；标本收到时间：　时　分
送检标本　①　　　　②　　　　③
　　　　　④　　　　⑤　　　　⑥

临床病史（如为女性请填写月经史及药物治疗情况）

临床诊断
实验室及影像学信息
实验室检查（包括乙肝、丙肝、结核、HIV、梅毒等）：

影像学检查：

手术信息
手术名称：　　　　　　　　　　　手术时间：
手术所见：

既往病理检查

辅助检查

申请医生　　　　　　　　　　　　申请日期　年　月　日

××医院
病理检查报告单

病理号：

姓名：　　　　　　性别：　　　　　年龄：　　　　　　　　送检医师：

送检医院：　　　　科室：　　　　　门诊号：　　　　　　　住院号：

送检日期：　　　　　　　　　　　报告日期：

送检材料：　　　　　临床诊断：

肉眼所见：

镜下描述及病理诊断：

报告医师：

第六节 特检申请单、报告单书写要求及格式

一、心电图检查

(一) 心电图检查申请单

申请单由经治医师按规定要求逐项填写，医师必须签清晰可认的全名或盖印章。

(二) 心电图检查报告单

1. 正常心电图的分析

(1) P 波：形态、时限（宽度）、振幅（电压）、V_1 导联 P 波终末电势（Ptf）。

(2) PR 间期。

(3) QRS 波群：时限、形态、R 波振幅。

(4) ST 段。

(5) T 波。

(6) U 波。

(7) QT 间期。

(8) 额面平均电轴。

(9) 心电图时间间期的测量规则。

2. 动态心电图报告内容

(1) 基础心律性质（窦性、异位、起搏节律等）、最慢心率、最快心率、平均心率、心搏总数、心率动态变化等，起搏节律应注明起搏方式和起搏心搏数。

(2) 房性早搏及房性心动过速数目。

(3) 室性早搏及室性心动过速数目。

(4) 是否有 ST 段异常、异常程度及总分钟数及有无异常动态变化。

(5) 长 P – R 间期分析：发生时间、数目、原因及逸搏性质等。有无传导阻滞及频率。

(6) 患者自述不适时的心电图变化情况。

(7) 心率变异性分析（正常、降低、显著降低）。

(8) 是否有 T 波电交替现象，是否有 QT 间期延长。

(9) 不同动态系统及软件不同，报告可适当增减条目。

（三）心电图检查申请单格式

××医院

心电图检查申请单

检查地点：

患者类别　住院号_____　　　床号_____　　　申请科室_____
　　　　　　门诊号_____

患者信息　姓名　　　　性别　□男　□女　　　年龄　　岁
　　　　　　单位或住址

临床主要症状、体征及相关辅助检查结果

检查目的　□心电图　　　□动态心电图　　　□阿托品实验
　　　　　　□运动平板　　□动态血压
　　　　　　其他

临床诊断

申请医生　　　　　　　　　　　　　　　　　　申请日期　　年　　月　　日

二、TCD 检查

(一) TCD 检查申请单

申请单由经治医师按规定要求逐项填写，医师必须签清晰可认的全名或盖印章。

(二) TCD 检查报告

TCD 检查报告包括临床诊断、超声描述和超声诊断三部分，后两者为必需内容。

1. 超声描述

（1）首先对所有被检测颅内动脉的血流速度、血管搏动指数（PI）进行两两比较是否对称。若存在不对称性改变，应指出何者为异常；并列出异常动脉的 Vs/Vd。

（2）血流频谱形态、血流音频的描述。

（3）血流方向的评价。

（4）实施 CCA 压迫试验结果分析，提出侧支循环建立与检测依据。

2. 超声诊断　检查结论应包括解剖结构名称（如大脑中动脉、前动脉、椎动脉等）和血流动力学异常诊断，如血管狭窄和闭塞、血管痉挛（继发于蛛网膜下腔出血后多见）、颅内压升高等。

(三) TCD 检查申请单格式

××医院

经颅多普勒（TCD）、脑电地形图申请单

检查地点：

患者类别　　住院号_____　　　　床号_____　　　申请科室_____

　　　　　　门诊号_____

患者信息　　姓名　　　　　性别　□男　□女　　年龄　　岁

　　　　　　单位或住址

临床主要症状、体征及相关辅助检查结果

检查目的　　□脑电图＋脑地形图　　　　　□24 小时动态脑电图

　　　　　　□经颅多普勒超声（TCD）　　□肌电图

　　　　　　□球后血管多普勒超声

临床诊断

申请医生　　　　　　　　　　　　　　　申请日期　　　年　　月　　日

·225·

三、其他辅助检查申请单格式

（一）管密度测定申请单格式

××医院

骨密度测定申请单

检查地点：

患者类别　住院号＿＿＿＿＿＿　　　　床号＿＿＿＿＿＿　　　申请科室＿＿＿＿＿＿
　　　　　　门诊号＿＿＿＿＿＿

患者信息　姓名　　　　　　性别　□男　□女　　　年龄　　岁

　　　　　　单位或住址

临床主要症状、体征及相关辅助检查结果

临床诊断

申请医生　　　　　　　　　　　　　　　　　　申请日期　　年　　月　　日

（二）^{14}C – 尿素呼气试验申请单格式

×× 医院

^{14}C – 尿素呼气试验（^{14}C – BUT）申请单

检查地点：

患者类别　住院号_____　　床号_____　　申请科室_____

门诊号_____

患者信息　姓名　　　性别　□男　□女　　年龄　　岁

单位或住址

临床主要症状、体征及相关辅助检查结果

临床诊断

申请医生　　　　　　　　　　　　　　　　　**申请日期**　　年　　月　　日

检查说明：1. 空腹或餐后 2 小时；2. 吃一粒胶囊；3. 静坐 25 分钟；4. 吹气 1～3 分钟；5. 检测

(三) ^{13}C – 尿素呼气试验申请单格式

××医院

^{13}C – 尿素呼气试验（^{13}C – BUT）申请单

检查地点：

患者类别　住院号＿＿＿＿＿＿　　床号＿＿＿＿＿　　申请科室 ＿＿＿＿＿＿

门诊号＿＿＿＿＿＿

患者信息　姓名　　　　性别 □男 □女　　　年龄　　岁

单位或住址

临床主要症状、体征及相关辅助检查结果

临床诊断

申请医生　　　　　　　　　　　　　　　申请日期　　　年　　月　　日

检查说明：空腹或餐后 2 小时

第七节　核医学检查申请单、报告单书写要求及格式

一、核素扫描检查申请单

1. 放射性核素（同位素）扫描检查申请单由经治医师逐项填写清楚，重点写出与放射性核素扫描检查有关的简要病史、阳性体征、特殊检查及其检验结果，并写明放射性核素扫描部位、检查目的与特殊要求。

2. 凡做甲状腺摄碘 131 功能测定者，应注意患者近期是否服用过含碘药或食物（注意种类及服用日期），以免影响检查结果。

3. 非常规项目的核素检查，应事先与检查室医师联系，以确定能否进行检查。

4. 检查室工作人员接到申请单后，根据检查项目及要求进行预约登记，确定检查日期，并告知注意事项。

二、核素扫描检查报告单

1. 检查报告应根据检查发现，并结合病史、症状、阳性体征和有关检查结果作出判断或建议。

2. 报告单须认真审核，确认无误后方可发出。

三、ECT 检查申请单

ECT 检查申请单由经治医师逐项填写清楚，重点注明与 ECT 检查有关的临床诊断、主要病史、特殊检查及有关检验结果，并提出检查部位、目的与要求，如平面（静态、动态、全身）、断层等。

四、ECT 检查报告单

1. ECT 检查报告单的内容，应包括检查项目、体位、放射性核素名称、剂量、给药途径、用药后检查时间及所采取的扫描方式：平面（静态、动态、全身）、断层。对平面图像分析应包括被检查器官形态、大小、位置、放射性分布状况（稀疏、缺损及浓聚），动态图像应包括时相分析，断层图像应注明断层方式（冠状、矢状、横断）及其在被检器官中的相应位置，异常放射性分布应注明其大小、特征及其所占层面等，功能检测将做显像定量分析或做时间 - 放射性活度曲线定量分析。

2. 报告单须认真审核，确认无误后方可发出。

五、ECT 报告单格式

×× 医院
ECT 检 查 报 告

姓　名：　　　　　性　别：　　　　　年　龄：　　　　　检查日期：

检查号：　　　　住院号：　　　　床　号：　　　科别：

临床诊断：　　　　　　　　　　　　　　　　　　　检查药物：

检查项目：　　　　　　　　　　　　　　　　　　　药物剂量：

检查方法及所见：

　　显像方法：

　　图像所见：

诊断：

报告医生：　　　　　审核医生：　　　　　报告日期：

第九章　住院病案首页书写要求及格式

一、住院病案首页书写要求

（一）住院病案首页是医务人员使用文字、符号、代码、数字等方式，将患者住院期间相关信息精练汇总在特定的表格中，形成的病例数据摘要。

住院病案首页包括患者基本信息、住院过程信息、诊疗信息和费用信息。

（二）住院病案首页是病案中信息最集中、最重要、最核心的部分，填写应当客观、真实、及时、规范，项目填写完整，准确反映住院期间诊疗信息。由经治医师于患者出院或死亡后 24 小时内完成。

（三）住院病案首页中常用的标量、称量应当使用国家计量标准和卫生行业通用标准。

（四）住院病案首页应当使用规范的疾病诊断和手术操作名称。诊断依据应在病历中可追溯。

（五）疾病诊断编码应当统一使用 ICD－10，手术和操作编码应当使用 ICD－9－CM－3。使用疾病诊断相关分组（DRGs）开展医院绩效评价的地区，应当使用临床版 ICD－10 和临床版 ICD－9－CM－3。

（六）凡栏目中有"□"的，应当在"□"内填写适当阿拉伯数字。栏目中没有可填写内容的，填写"－"。如：联系人没有电话，在电话处填写"－"。

（七）签名部分可由相应医师、护士等手写签名或按照《电子病历应用管理规范（试行)》（国卫办医发〔2017〕8 号）中相关规定执行。

（八）医疗机构应当建立病案首页质量管理与控制工作制度，确保住院病案首页数据质量。

二、住院病案首页填写说明

（一）"医疗机构"指患者住院诊疗所在的医疗机构名称，按照《医疗机构执业许可证》登记的机构名称填写。组织机构代码目前按照 WS218－2002 卫生机构（组织）分类与代码标准填写，代码由 8 位本体代码、连字符和 1 位检验码组成。

（二）医疗付费方式分为：1. 城镇职工基本医疗保险；2. 城镇居民基本医疗保险；3. 新型农村合作医疗；4. 贫困救助；5. 商业医疗保险；6. 全公费；7. 全自费；8. 其他社会保险；9. 其他。应当根据患者付费方式在"□"内填写相应阿拉伯数字。其他社会保险指生育保险、工伤保险、农民工保险等。

（三）健康卡号：在已统一发放"中华人民共和国居民健康卡"的地区填写健康卡号码，尚未发放"健康卡"的地区填写"就医卡号"等患者识别码或暂不填写。

（四）"第 N 次住院"指患者在本医疗机构住院诊治的次数。

（五）病案号：指本医疗机构为患者住院病案设置的唯一性编码。原则上，同一患者在同一医疗机构多次住院应当使用同一病案号。

（六）年龄：指患者的实足年龄，为患者出生后按照日历计算的历法年龄。年龄满 1 周岁的，以实足年龄的相应整数填写；年龄不足 1 周岁的，按照实足年龄的月龄填写，以分数形式表示：分数的整数部分代表实足月龄，分数部分分母为 30，分子为不足 1 个月的天数，如"$2\frac{15}{30}$月"代表患儿实足年龄为 2 个月又 15 天。

（七）从出生到 28 天为新生儿期。出生日为第 0 天。产妇病历应当填写"新生儿出生体重"；新生儿期住院的患儿应当填写"新生儿出生体重"、"新生儿入院体重"。新生儿出生体重指患儿出生后第 1 小时内第 1 次称得的重量，要求精确到 10 克；新生儿入院体重指患儿入院时称得的重量，要求精确到 10 克。

（八）出生地：指患者出生时所在地点。

（九）籍贯：指患者祖居地或原籍。

（十）身份证号：除无身份证号或因其他特殊原因无法采集者外，住院患者入院时要如实填写 18 位身份证号。

（十一）职业：按照国家标准《个人基本信息分类与代码》（GB/T2261.4）要求填写，共 13 种职业：11. 国家公务员、13. 专业技术人员、17. 职员、21. 企业管理人员、24. 工人、27. 农民、31. 学生、37. 现役军人、51. 自由职业者、54. 个体经营者、70. 无业人员、80. 退（离）休人员、90. 其他。根据患者情况，填写职业名称，如：职员。

（十二）婚姻：指患者在住院时的婚姻状态。可分为：1. 未婚；2. 已婚；3. 丧偶；4. 离婚；9. 其他。应当根据患者婚姻状态在"□"内填写相应阿拉伯数字。

（十三）现住址：指患者来院前近期的常住地址。

（十四）户口地址：指患者户籍登记所在地址，按户口所在地填写。

（十五）工作单位及地址：指患者在就诊前的工作单位及地址。

（十六）联系人"关系"：指联系人与患者之间的关系，参照《家庭关系代码》国家标准（GB/T4761）填写：1. 配偶，2. 子，3. 女，4. 孙子、孙女或外孙子、外孙女，5. 父母，6. 祖父母或外祖父母，7. 兄、弟、姐、妹，8/9. 其他。根据联系人与患者实际关系情况填写，如：孙子。对于非家庭关系人员，统一使用"其他"，并可附加说明，如：同事。

（十七）入院途径：指患者收治入院治疗的来源，经由本院急诊、门诊诊疗后入院，或经由其他医疗机构诊治后转诊入院，或其他途径入院。

（十八）入院时间是指患者实际入病房的接诊时间；出院时间是指患者治疗结束或终止治疗离开病房的时间，其中死亡患者是指其死亡时间；记录时间应当精确到分钟。

（十九）转科科别：如果超过一次以上的转科，用"→"转接表示。

（二十）实际住院天数：入院日与出院日只计算一天，例如：2011 年 6 月 12 日入院，2011 年 6 月 15 日出院，计住院天数为 3 天。

（二十一）门（急）诊诊断：指患者在住院前，由门（急）诊接诊医师在住院证上填写的门（急）诊诊断。

（二十二）出院诊断：指患者出院时，临床医师根据患者所做的各项检查、治疗、转归以及门急诊诊断、手术情况、病理诊断等综合分析得出的最终诊断。诊断名称一般由病因、部位、临床表现、病理诊断等要素构成。出院诊断包括主要诊断和其他诊断（并发症和合并症）。

（二十三）主要诊断一般是患者住院的理由，原则上应选择本次住院对患者健康危害最大、消耗医疗资源最多、住院时间最长的疾病诊断。

1. 主要诊断选择的一般原则

（1）病因诊断能包括疾病的临床表现，选择病因诊断作为主要诊断。

（2）以手术治疗为住院目的的，选择与手术治疗相一致的疾病作为主要诊断。

（3）以疑似诊断入院，出院时仍未确诊，选择临床高度怀疑、倾向性最大的疾病诊断作为主要诊断。

（4）因某种症状、体征或检查结果异常入院，出院时诊断仍不明确，则以该症状、体征或异常的检查结果作为主要诊断。

（5）疾病在发生发展过程中出现不同危害程度的临床表现，且本次住院以某种临床表现为诊治目的，选择该临床表现作为主要诊断。疾病的临终状态原则上不能作为主要诊断。

（6）本次住院仅针对某种疾病的并发症进行治疗时，以该并发症作为主要诊断。

2. 住院过程中出现比入院诊断更为严重的并发症或疾病时，按以下原则选择主要诊断：

（1）手术导致的并发症，选择原发病作为主要诊断。

（2）非手术治疗或出现与手术无直接相关性的疾病，按第二十三条选择主要诊断。

3. 肿瘤类疾病按以下原则选择主要诊断：

（1）本次住院针对肿瘤进行手术治疗或进行确诊的，选择肿瘤为主要诊断。

（2）本次住院针对继发肿瘤进行手术治疗或进行确诊的，即使原发肿瘤依然存在，仍选择继发肿瘤为主要诊断。

（3）本次住院仅对恶性肿瘤进行放疗或化疗时，选择恶性肿瘤放疗或化疗为主要诊断。

（4）本次住院针对肿瘤并发症或肿瘤以外的疾病进行治疗的，选择并发症或该疾病为主要诊断。

4. 产科的主要诊断应当选择产科的主要并发症或合并症。没有并发症或合并症的，主要诊断应当由妊娠、分娩情况构成，包括宫内妊娠周数、胎数（G）、产次（P）、胎方位、胎儿和分娩情况等。

5. 多部位损伤，以对健康危害最大的损伤或主要治疗的损伤作为主要诊断。

6. 多部位灼伤，以灼伤程度最严重部位的诊断为主要诊断。在同等程度灼伤时，以面积最大部位的诊断为主要诊断。

7. 以治疗中毒为主要目的的，选择中毒为主要诊断，临床表现为其他诊断。

（二十四）其他诊断是指除主要诊断以外的疾病、症状、体征、病史及其他特殊情况，包括并发症和合并症。

1. 并发症是指一种疾病在发展过程中引起的另一种疾病，后者即为前者的并发症。

2. 合并症是指一种疾病在发展过程中出现的另外一种或几种疾病，后发生的疾病不是前一种疾病引起的。合并症可以是入院时已存在，也可以是入院后新发生或新发现的。

3. 填写其他诊断时，先填写主要疾病并发症，后填写合并症；先填写病情较重的疾病，后填写病情较轻的疾病；先填写已治疗的疾病，后填写未治疗的疾病。

4. 下列情况应当写入其他诊断：入院前及住院期间与主要疾病相关的并发症；现病史中涉及的疾病和临床表现；住院期间新发生或新发现的疾病和异常所见；对本次住院诊治及预后有影响的既往疾病。

5. 由于各种原因导致原诊疗计划未执行、且无其他治疗出院的，原则上选择拟诊疗的疾病为主要诊断，并将影响原诊疗计划执行的原因（疾病或其他情况等）写入其他诊断。

（二十五）入院病情：指对患者入院时病情评估情况。将"出院诊断"与入院病情进行比较，按照"出院诊断"在患者入院时是否已具有，分为：1. 有；2. 临床未确定；3. 情况不明；4. 无。根据患者具体情况，在每一出院诊断后填写相应的阿拉伯数字。

1. 有　对应本出院诊断在入院时就已明确。例如，患者因"乳腺癌"入院治疗，入院前已经钼靶、针吸细胞学检查明确诊断为"乳腺癌"，术后经病理亦诊断为乳腺癌。

2. 临床未确定　对应本出院诊断在入院时临床未确定，或入院时该诊断为可疑诊断。例如：患者因"乳腺恶性肿瘤不除外"、"乳腺癌?"或"乳腺肿物"入院治疗，因缺少病理结果，肿物性质未确定，出院时有病理诊断明确为乳腺癌或乳腺纤维瘤。

3. 情况不明　对应本出院诊断在入院时情况不明。例如：乙型病毒性肝炎的窗口期、社区获得性肺炎的潜伏期，因患者入院时处于窗口期或潜伏期，故入院时未能考虑此诊断或主观上未能明确此诊断。

4. 无　在住院期间新发生的，入院时明确无对应本出院诊断的诊断条目。例如：患者出现围术期心肌梗死。

（二十六）损伤、中毒的外部原因：指造成损伤的外部原因及引起中毒的物质，如：意外触电、房屋着火、公路上汽车翻车、误服农药。不可以笼统填写车祸、外伤等。应当填写损伤、中毒的标准编码。

（二十七）病理诊断：指各种活检、细胞学检查及尸检的诊断，包括术中冰冻的病理结果。病理号：填写病理标本编号。

（二十八）药物过敏：指患者在本次住院治疗以及既往就诊过程中，明确的药物过敏史，并填写引发过敏反应的具体药物，如：青霉素。

（二十九）死亡患者尸检：指对死亡患者的机体进行剖验，以明确死亡原因。非死亡患者应当在"□"内填写"-"。

（三十）血型：指在本次住院期间进行血型检查明确或既往病历资料能够明确的患者血型。根据患者实际情况填写相应的阿拉伯数字：1. A；2. B；3. O；4. AB；5. 不详；6. 未查。如果患者无既往血型资料，本次住院也未进行血型检查，则按照"6. 未查"填写。"Rh"根据患者血型检查结果填写。

（三十一）签名。

1. 医师签名要能体现三级医师负责制。三级医师指住院医师、主治医师和具有副主任医师以上专业技术职务任职资格的医师。在三级医院中，病案首页中"科主任"栏签名可以由病区负责医师代签，其他级别的医院必须由科主任亲自签名，如有特殊情况，可以指定主管病区的负责医师代签。

2. 责任护士：指在已开展责任制护理的科室，负责本患者整体护理的责任护士。

3. 编码员：指负责病案编目的分类人员。

4. 质控医师：指对病案终末质量进行检查的医师。

5. 质控护士：指对病案终末质量进行检查的护士。

6. 质控日期：由质控医师填写。

（三十二）手术及操作名称一般由部位、术式、入路、疾病性质等要素构成。

多个术式时，主要手术首先选择与主要诊断相对应的手术。一般是技术难度最大、过程最复杂、风险最高的手术，应当填写在首页手术操作名称栏中第一行。既有手术又有操作时，按手术优先原则，依手术、操作时间顺序逐行填写。仅有操作时，首先填写与主要诊断相对应的、主要的治疗性操作（特别是有创的治疗性操作），后依时间顺序逐行填写其他操作。

（三十三）手术级别：指按照《医疗技术临床应用管理办法》（卫医政发〔2009〕18号）要求，建立手术分级管理制度。根据风险性和难易程度不同，手术分为四级，填写相应手术级别对应的阿拉伯数字：

1. 一级手术（代码为1）：指风险较低、过程简单、技术难度低的普通手术；

2. 二级手术（代码为2）：指有一定风险、过程复杂程度一般、有一定技术难度的手术；

3. 三级手术（代码为3）：指风险较高、过程较复杂、难度较大的手术；

4. 四级手术（代码为4）：指风险高、过程复杂、难度大的重大手术。

（三十四）手术及操作名称：指手术及非手术操作（包括诊断及治疗性操作，如介入操作）名称。表格中第一行应当填写本次住院的主要手术和操作名称。

（三十五）切口愈合等级，按以下要求填写：

切口分组	切口等级/愈合类别	内涵
0类切口		有手术，但体表无切口或腔镜手术切口
I类切口	I/甲	无菌切口/切口愈合良好
	I/乙	无菌切口/切口愈合欠佳
	I/丙	无菌切口/切口化脓
	I/其他	无菌切口/出院时切口愈合情况不确定
II类切口	II/甲	沾染切口/切口愈合良好
	II/乙	沾染切口/切口愈合欠佳
	II/丙	沾染切口/切口化脓
	II/其他	沾染切口/出院时切口愈合情况不确定
III类切口	III/甲	感染切口/切口愈合良好
	III/乙	感染切口/切口欠佳
	III/丙	感染切口/切口化脓
	III/其他	感染切口/出院时切口愈合情况不确定

1. 0类切口：指经人体自然腔道进行的手术以及经皮腔镜手术，如经胃腹腔镜手术、经脐单孔腹腔镜手术等。

2. 愈合等级"其他"：指出院时切口未达到拆线时间，切口未拆线或无需拆线，愈合情况尚未明确的状态。

（三十六）麻醉方式：指为患者进行手术、操作时使用的麻醉方法，如全麻、局麻、硬膜外麻等。

（三十七）离院方式：指患者本次住院出院的方式，填写相应的阿拉伯数字。主要包括：

1. 医嘱离院（代码为1）：指患者本次治疗结束后，按照医嘱要求出院，回到住地进一步康复等情况。

2. 医嘱转院（代码为2）：指医疗机构根据诊疗需要，将患者转往相应医疗机构进一步诊治，用于统计"双向转诊"开展情况。如果接收患者的医疗机构明确，需要填写转入医疗机构的名称。

3. 医嘱转社区卫生服务机构/乡镇卫生院（代码为3）：指医疗机构根据患者诊疗情况，将患者转往相应社区卫生服务机构进一步诊疗、康复，用于统计"双向转诊"开展情况。如果接收患者的社区卫生服务机构明确，需要填写社区卫生服务机构/乡镇卫生院名称。

4. 非医嘱离院（代码为4）：指患者未按照医嘱要求而自动离院，如：患者疾病需要住院治疗，但患者出于个人原因要求出院，此种出院并非由医务人员根据患者病情决定，属于非医嘱离院。

5. 死亡（代码为5）：指患者在住院期间死亡。

6. 其他（代码为9）：指除上述5种出院去向之外的其他情况。

（三十八）是否有出院31天内再住院计划：指患者本次住院出院后31天内是否有诊疗需要的再住院安排。如果有再住院计划，则需要填写目的，如：进行二次手术。

（三十九）颅脑损伤患者昏迷时间：指颅脑损伤的患者昏迷的时间合计，按照入院前、入院后分别统计，间断昏迷的填写各段昏迷时间的总和。只有颅脑损伤的患者需要填写昏迷时间。

（四十）住院费用：总费用指患者住院期间发生的与诊疗有关的所有费用之和，凡可由医院信息系统提供住院费用清单的，住院病案首页中可不填写。已实现城镇职工、城镇居民基本医疗保险或新农合即时结报的地区，应当填写"自付金额"。

住院费用共包括以下10个费用类型：

1. 综合医疗服务类：各科室共同使用的医疗服务项目发生的费用。

（1）一般医疗服务费：包括诊查费、床位费、会诊费、营养咨询等费用。

（2）一般治疗操作费：包括注射、清创、换药、导尿、吸氧、抢救、重症监护等费用。

（3）护理费：患者住院期间等级护理费用及专项护理费用。

（4）其他费用：病房取暖费、病房空调费、救护车使用费、尸体料理费等。

2. 诊断类：用于诊断的医疗服务项目发生的费用。

（1）病理诊断费：患者住院期间进行病理学有关检查项目费用。

（2）实验室诊断费：患者住院期间进行各项实验室检验费用。

（3）影像学诊断费：患者住院期间进行透视、造影、CT、磁共振检查、B超检查、核素扫描、PET等影像学检查费用。

（4）临床诊断项目费：临床科室开展的其他用于诊断的各种检查项目费用。包括有关内镜检查、肛门指诊、视力检测等项目费用。

3. 治疗类：

（1）非手术治疗项目费：临床利用无创手段进行治疗的项目产生的费用。包括高压氧舱、血液净化、精神治疗、临床物理治疗等。临床物理治疗指临床利用光、电、热等外界物理因素进行治疗的项目产生的费用，如放射治疗、放射性核素治疗、聚焦超声治疗等项目产生的费用。

（2）手术治疗费：临床利用有创手段进行治疗的项目产生的费用。包括麻醉费及各种介入、孕产、手术治疗等费用。

4. 康复类：对患者进行康复治疗产生的费用。包括康复评定和治疗。

5. 中医类：利用中医手段进行治疗产生的费用。

6. 西药类：包括有机化学药品、无机化学药品和生物制品费用。

（1）西药费：患者住院期间使用西药所产生的费用。

（2）抗菌药物费用：患者住院期间使用抗菌药物所产生的费用，包含于"西药费"中。

7. 中药类：包括中成药和中草药费用。

（1）中成药费：患者住院期间使用中成药所产生的费用。中成药是以中草药为原料，经制剂加工制成各种不同剂型的中药制品。

（2）中草药费：患者住院期间使用中草药所产生的费用。中草药主要由植物药（根、茎、叶、果）、动物药（内脏、皮、骨、器官等）和矿物药组成。

8. 血液和血液制品类：

（1）血费：患者住院期间使用临床用血所产生的费用，包括输注全血、红细胞、血小板、白细胞、血浆的费用。医疗机构对患者临床用血的收费包括血站供应价格、配血费和储血费。

（2）白蛋白类制品费：患者住院期间使用白蛋白的费用。

（3）球蛋白类制品费：患者住院期间使用球蛋白的费用。

（4）凝血因子类制品费：患者住院期间使用凝血因子的费用。

（5）细胞因子类制品费：患者住院期间使用细胞因子的费用。

9. 耗材类：当地卫生、物价管理部门允许单独收费的耗材。按照医疗服务项目所属类别对一次性医用耗材进行分类。"诊断类"操作项目中使用的耗材均归入"检查用一次性医用材料费"；除"手术治疗"外的其他治疗和康复项目（包括"非手术治疗"、"临床物理治疗"、"康复"、"中医治疗"）中使用的耗材均列入"治疗用一次性医用材料费"；"手术治疗"操作项目中使用的耗材均归入"手术用一次性医用材料费"。

（1）检查用一次性医用材料费：患者住院期间检查检验所使用的一次性医用材料费用。

（2）治疗用一次性医用材料费：患者住院期间治疗所使用的一次性医用材料费用。

（3）手术用一次性医用材料费：患者住院期间进行手术、介入操作时所使用的一次性医用材料费用。

10. 其他类：

其他费：患者住院期间未能归入以上各类的费用总和。

三、住院病案首页示例

医疗机构＿＿＿＿＿＿＿＿＿＿＿＿＿＿＿＿（组织机构代码：＿＿＿＿＿＿＿＿）

医疗付费方式：□

住 院 病 案 首 页

健康卡号：　　　　　　　　　第　次住院　　　　　　　　　病案号：

姓名＿＿＿＿＿＿＿ 性别 □ 1. 男 2. 女　出生日期＿＿＿年＿＿月＿＿日　年龄＿＿＿ 国籍＿＿＿	

（年龄不足1周岁的）年龄＿＿＿ 月　　新生儿出生体重＿＿＿＿克　　　新生儿入院体重＿＿＿克

出生地＿＿＿省（区、市）＿＿市＿＿县　籍贯＿＿＿省（区、市）＿＿市　民族＿＿＿

身份证号＿＿＿＿＿＿＿＿＿＿＿＿＿职业＿＿＿＿婚姻 □ 1. 未婚 2. 已婚 3. 丧偶 4. 离婚 9. 其他

现住址＿＿＿＿省（区、市）＿＿＿市＿＿＿县　电话＿＿＿＿＿＿邮编＿＿＿＿＿

户口地址＿＿＿＿省（区、市）＿＿市＿＿＿县　　　　　　邮编＿＿＿＿＿

工作单位及地址＿＿＿＿＿＿＿＿＿＿＿＿＿单位电话＿＿＿＿＿邮编＿＿＿＿＿

联系人姓名＿＿＿＿＿关系＿＿＿＿＿地址＿＿＿＿＿＿电话＿＿＿＿＿

入院途径 □ 1. 急诊　2. 门诊　3. 其他医疗机构转入　9. 其他

入院时间＿＿＿年＿＿月＿＿日＿＿时　入院科别＿＿＿＿病房＿＿＿＿转科科别＿＿＿＿

出院时间＿＿＿年＿＿月＿＿日＿＿时　出院科别＿＿＿＿病房＿＿＿＿实际住院＿＿＿天

门（急）诊诊断＿＿＿＿＿＿＿＿＿＿＿＿＿＿＿＿＿疾病编码＿＿＿＿＿＿＿＿

出院诊断	疾病编码	入院病情	出院诊断	疾病编码	入院病情
主要诊断：			其他诊断：		
其他诊断：					

入院病情：1. 有，2. 临床未确定，3. 情况不明，4. 无

损伤、中毒的外部原因＿＿＿＿＿＿＿＿＿＿＿＿＿＿疾病编码＿＿＿＿＿＿＿

病理诊断：＿＿＿＿＿＿＿＿＿＿＿＿＿＿＿＿疾病编码＿＿＿＿＿＿
　　　　　　　　　　　　　　　　　　　　　　　病理号＿＿＿＿＿＿

药物过敏 □ 1. 无 2. 有，过敏药物：＿＿＿＿＿＿＿＿死亡患者尸检 □ 1. 是　2. 否

血型 □ 1. A　2. B　3. O　4. AB　5. 不详　6. 未查　Rh □　1. 阴 2. 阳 3. 不详 4. 未查

科主任＿＿＿＿＿＿主任（副主任）医师＿＿＿＿主治医师＿＿＿＿＿住院医师＿＿＿＿

责任护士＿＿＿＿＿进修医师＿＿＿＿＿实习医师＿＿＿＿＿编码员＿＿＿＿

病案质量 □ 1. 甲　2. 乙　3. 丙　质控医师＿＿＿＿质控护士＿＿＿＿质控日期＿＿年＿＿月＿＿日

手术及操作编码	手术及操作日期	手术级别	手术及操作名称	手术及操作医师			切口愈合等级	麻醉方式	麻醉医师
				术者	Ⅰ助	Ⅱ助			
							/		
							/		
							/		
							/		
							/		
							/		
							/		
							/		

离院方式 □ 1. 医嘱离院　2. 医嘱转院，拟接收医疗机构名称：＿＿＿＿＿＿＿＿＿＿
3. 医嘱转社区卫生服务机构/乡镇卫生院，拟接收医疗机构名称：＿＿＿＿　4. 非医嘱离院5. 死亡9. 其他

是否有出院31天内再住院计划□ 1. 无　2. 有，目的：＿＿＿＿＿＿＿＿＿＿＿＿＿＿＿

颅脑损伤患者昏迷时间：入院前＿＿天＿＿小时＿＿分钟＿＿入院后＿＿天＿＿小时＿＿分钟

住院费用（元）：总费用＿＿＿＿＿＿＿＿＿＿（自付金额：＿＿＿＿＿＿）
1. **综合医疗服务类**：（1）一般医疗服务费：＿＿＿＿（2）一般治疗操作费：＿＿＿＿（3）护理费：＿＿＿＿
（4）其他费用：＿＿＿
2. **诊断类**：（5）病理诊断费：＿＿＿＿＿（6）实验室诊断费：＿＿＿＿＿（7）影像学诊断费：＿＿＿＿
（8）临床诊断项目费：＿＿＿＿
3. **治疗类**：（9）非手术治疗项目费：＿＿＿＿＿＿＿＿＿（临床物理治疗费：＿＿＿＿＿）
（10）手术治疗费：＿＿＿＿＿（麻醉费：＿＿＿＿手术费：＿＿＿＿＿）
4. **康复类**：（11）康复费：＿＿＿＿＿
5. **中医类**：（12）中医治疗费：＿＿＿＿＿
6. **西药类**：（13）西药费：＿＿＿＿＿（抗菌药物费用：＿＿＿）
7. **中药类**：（14）中成药费：＿＿＿＿（15）中草药费：＿＿＿＿
8. **血液和血液制品类**：（16）血费：＿＿＿（17）白蛋白类制品费：＿＿＿（18）球蛋白类制品费：＿＿＿＿
（19）凝血因子类制品费：＿＿＿（20）细胞因子类制品费：＿＿＿
9. **耗材类**：（21）检查用一次性医用材料费：＿＿＿＿（22）治疗用一次性医用材料费：＿＿＿
（23）手术用一次性医用材料费：＿＿＿＿
10. **其他类**：（24）其他费：＿＿＿＿

说明：（一）医疗付费方式 1. 城镇职工基本医疗保险　2. 城镇居民基本医疗保险 3. 新型农村合作医疗 4. 贫困救助　5. 商业医疗保险　6. 全公费　7. 全自费　8. 其他社会保险　9. 其他
（二）凡可由医院信息系统提供住院费用清单的，住院病案首页中可不填写"住院费用"。

四、质量评分标准

住院病案首页数据质量评分标准

医院名称   患者姓名   病案号

检查项目	项目类别	项目数	评分项	分值	减分
患者基本信息（18分）	A类	2	新生儿入院体重	4	
			新生儿出生体重	4	
	B类	1	病案号	2	
	C类	4	性别	1	
			出生日期	1	
			年龄	1	
			医疗付费方式	1	
	D类	20	健康卡号、患者姓名、出生地、籍贯、民族、身份证号、职业、婚姻状况、现住址、电话号码、邮编、户口地址及邮编、工作单位及地址、单位电话及邮编、联系人姓名、关系、地址、电话号码	0.5分/项，减至4分为止	
住院过程信息（26分）	A类	1	离院方式	4	
	B类	5	入院时间	2	
			出院时间	2	
			实际住院天数	2	
			出院科别	2	
			是否有31天内再住院计划	2	
	C类	3	入院途径	1	
			入院科别	1	
			转科科别	1	
诊疗信息（50分）	A类	6	出院主要诊断	4	
			主要诊断编码	4	
			其他诊断	1分/项，减至4分为止	
			其他诊断编码	1分/项，减至4分为止	
			主要手术或操作名称	4	
			主要手术或操作编码	4	

续表

检查项目	项目类别	项目数	评分项	分值	减分
诊疗信息（50分）	B类	8	入院病情	2	
			病理诊断	2	
			病理诊断编码	2	
			切口愈合等级	2	
			颅脑损伤患者昏迷时间	2	
			其他手术或操作名称	0.5分/项，减至2分为止	
			其他手术或操作编码	0.5分/项，减至2分为止	
			手术及操作日期	2	
	C类	3	门（急）诊诊断	1	
			门（急）诊诊断疾病编码	1	
			麻醉方式	1	
	D类	12	损伤（中毒）外部原因及疾病编码、病理诊断及编码和病历号、药物过敏史、尸检记录、血型及 Rh 标识、手术级别、术者、第一助手	0.5/项，减至 3 分为止	
费用信息（6分）	A类	1	总费用	4	
	D类	10	综合医疗服务类、诊断类、治疗类、康复类、中医类、西药类、中药类、血液和血制品类、耗材类、其他类	每项 0.5 分，减至 2 分为止	

总分100分　　　　　　　　　　　　　　　　　　　减分

　　　　　　　　　　　　　　　　　　　　　　　　实际得分

检查人员：　　　　　　　　　　　　　　　　　　　检查时间

第十章 电子病历管理要求

一、概述

电子病历是基于一个特定系统的电子化患者记录，借助这个系统可以支持其使用者获得完整准确的资料；提示和警示医疗人员各种医疗决策支持系统，连接医疗知识源和其他帮助的能力。电子病历应包括纸质病历的所有信息，并能够等同实现纸质病历的全部功能。

2017年4月国家卫计委印发的《电子病历应用管理规范（试行）》中将电子病历定义为：电子病历是指医务人员在医疗活动过程中，使用信息系统生成的文字、符号、图表、图形、数字、影像等数字化信息，并能实现存储、管理、传输和重现的医疗记录，是病历的一种记录形式，包括门（急）诊病历和住院病历。

电子病历书写是指医务人员使用电子病历系统，对通过问诊、查体、辅助检查、诊断、治疗、护理等医疗活动获得的有关资料进行归纳、分析、整理形成医疗活动记录的行为。

二、电子病历书写基本要求

（一）医疗机构使用电子病历系统进行病历书写，应当遵循客观、真实、准确、及时、完整、规范的原则。

（二）电子病历的书写要求同纸质病历书写要求一致。电子病历使用的术语、编码和数据应当符合病历书写规范的要求。正确使用中文和医学术语，表达准确、语句通顺、标点正确。通用的外文缩写和无正式中文译名的症状、疾病名称等可以使用外文。记录日期须使用阿拉伯数字书写，记录时间采用24小时制。记录格式为"年－月－日"。

（三）电子住院病历的完成时间同纸质病历。

（四）电子病历书写人员是取得医院病历书写资格的医务人员。实习、进修及试用期人员书写的电子病历，必须经本医疗机构合法执业的医务人员审阅、修改，并电子签名确认。

（五）电子病历包含的内容：

电子病历包括门（急）诊病历、住院电子病历以及其他电子诊疗医疗活动记录。

1. 门（急）诊病历书写内容包括门（急）诊病历首页、病历记录、化验报告、医学影像检查资料等。

2. 住院病历书写内容包括住院病案首页、入院记录、病程记录、手术同意书、麻醉同意书、输血治疗知情同意书、特殊检查（特殊治疗）同意书、病危（重）通知单、医嘱单、辅助检查报告单、体温单、医学影像检查报告、病理报告单等。

（六）电子病历的修改要求

1. 电子病历应当设置归档状态，医疗机构应当按照病历管理相关规定，在患者就诊结束后，以接诊医师录入门（急）诊病历记录确认即为归档；住院电子病历随患者出院经上级医师审核确认后归档。

2. 电子病历归档后原则上不得修改，特殊情况下确需要修改的，经医疗机构医务部门批准后进行修改并保留修改痕迹。

3. 医务人员修改电子病历时，应保存历次修改痕迹、标记准确的修改时间和修改人信息。

三、电子病历的管理

（一）电子病历的保管

1. 电子病历由医疗机构保管，信息中心（计算机中心）应有专职人员具体负责门（急）诊电子病历和住院电子病历管理工作，负责数据形式的电子病历保管。病案室负责电子病历纸质版保管。

2. 电子病历的保存时间同纸质病历，门（急）诊电子病历保存时间自患者最后一次就诊之日起不少于 15 年；住院电子病历保存时间自患者最后一次出院之日起不少于 30 年。电子病历的销毁必须得到上级部门的批准，任何组织和个人不得自行销毁电子病历。

3. 建立电子病历安全保密制度，设定医务人员和有关医院管理人员调阅、复制、打印电子病历的相关权限。未经授权，任何单位和个人不得擅自调阅、复制电子病历。

4. 医疗机构要严格管理电子病历，维护患者隐私权。避免数据被篡改、伪造、隐匿、窃取和毁坏。

（二）电子病历的使用

2013 年国家卫计委印发《医疗机构病历管理规定（2013 年版）》，第四条明确指出"电子病历与纸质病历具有同等效力"。

医疗机构应当建立门（急）诊病历和住院病历编号制度，为同一患者建立唯一的标识号码。已建立电子病历的医疗机构，应当将病历标识号码与患者身份证明编号相关联，使用标识号码和身份证明编号均能对病历进行检索。

1. 电子病历系统应当设置病历查阅权限，本医疗机构医务人员查阅病历时，能及时提供完整的患者电子病历。

2. 电子病历应当记录患者个人信息、诊疗记录、记录时间及记录人员、上级审核人员的姓名等。

3. 医疗机构提供电子病历复制服务，可以提供电子版或打印版病历。复制的电子病历文档应当独立读取，打印的病历纸质版应当加盖医疗机构病历管理的专用章。

（三）电子病历的复制和封存

1. 需要封存电子病历时，应当在医疗机构或者其委托代理人、患者或者其代理人双方共同在场的情况下，对电子病历共同进行确认，并进行复制后封存。

2. 封存的电子病历复制件可以是电子版；也可以对打印的纸质版进行复印，并加盖病案管理章后进行封存。

3. 封存的电子病历储存于独立可靠的存储介质，并由医患双方或双方代理人共同签封；可在原系统内读取，但不可修改；操作痕迹、操作时间、操作人员信息可查询、可追溯。

4. 封存后电子病历的原件可以继续使用。

5. 电子病历尚未完成，需要封存时，可以对已完成的电子病历先行封存，当医务人员按照规定完成后，再对新完成部分进行封存。

第十一章　病案（病历）管理与质量控制

第一节　概述

一、病案（病历）管理

（一）病案（病历）管理的定义

《医疗机构病历管理规定（2013年版）》（国卫医发〔2013〕31号）对病历和病案做了区分，"病历归档后形成病案"。病案（病历）管理有广义和狭义之分。狭义的概念是指对病案的物理性质的管理，即对病案资料的回收、整理、装订、编号、归档和提供等工作程序。广义的病案管理是指卫生信息管理，即不仅对病案物理性质的管理，而且对病历记录的内容进行加工，如按照国际疾病分类（ICD）对疾病诊断和手术操作进行编码；提炼出信息，如首页信息提取、统计、分析；建立较为完整的索引系统，向医务人员、医院管理及其他信息的使用人员提供高质量的卫生信息服务，病案信息管理是病案管理高级阶段，是病案管理本质上的飞跃。

目前，我国病案管理发展分为三个阶段：第一阶段为传统的纸质病案管理；第二阶段为纸质翻拍含首页信息录入，建立数字化病案管理；第三阶段为无纸化（少纸化）的电子病历管理，系统将病历内容生成PDF等格式，可全文检索，为医疗大数据奠定基础。

以病历为中心的医疗管理模式使病案管理的内涵不断扩大，完善的病案信息管理系统为医院运行效率、医疗主诊组管理、医疗费用、药品、器械、输血、手术开台时间等方面的管理提供了强大的数据支撑。

（二）病案管理组织

按照《医疗机构病历管理规定（2013年版）》："医疗机构应当建立健全病历管理制度，设置病案管理部门或者配备专（兼）职人员，负责病历和病案管理工作。"另外，为了协助行政部门做好工作，二级以上医疗单位应当设立病案管理委员会，作为学术组织监督和指导病案书写和管理，提高医疗质量和医疗单位的学术水平。同时，二级以上医院的等级评审规定中多项条款涉及到病案管理人员设置，对高、中、初人员结构梯队纳入评审标准，并对非相关专业人员的占比做了限定。

二、病案（病历）质量控制

病历质量是指病历从建立、形成到归档、利用等一系列工作环节按照各项工作预定标准和要求，需要达到的程度，包括病历管理质量和病历书写内容质量，因此病历质量控制包括病历管理质量控制和病历书写内容质量控制。病历管理质量控制是指对病历管理工作各个流程进行质量检查、评估。病历书写内容质量控制主要通过监控病历书写质量，从格式到内容全面监控，监控包括环节质量监控和终末质量监控。

第二节 病案（病历）管理相关规章制度

一、病案科工作制度

1. 工作人员应遵守国家法律法规和卫生行政部门及医院的规章制度。

2. 工作人员必须坚守岗位，不得随意脱岗，保管好病案，防止丢失。

3. 认真做好病案资料的收集、扫描、编码、质控、归档、存储、借阅、检索及统计等工作，满足医务人员、患者及代理人、保险及法律等对病案的需求。

4. 工作人员应注意保护患者隐私，不得随意泄露患者病案内容。不得利用工作之便随意借阅病案。按规定借出的病案，应做好登记并定期催还、归档，保管好病案信息资料。

5. 按照国际疾病分类（ICD－10）及手术操作分类（ICD－9－CM－3）要求进行编码审核，必要时须通读病历或与主管医生讨论，减少误差。

6. 病案库房管理规范，配备温湿度计及消防器材，做到防火、防水、防虫、防潮、防盗、防尘、防霉、防高温。未经允许，非专职人员不得进入病案库房。

7. 协助职能部门及临床科室，完成予以授权的病案信息检索及上报，配合医院完成相关检查工作。

8. 病案管理人员应加强业务学习，不断提高病案管理水平。

二、病案科安全管理制度

1. 病案工作人员要有高度的责任心和安全管理意识，认真做好本部门分管区域的工作，履行应尽的义务与职责，确保安全。

2. 科室设置安全员，全面负责日常安全管理。

3. 每日安全巡检制度，并建立安全巡检登记本。每天下班前，切断水电、关好门窗。

4. 病案的安全管理：工作人员应严格遵守《医疗机构病历管理规定》及医院各项规章制度，加强病案管理，坚守岗位，不得随意脱岗，防止病案丢失。严格履行病案交接手续，保持病案的可获得性。病案回归后，未经批准，任何人不得擅自带离科室，不得随意将病案资料提供给他人。

5. 防火安全教育，学会使用消防器械，分布各处的消防器械不得随意移动。保证防火安全通道畅通无阻，科室内严禁吸烟，严禁使用明火，严禁自行更改或设置各种电源，严禁安装电器设备，以免造成安全隐患。

6. 非工作时间任何人不得擅自在科室逗留，因工作需要加班者，应事先报备。

三、病案信息安全管理制度

1. 除涉及对患者实施医疗活动的医务人员及医疗服务质量监控人员外，其他任何机构和个人不得擅自查阅患者病历。

2. 病案管理人员要有保密意识，不随意泄露患者病案信息。

3. 科室授权专人负责病案检索工作，其他人未经授权不得擅自提供相关服务。

4. 保障回归病历的真实、完整与安全。病案内容未经医务部门批准，任何人不得擅自增减或更改，严禁伪造、隐匿、销毁、窃取病历。

5. 加强计算机信息管理，严禁擅自复制和扩散病案内容和病案管理系统内容。不能随意安装系统软件，禁止随意更改计算机各种参数配置。不得随意使用自带 U 盘和移动硬盘等存储工具。

6. 加强计算机权限及密码管理，按照工作性质分配系统权限。

7. 认真保管废弃病历资料，所有废弃纸张需经逐页检查后统一存放，统一销毁。

四、回收制度

1. 严格履行病历交接制度。与临床科室交接病历后，在交接本上双签字，保证回归病历的完整、安全。

2. 妥善保存已回收的病历，不得委托他人代送，严防丢失。

3. 准确无误、及时地签收回收病历。

4. 每日核查病历回归情况，督促临床科室及时移交病历。

5. 严格履行科室内部病历交接制度，打印病历扫描清单，按清单进行清点、交接，当日完成病历移交工作。

五、整理排序制度

1. 严格履行科室内病历交接制度，对照清单认真核对病历。

2. 严格按照出院病历规定的排序整理病案，保持病历资料完整和整齐。

3. 病历修复时，要注意保持病历资料的原貌，维护病历的法律价值。

4. 整理病历剔出的废弃纸张不随意丢弃，逐页检查后统一存放。

5. 保证整理病历复印服务的提供和交回，负责本区域病历的安全。

6. 完成整理的病历需认真核对，无误后签字移交至下一流程。

六、扫描制度

为适应无纸化电子病历管理，对目前不能电子化的婴儿出生记录、知情同意书、植入材料条形码等医疗信息资料，通过扫描的方式使之信息数字化。

1. 认真清点扫描病历张数，不遗漏、不重复、不无效扫描。

2. 扫描时，保持病历资料纸张的完整性，不折、不漏。

3. 做到扫描内容分类准确，将扫描资料分到相应的类别。

4. 扫描核对无误后，移交下一环节。

七、编目制度

1. 按照国际疾病分类 ICD－10 与手术操作分类 ICD－9－CM－3 对出院病历进行分类编码。

2. 认真阅读病历，做好编码工作；对疑难编码，及时向资深编码员或医师请教，保证编码质量持续改进。

3. 参加业务培训，加强业务学习，不断提高专业技能。

4. 协助医院做好医师国际疾病与手术操作分类知识培训。

5. 及时完成予以授权的病案信息检索及上报工作。

八、终末质控制度

1. 严格按照卫医政发〔2010〕11号《病历书写基本规范》和医院结合工作实际制定的《住院病历质量评价标准》，对出院病历进行审核。

2. 认真阅读病历，做好质控工作；对疑难危重、非计划再手术、住院超30天、死亡病历和输血病历等，重点监控。

3. 督促医护人员按时完善病历，不断提高质控质量。

4. 严格遵守工作制度，工作态度认真、严谨、客观、公正、规范，减少错误和遗漏，提高工作质量。

5. 参加业务培训，加强业务学习，不断提高专业技能。

6. 对于病历存在的缺陷定期进行总结、反馈，协助医务人员持续改进病历书写质量。

九、归档管理制度

1. 认真执行病案保管制度，履行病案出、入库交接手续，保持病案的可获得性。

2. 工作态度认真、严谨，严格履行科室内部病历交接制度，对照清单认真核对病历，入库病案及时归档上架。

3. 做好病历借阅管理，履行出入库交接、登记手续，及时提供服务。

4. 严禁外来人员进入库房，离开库房时检查水电、关好门窗。

5. 库房内严禁存放易燃物品、严禁吸烟，熟练掌握消防器材使用方法。

6. 做好库房管理工作，每日巡查，保持合适温湿度，保持库房卫生、整洁、安全，做好安全巡检记录。

十、病案库房管理制度

1. 病案库房由专人管理，非专管人员不得擅自进入。

2. 库房内设置必要的设备，根据季节变化调节至适宜的温、湿度，并做好记录。

3. 做好库房防火、防水、防虫、防潮、防盗、防尘、防霉、防高温等工作。严禁将易燃、易爆物品带入库房，严禁在库房内吸烟。

4. 库房内不得存放食品和堆放杂物，应经常进行清扫，保持库房内清洁。

5. 库房内病案存放整齐有序，松紧适度。

6. 库房管理员经常检查库房，及时排除安全隐患。离开库房时，要关好门窗和电源，确保库房安全。

十一、病历的保管制度

1. 门（急）诊病历原则上由患者负责保管。医疗机构建有门（急）诊病历档案室或者已建立门（急）诊电子病历的，经患者或者其法定代理人同意，其门（急）诊病历可以由医疗机构负责保管。住院病历由医疗机构负责保管。

2. 门（急）诊病历由患者保管的，医疗机构应当将检查检验结果及时交由患者保管。

3. 门（急）诊病历由医疗机构保管的，医疗机构应当在收到检查检验结果后24小时内，将检查检验结果归入或者录入门（急）诊病历，并在每次诊疗活动结束后首个工作日内将门（急）诊病历归档。

4. 患者住院期间，住院病历由所在病区统一保管。因医疗活动或者工作需要，须将住院病历带离病区时，应当由病区指定的专门人员负责携带和保管。

5. 医疗机构应当在收到住院患者检查检验结果和相关资料后 24 小时内归入或者录入住院病历。

6. 患者出院后，住院病历由病案管理部门或者专（兼）职人员统一保存、管理。

7. 医疗机构应当严格病历管理，任何人不得随意涂改病历，严禁伪造、隐匿、销毁、窃取病历。

十二、病历的借阅与复制制度

1. 除为患者提供诊疗服务的医务人员，以及经卫生计生行政部门、中医药管理部门或者医疗机构授权的负责病案管理、医疗管理的部门或者人员外，其他任何机构和个人不得擅自查阅患者病历。

2. 其他医疗机构及医务人员因科研、教学需要查阅、借阅病历的，应当向患者就诊医疗机构提出申请，经同意并办理相应手续后方可查阅、借阅。查阅后应当立即归还，借阅病历应当在 3 个工作日内归还。查阅的病历资料不得带离患者就诊医疗机构。

3. 医疗机构应当受理下列人员和机构复制或者查阅病历资料的申请，并依规定提供病历复制或者查阅服务：

（1）患者本人或者其委托代理人；

（2）死亡患者法定继承人或者其代理人。

4. 医疗机构应当指定部门或者专（兼）职人员负责受理复制病历资料的申请。受理申请时，应当要求申请人提供有关证明材料，并对申请材料的形式进行审核。

（1）申请人为患者本人的，应当提供其有效身份证明；

（2）申请人为患者代理人的，应当提供患者及其代理人的有效身份证明，以及代理人与患者代理关系的法定证明材料和授权委托书；

（3）申请人为死亡患者法定继承人的，应当提供患者死亡证明、死亡患者法定继承人的有效身份证明，死亡患者与法定继承人关系的法定证明材料；

（4）申请人为死亡患者法定继承人代理人的，应当提供患者死亡证明、死亡患者法定继承人及其代理人的有效身份证明，死亡患者与法定继承人关系的法定证明材料，代理人与法定继承人代理关系的法定证明材料及授权委托书。

5. 医疗机构可以为申请人复制门（急）诊病历和住院病历中的体温单、医嘱单、住院志（入院记录）、手术同意书、麻醉同意书、麻醉记录、手术记录、病重（病危）患者护理记录、出院记录、输血治疗知情同意书、特殊检查（特殊治疗）同意书、病理报告、检验报告等辅助检查报告单、医学影像检查资料等病历资料。

6. 公安、司法、人力资源社会保障、保险以及负责医疗事故技术鉴定的部门，因办理案件、依法实施专业技术鉴定、医疗保险审核或仲裁、商业保险审核等需要，提出审核、查阅或者复制病历资料要求的，经办人员提供以下证明材料后，医疗机构可以根据需要提供患者部分或全部病历：

（1）该行政机关、司法机关、保险或者负责医疗事故技术鉴定部门出具的调取病历的法定证明；

（2）经办人本人有效身份证明；

（3）经办人本人有效工作证明（需与该行政机关、司法机关、保险或者负责医疗事故技术鉴定部门一致）。

保险机构因商业保险审核等需要，提出审核、查阅或者复制病历资料要求的，还应当提供保险合同复印件、患者本人或者其代理人同意的法定证明材料；患者死亡的，应当提供保险合同复印件、死亡患者法定继承人或者其代理人同意的法定证明材料。合同或者法律另有规定的除外。

7. 按照《病历书写基本规范》和《中医病历书写基本规范》要求，病历尚未完成，申请人要求复制病历时，可以对已完成病历先行复制，在医务人员按照规定完成病历后，再对新完成部分进行复制。

8. 医疗机构受理复制病历资料申请后，由指定部门或者专（兼）职人员通知病案管理部门或专（兼）职人员，在规定时间内将需要复制的病历资料送至指定地点，并在申请人在场的情况下复制；复制的病历资料经申请人和医疗机构双方确认无误后，加盖医疗机构证明印记。

9. 医疗机构复制病历资料，可以按照规定收取工本费。

十三、病历的封存与启封制度

1. 依照《医疗机构病历管理规定》（2013 年版）（国卫医发〔2013〕31 号），如依法需要封存病历时，应当在医疗机构或者其委托代理人、患者或者其代理人在场的情况下，对病历共同进行确认，签封病历复制件。

2. 医疗机构申请封存病历时，医疗机构应当告知患者或者其代理人共同实施病历封存；但患者或者其代理人拒绝或者放弃实施病历封存的，医疗机构可以在公证机构公证的情况下，对病历进行确认，由公证机构签封病历复制件。

3. 医疗机构负责封存病历复制件的保管。

4. 封存后病历的原件可以继续记录和使用。

5. 按照《病历书写基本规范》和《中医病历书写基本规范》要求，病历尚未完成，需要封存病历时，可以对已完成病历先行封存，当医师按照规定完成病历后，再对新完成部分进行封存。

6. 开启封存病历应当在签封各方在场的情况下实施。

十四、病历的保存制度

1. 医疗机构可以采用符合档案管理要求的缩微技术等对纸质病历进行处理后保存。

2. 门（急）诊病历由医疗机构保管的，保存时间自患者最后一次就诊之日起不少于 15 年；住院病历保存时间自患者最后一次住院出院之日起不少于 30 年。

3. 医疗机构变更名称时，所保管的病历应当由变更后医疗机构继续保管。医疗机构撤销后，所保管的病历可以由省级卫生计生行政部门、中医药管理部门或者省级卫生计生行政部门、中医药管理部门指定的机构按照规定妥善保管。

十五、病历书写质量管理制度

医院应在全员参与的基础上，建立和完善四级病案质量监控组织：

一级质量监控：由科主任、病区主任、主诊组长、质控医师和科护士长组成一级病案质量监控小组。对住院医师的病案质量实行质量控制，是病区主治医师重要的、必须履行的日常工作之一，要做到经常性的自查、自检、自控病区的病历质量，不断提高实习医师、进修医师、住院医师和主治医师的工作职责。科主任或病区主任医师（副主任医师）应检查、审核主治医师对住院医师病历质量监控结果。

二级质量监控：医院医疗主管部门，每月应定期和不定期，定量或不定量地抽查各病区和门诊病案。还应参加各病房教学查房、主任查房、重大抢救、疑难病例讨论、新开展的风险手术术前讨论、特殊的检查操作，有医疗缺陷、纠纷、事故及特殊病因及死亡病案讨论，从中严格要求和督促各级医师重视医疗护理质量，认真写好住院和门诊病历，管理好病历，真正发挥二级病历质量的监控作用。

三级质量监控：病案科管理人员对回收、整理、编目、归档、质量检查，检查把关。质控人员应对每份出院病历进行严格认真的质量检查，定期将检查结果向有关领导及医疗行政管理部门汇报，向相关科室和个人反馈检查结果。建立奖惩制度，与科室及个人的绩效挂钩。

四级质量监控：医院病案管理委员会是病案管理的最高权威组织，应定期召开病案管理相关会议，每年不少于 2 次，研讨本领域内质量相关问题，推动与督导全院相关领域的工作。主任委员和副主任委员及委员应定期或不定期，定量或不定量，普查或抽查各科病案，审查和评估各科的病案质量，特别是内涵质量。病案质量的优劣与晋升、晋职、低聘、缓聘相结合，发挥病案管理委员会权威作用，不断提高病案的内涵质量和管理质量。

十六、主诊医师病案考核管理制度

医院科室分为若干医疗小组负责患者在医院的所有诊疗活动，主诊医师对本组医疗质量、效益、绩效考核、分配具有决策权，同时主诊医师对本医疗组的病历质量也承担主要管理责任。

1. 主诊医师组织本主诊组人员进行学习，加强病历质量建设，做好运行病历与终末病历的质控工作，减少病历缺陷，降低乙级病历率，杜绝丙级病历。

2. 医务部门定期对各主诊组病历质量进行运行中质控和终末质控。"病历缺陷率"是指质控缺陷病历数占同期出院病历总数的百分比。医院视情况对病历缺陷率低于 10% 的给予奖励，对乙级病历、丙级病历及缺陷率高于 20% 的病历给予扣罚。

3. 病案考核结果纳入主诊组绩效考核，也作为主诊医师资格认定内容之一，年度考核不合格者，取消其主诊医师资格。

十七、打印病历规定

1. 打印病历是指应用字处理软件编辑生成并打印的病历（如 Word 文档、WPS 文档等）。打印病历应当按照规定的内容录入并及时打印，由相应医务人员手写签名。

2. 医疗机构打印病历应当统一纸张、字体、字号及排版格式。打印字迹应清楚易认，符合病历保存期限和复印的要求。

3. 打印病历编辑过程中应当按照权限要求进行修改，已完成录入打印并签名的病历原则上不得修改。如需要修改，应当用双线划在错字上，保留原来记录清楚可辨，并注明修改时间，修改人签名。

第三节　住院病历质量评价标准

一、住院病历质量评价标准的使用说明

1. 本标准适用于医疗机构的终末病历和运行病历质量评价。

2. 终末病历评价总分 100 分，甲级病历 >90 分，乙级病历 76～90 分，丙级病历 ≤75 分。

3. 每一书写项目内扣分采取累加的计分办法，扣分最多不超过本项目的标准分值（单项否决扣分不计入内）。

4. 对病历中严重不符合规范，而本表未能涉及的，可说明理由直接扣分。

二、病历内容所占分值

共 100 分，见表 11 - 3 - 1。

表 11 - 3 - 1　住院病历质量评价标准（总分 100 分）

项目 类别	具体 项目	缺陷内容	扣分 标准
病案 首页 （10分）		※未在患者出院后 72 小时内完成病案首页填写	3
		※新生儿出生体重未填写或填写错误	2
		※新生儿入院体重未填写或填写错误	2
		"入院途径"栏未填写或填写错误	1
		患者转科，"转科科别"未填写或填写错误	1
		出、入院时间错误	1
		实际住院天数填写错误	1
		门（急）诊诊断漏填或填写错误	1
		主要诊断填写错误	3
		主要诊断中"入院病情"未填写或填写错误	1
		其他诊断漏填或填写错误	1/项
		其他诊断中"入院病情"未填写或填写错误	1/项
		出院情况未填写或填写错误	1/项
		有损伤和中毒的外部原因，未填写或填写错误	1/项
		病理诊断未填写或填写错误（包括再次入院）	1
		因病理报告未发布而未填写病理诊断（该条目不纳入缺陷率统计）	0
		修改病理诊断时需同步修改首页疾病诊断和出院记录中的出院诊断（该条目不纳入缺陷率统计）	0
		病理号未填写或填写错误（包括再次入院）	1

续表

项目类别	具体项目	缺陷内容	扣分标准
病案首页（10分）		"药物过敏"栏未填写或填写错误	2/项
		"死亡患者尸检"栏未填写或填写错误	1
		血型栏未填写或填写错误	1/项
		是否有出院31天内再住院计划未填写或填写错误	1/项
		有出院31天内再住院计划，目的未填写或填写错误	1
		缺科主任签名	1
		缺主任（副主任）医师签名	1
		缺主治医师签名	1
		缺住院医师签名	1
		缺质控医师签名	1
		缺责任护士签名	1
		缺质控护士签名	1
		主要手术及操作栏未填写、填写错误、不规范	3/项
		其他手术及操作栏未填写、填写错误、不规范	1/项
		离院方式未填写或填写错误	2/项
		颅脑损伤患者昏迷时间未填写或填写错误	1
		首页与出院记录或死亡记录住院天数不一致	1
入院记录（15分）	一般项目	入院记录未在患者入院后24小时内完成，或非执业医师书写入院记录	11/乙级
		入院记录中入院时间填写错误或无入院时间	1
		应书写再（多）次入院记录，但书写入院记录	3
		多次入院记录次数错误	1
		入院记录患者一般项目缺项、写错、不规范	1/项
		入院记录无病史确认者签字（患者或代理人）	3
	主诉	主诉超过20个字，且不能导出第一诊断	1
		主诉描写有缺陷（无症状及持续时间，或以诊断名称代替症状等）	1
	现病史	现病史与主诉不符合	2
		起病时间描述不准确或未写有无诱因	1/项
		症状、体征的部位、时间、性质、程度及伴随症状描述不清楚	1
		缺有鉴别诊断意义的重要阴性症状与体征	1
		疾病发展情况或入院前诊治经过未描述	1
		患者提供的信息未加引号（""）	1/项
		缺一般情况描述（饮食、睡眠、二便等）	1/项
		经本院"急诊"转入，缺急诊诊疗的重要内容描述或描述不准确	2

续表

项目类别	具体项目	缺陷内容	扣分标准
入院记录（15分）	既往史	缺重要脏器疾病史，尤其与鉴别诊断相关的	1
		缺传染病史、手术史、输血史或描述不准确	1/项
		药物过敏史未填写或填写错误	2
		既往史中有输血史，未记录输血种类、次数、末次输血时间、有无输血反应	1
		既往史中"既往高血压/糖尿病史"，无具体数值	1
		既往史中病史描述有误	1
		现病史与既往史内容不符	1
	个人史	个人史中对出生地、居住地、所到地、习惯及嗜好、职业及工作条件、有害物质（毒物、粉尘、放射性物质）接触史、冶游史等情况记录不全	1
		婚姻、月经、生育史缺项或不规范	1/项
	家族史	家族史中未记录父母、兄弟姐妹情况或家族中有死亡者，死因未描述	1
		如系遗传病，病史询问少于3代家庭成员	1
	体格检查	体格检查缺项或描述不正确	1/项
		体格检查中T、P、R或BP有误	1/项
		与本次住院疾病相关的体格检查项目不充分；肿瘤未查相关区域淋巴结	2/项
		专科检查不全面；应有的鉴别诊断体征未记录或记录不全	2/项
	辅助检查	有与本病相关的辅助检查结果未记录或记录有缺陷	1
		填辅助检查项无编号、医院（辅助检查需有编号、医院名称）	1/项
	诊断	主要诊断有原则性错误或不规范	3
		次要诊断有重要遗漏（包括并发症）	1
		缺入院记录书写者的签名（须为本院执业医师）	2
病程记录（50分）	首次病程记录	※首次病程记录未在8小时内完成（以病房安排床位时间计算）	11/乙级
		首程记录时间早于入院时间	1
		※首次病程记录中缺"病例特点"、"诊断依据"、"鉴别诊断"、"诊疗计划"之一	3/项
		病例特点复制入院记录，未归纳提炼、重点不突出	3
		以无关的阴性症状、体征做诊断依据	3
		鉴别诊断内容与病情相关性差，缺乏针对性，或考虑不全面，缺乏分析	3
		诊疗计划中未提及患者入临床路径	1
		诊疗计划用套话、无针对性、不具体	3
		缺少上级医师签字	2

项目类别	具体项目	缺陷内容	扣分标准
病程记录（50分）	上级医师首次查房记录	上级医师首次查房记录未在入院48小时内完成	11/乙级
		上级医师首次查房时间早于首次病程时间	1
		查房时间错误	1
		标题医师与实际分析医师不符	1
		上级医师首次查房记录标题无名称或标题不规范	1
		上级医师首次查房缺需补充的病史和体征	1
		上级医师查房无病情分析或欠缺、未进行病情评估、无鉴别诊断、无诊疗意见，或与首次病程记录中的内容相似或大量复制首次病程记录中的内容	3
		上级医师查房记录格式或内容不规范	1
		上级医师查房无签字或不符	2
	一般病程记录	※入院一周内无副高及以上医师查房记录	3
		上级医师常规查房记录中无上级医师本人签名	2/次
		上级医师对诊断依据和鉴别诊断的分析讨论内容拷贝自首程，或明显雷同	3
		副主任医师以上查房无分析、病情评估及指导诊疗的意见	2/次
		主治医师查房无内容、无分析及处理意见	2/次
		查房时间错误	1
		※未按规定记录病程记录。病危患者每天至少1次、病重患者至少每2天1次、病情稳定者至少每3天1次病程记录	2/次
		※疑难或危重病例1周内无科主任或主（副主）任医师查房记录	11/乙级
		无手术前一天的病程记录	2
		无术前小结或有缺项（包括简要病情、术前诊断、手术指征、拟施手术名称和方式、拟施麻醉方式、注意事项等）	2/项
		术后首程缺上级医师（术者）签字	2
		无术后上级医师查房记录	2/次
		无术后首次病程记录或记录不规范	3
		无术后每天1次、连续3天的病程记录	2/次
		※无出院前一天或当天有同意出院的病程记录	2
		※住院超过1个月无阶段小结（交/接班记录、转科记录可代替阶段小结）	2
		转入/转出记录中描述错误	
		转入记录时间早于转出记录时间	1
		无交接班记录、转科记录或未按时完成或交班与接班、转出与转入记录内容雷同	2/次
		体温大于38.5℃，有临时医嘱处理，无相关内容病程记录	2

项目类别	具体项目	缺陷内容	扣分标准
病程记录（50分）	一般病程记录	大查房或多学科会诊等未按规定记录	2
		病程记录中修改诊断时，未记录修改理由	3
		未书写修正诊断/补充诊断及依据	2
		未及时记录病情变化，观察记录无针对性，对新的阳性发现无分析及处理	2/次
		未记录所采用的治疗措施，未对更改重要医嘱（药物或治疗方式）的理由进行说明	2
		重要检查结果无记录和分析	2
		对病情危重患者，病程中未记录向患者近亲属告知的相关情况	2/次
		未记录向患者或其近亲属告知的重要事项及其意愿，并让其签名（必要时）	3/次
		病程记录未记录出临床路径	1
		拒绝重要检查无相关记录	11/乙级
		拒绝重要治疗无相关记录	11/乙级
		拒绝重要检查或治疗无患方签字	5
		缺临床输血 >1600 毫升或 RBC >8 单位审批表	1
		已输血病例中无输血前检查报告单或化验结果记录	3
		输血或使用血液制品当天无病程记录或记录有缺陷（如原因、输注效果评价、有无输血反应等）	1/次
		上级医师查房记录标题无名称或标题不规范	1
		病程记录无住院医师签字	1
		临床输血病程记录缺医师签字	1
	会诊记录	无会诊记录单	2/次
		会诊记录单未陈述会诊申请理由及目的	1/次
		未在当天病程记录中记录会诊意见执行情况	2/次
		未在规定时间内完成会诊	2/次
		会诊医嘱、会诊记录单以及病程记录不一致	1/项
		会诊记录单内容有缺陷（对病史、查体、诊断、处理意见的描述不清）	1/项
		会诊记录单书写格式不规范	1
		申请会诊医师未签名	2/次
		会诊医师未签名	2/次
	有创诊疗操作记录	无有创诊疗操作记录或未在操作结束后24小时内完成	3/次
		有创诊疗操作记录未记录操作过程、有无不良反应、注意事项及操作者姓名	2/处
		各类穿刺记录、手术记录及其他有创操作记录、危急值处理记录、术后首程记录标题均不得写医师姓名，除查房外	1

续表

项目类别	具体项目	缺陷内容	扣分标准
病程记录（50分）	抢救记录	无抢救记录或抢救记录、抢救医嘱未在抢救结束后 6 小时内完成，或没有患者拒绝抢救说明	11/乙级
		抢救记录未详细记录病情变化、抢救时间、抢救措施、参加抢救医师的姓名及职称等	1/处
		开具的抢救医嘱与抢救记录内容不一致	2
		未描述抢救时家属是否在场	1
		未描述家属对抢救有无异议	1
		未描述死亡原因、死亡诊断、是否同意尸检	1
	疑难病例讨论记录	长期未确诊或治疗无效的病例，未进行疑难病例讨论	3
		疑难病例讨论无主持者（副主任医师以上人员或科主任）和记录者签名	2/项
		疑难病例讨论记录格式或内容（时间、人员、内容、主持人发言和总结）有缺陷	1/项
	死亡病例讨论记录	无死亡病例讨论记录	5
		死亡病例讨论记录格式或内容（时间、人员、内容、主持人发言和总结）有缺陷	1
		死亡病例讨论中无主持者（副主任医师以上人员或科主任）和记录者签名	1/项
		未记录死亡原因、死亡诊断	1
	围手术期	无术前讨论记录（个别手术除外）	11/乙级
		术前讨论格式或内容（手术方式、可能的问题和对策、主持人发言和总结）有缺陷	3
		对手术方式或术中可能出现的问题及应对措施讨论不够	2
		术者未参加术前讨论	11/乙级
		术前讨论无主持者和记录者双签名	2
		重大手术未进行审批	3
		重大手术报告审批表填写不规范	5
		无手术记录或在术后 24 小时内未完成	11/乙级
		手术记录中手术名称错误或缺项	2/项
		手术记录格式或内容有缺陷	2/项
		手术记录与麻醉记录内容不符	3/项
		手术记录和术后首次病程记录中的出血量与麻醉记录三者不一致	2/项
		非手术者或第 1 助手书写手术记录	3
		手术记录无手术医生签字	3

项目类别	具体项目	缺陷内容	扣分标准
病程记录（50分）	围手术期	手术记录中手术部位左、右记录错误	11/乙级
		无麻醉术前、术后访视记录	2
		麻醉术前、术后访视记录格式或内容有缺陷	1/项
		无麻醉记录	11/乙级
		麻醉记录单格式或内容有缺陷	2
		无手术安全核查记录	11/乙级
		手术安全核查记录内容缺项或缺相关人员签名	1/项
		缺手术风险评估记录	5
		手术风险评估记录签名不全、项目不全或记录不规范	1/处
		缺手术清点记录单	3
		手术清点记录单有错误	1/项
		使用人体植入物者病历中缺识别码	3/次
	出院（或死亡）记录	※无出院记录	11/乙级
		出院或死亡记录完成不及时（出院24小时内）	3
		出院或死亡记录时间与医嘱、体温单时间不符	1/项
		个人信息填写错误	1/项
		出院记录中入院时间填写错误	1/项
		住院天数填写错误	1/项
		诊疗经过描述错误	1/项
		出院诊断名称与最后诊断不一致	2
		出院诊断依据不充分，诊断欠全面或不明确	1/项
		出院记录中的诊疗经过缺包括手术日期、手术名称、诊断性及治疗性操作、病理等重要内容	2/项
		出院记录缺项或内容不全	2/项
		出院记录中应有随访说明（包括何时需要紧急治疗）	1/项
		出院记录的出院医嘱中出院带药无用法	2
		※死亡患者无死亡记录	11/乙级
		死亡记录中诊断、死亡原因、抢救过程等描述不规范	2/项
		死亡记录缺项或内容不全	2/项
		出院记录中出院日期错误	1
		出院或死亡记录缺医师签字	1

项目类别	具体项目	缺陷内容	扣分标准
知情同意书（10分）	知情同意书	缺手术知情同意书或患者签名	11/乙级
		手术知情同意书无手术者签名	3
		手术知情同意书手术者签名与实际术者不一致	3
		手术知情同意书无经治医师签名	1/项
		手术知情同意书缺项，格式、内容、时间等不规范	1/项
		缺麻醉知情同意书及患者或委托人签名	11/乙级
		麻醉知情同意书无麻醉医师签名	3/项
		麻醉知情同意书缺项，格式、内容、时间等不规范	1/项
		缺输血（血液制品）知情同意书	11/乙级
		输血（血液制品）知情同意书无医患双方签名	1/项
		输血（血液制品）知情同意书缺项，格式、内容、时间等不规范	1/项
		输血知情同意书术前已备血者未规范填写预约输血量等内容	1/项
		缺有创诊疗操作知情同意书	11/乙级
		有创诊疗操作知情同意书无操作医师及患者或委托人签名	1/项
		有创诊疗操作知情同意书缺项，格式、内容、时间等不规范	1/项
		缺特殊检查（治疗）同意书	5
		特殊检查（治疗）同意书无医患双方签名或填写不规范	1/项
		缺血液净化知情同意书	5
		血液净化知情同意书无医患双方签名	1/项
		血液净化知情同意书缺项，格式、内容、时间等不规范	1/项
		缺激素使用知情同意书	5
		激素使用知情同意书无医患双方签名	1/项
		激素使用知情同意书缺项，格式、内容、时间等不规范	1/项
		缺放/化疗知情同意书	5
		放/化疗知情同意书无医患双方签名	1/项
		放/化疗知情同意书缺项，格式、内容、时间等不规范	1/项
		缺病危通知单	5
		病危通知单无医患双方签名	1/项
		病危通知单缺项，格式、内容、时间等不规范	1/项
		缺入院知情同意书	2
		入院知情同意书缺患者或其代理人签名	1/项
		缺授权委托书	3

项目类别	具体项目	缺陷内容	扣分标准
知情同意书（10分）	知情同意书	授权委托书无委托人、代理人签名	1/项
		授权委托书缺项，格式、内容、时间等不规范	1/项
		非本人或授权委托人签署知情同意书	3
		缺临床路径知情同意书	11/乙级
		临床路径知情同意书缺医患双方签字或填写不规范	1/项
		使用自费项目无患者或委托人签署意见并签名的知情同意书	2
		缺自费项目知情同意书	5
		自费项目知情同意书无医患双方签名	1/项
		自费项目知情同意书缺项，格式、内容、时间等不规范	1/项
		其他需要告知的情况而无知情同意书	1/项
		其他需要告知的知情同意书无医患双方签名或填写不规范	1/项
		放弃抢救无患者或委托人签署意见并签名的医疗文书	11/乙级
		无患者拒绝诊疗意见书	5
		拒绝诊疗意见书无医患双方签名	1/项
		拒绝诊疗意见书缺项，格式、内容、时间等不规范	1/项
		缺自动出院意见书	5
		自动出院意见书无医患双方签名	1/项
		自动出院意见书缺项，格式、内容、时间等不规范	1/项
		缺劝阻住院患者外出告知书	1/项
		劝阻住院患者外出告知书无医患双方签名或填写不规范	1/项
		死亡患者缺尸体解剖告知书	5
		死亡患者尸体解剖告知书无医患双方签名	1/项
		死亡患者尸体解剖告知书缺项，格式、内容、时间等不规范	1/项
医嘱单及辅助检查（10分）	医嘱及辅助检查	缺病理报告单	2
		心电图报告缺患者信息	2
		缺检查报告单	1/项
		PICC置管术后，无"胸部正位"医嘱或报告	1
		缺检验报告单	1/项
		输血病例缺输血前相关检查结果（血常规、血型、肝功、肝炎病毒抗体、梅毒抗体、HIV抗体）	1
		手术病例缺术前相关检查结果（血型、出凝血、肝炎病毒抗体、梅毒抗体、HIV抗体）	2/项
		住院超过三天缺常规检查（血常规、尿常规、大便常规）	1

项目类别	具体项目	缺陷内容	扣分标准
医嘱单及辅助检查（10分）	医嘱及辅助检查	手术病例手术前未完成常规辅助检查项目	3
		缺对诊疗起决定性作用的（专病）检查项目	1
		医嘱单执行者或执行时间漏填或有缺陷	1
		医嘱单药物过敏试验结果无记录	1
		医嘱内容不规范或有非医嘱内容	1
		※出院患者未下"今日或明日出院"医嘱	2
		出院情况为"治愈"，出院时医嘱仍为"Ⅰ级护理"	1
		自动出院者，临时医嘱为"今日/明日出院"	2
		无"临床死亡"医嘱	2
		认可的外院检查结果报告单缺少原件或复印件	2
		缺医嘱单	3
其他（5分）	基本原则	病程记录中大量拷贝复制（相似度95%）	5/项
		病程中转抄的辅助检查结果与原报告单内容不一致	2
		各种记录单一般项目（姓名、病案号等）填写不完整或信息记录有误	1/项
		医疗记录与护理记录不一致	11/乙级
		诊疗医嘱与病程记录不一致	5
	其他项目	缺病情评估表	2
		未在入院24小时内完成病情评估表	1
		病情评估表中病情评估栏有缺陷或与实际情况不符	1/项
		病情评估表中医患沟通情况栏有缺陷或与实际情况不符	1/项
		病情评估表格式或内容有缺陷	1/项
		病情评估表无评估医师签名	1
		体温单有缺陷	1/项
		护理记录单有缺陷	1/项
		入院/出院评估单中食物药物过敏史栏漏填或有缺陷	1/项
		入院/出院评估单有缺陷	1/项
		住院患者交接单有缺陷	1/项
		婴儿出生记录缺医师签字	1
		婴儿出生记录缺新生儿脚印	11/乙级
		新生儿性别有误	11/乙级
		因患者出院后完善病案而撤销提交（该条目不纳入缺陷率统计）	0

第四节　病历表格使用印刷的规范

医疗过程中涉及的表格繁杂多样，设计合理的表格可以使记录者减少填写时间，减少内容遗漏，减少在填写或收集资料时对表格内容的错误理解，使收集的资料充分体现价值。设计合理的表格就是为了方便、实用、减少重复、节省费用。

一、病案表格

（一）表格的定义

表格就是使资料正规地排列在纸张上或卡片上，通常还附有用来填写其他信息的空格。它是一种以交流为目的，将文字描述成资料的工具。

（二）表格的类型及作用

每张表格资料的组成是根据各自医疗单位的需要而确定的，其内容依据目的而确定。常用表格包括：

1. 住院或身份证明表格　用来填写鉴别患者身份证明资料、社会学资料及医师的诊断等。

2. 病案首页表格　它是住院病案、门诊病案中最基本的、不可缺少的部分，可以说是病案的脸面。内容和结构合理的病案首页能够扼要体现病案内的重要信息，并能客观地反映出医院的医疗及病案管理的质量。

我国病案首页由国家卫计委制定，全国统一规范使用，并于 2011 年下发《卫生部关于修订住院首页的通知》（卫医政发〔2011〕84 号），新增加新生儿出生体重、新生儿入院体重、现住址、入院途径等项目，并对新增项目的填写做了详尽说明，对医疗机构、付费方式、住院次数、职业、入院情况、转科科别等内容的填写做了改进和说明。

3. 允许意向表格（知情同意书）　这是非常重要的表格，是每份病案中不可缺少的部分。通常是患者对治疗的允许和授权的资料。

在医院方面，要在患者身上实施任何非常规诊断或治疗操作时，必须填写特殊的患者同意表格。这些表格提供了患者已理解这些诊断和治疗操作性质的书面证据，包括一些有关风险可能产生的后果的说明及同意进行这一特殊操作的声明。负责医师在对患者进行详细解释后让患者在表格上签字，即患者知情同意书。

4. 住院患者临床常用表格　病史体格检查单、医嘱或诊疗计划单、病程记录单、病理学和放射学及其他特殊检查单、护理记录单、出院记录单，及其他专用表格，如产科、新生儿科和儿科等。

5. 门诊医疗及初级卫生保健中心门诊患者使用的表格　好的医疗表格，特别是经过多年实践反复修改过的表格，便于统一标准，其项目具有实用性和安全性，医务人员填写方便，既能保证医疗工作质量又可全面收集资料。有些连续性的观察记录采用表格的形式，不仅方便记录，而且内容清晰，易于资料的比较。

二、设计表格的一般规则

1. 表格尺寸的标准化　在医院中使用的所有病案表格尺寸应该标准化，并应是易读、实用、适于资料的标准化。医院、诊所或初级卫生保健部门所印表格中文字的类型和大小、边缘的空白、字体颜色及纸张的颜色和重量都应有统一的标准。

2. 表格的标准格式　所有表格的上方都要有一个标准的格式用来填写患者的姓名、病案号、病房及负责医师的姓名，这些内容应出现在所有表格相同的位置上，医院的名称也应印在所有表格上。

3. 纸张大小的确定　本着节约纸张和印刷费用的目的，所有表格都应选择恰当的纸张，目前选用 A4 纸张代替原来常用的 16K。

4. 填表语言的使用　表格上的语言应能被需用该表的人所理解。

5. 标题的确定　每张表格都应有一标题，如××医院检验报告单（××院区）等。

6. 表格填写说明　为了保证收集资料的一致性，所有表格都应有简明的指导说明。如果这些说明很详细，可将它印在表格的背面或单附一张说明。

7. 数据说明　标题应清楚地说明所应填写的数据。如患者的姓名索引，通常要求填写患者的曾用名。若采用格子形式填写，既好又省时间，但应在表中明确填写方法。如男性和女性可用下列方法表示：

性别□　1. 男性　　2. 女性

在"□"内填写相应的阿拉伯数字。

8. 表格的实用性　表格要从使用的观点设计，要有足够的空间记录所需的数据。如果填写的数据是用打印机完成，则应在设计表格时就加以考虑。

9. 数据的易用性　如果一个数据与另外一个数据有从属关系，就把从属数据填写在该数据的后面，如出生日期、年龄、前次住院日期、本次住院日期。也就是按活动顺序进行分组，并与其有关表格保持逻辑上的一致，这样，填写后的表格中的数据就易于使用。

10. 办公自动化应该预留内容　如果使用自动化或浮雕姓名、地址打印系统，那么就要留出一定的空间以打印患者身份证明资料。

11. 长远计划　要有长远眼光，即使尚未使用也要考虑采用机械辅助的需要。如果准备安装计算机系统，就要考虑在表格上留出额外的空间以备将来需要时使用。

12. 色彩的使用　颜色的使用对表格的利用有一定的影响，不同颜色的纸张和墨水可以影响复印及微缩胶片的制作效果。在表格的外缘印刷上彩条，有助于识别表格，但价格较昂贵。

13. 表格标准的一致性　为了便于表格的管理，每种表格都应有表格代码、制版日期、印刷厂的名称等，以利于表格的发放、修订和再版印刷。每种表格还应备有一份样品存查，保持表格标准的一致性。

14. 预留装订线　根据整理装订的需要，临床表格可设计成事先打孔或计划留出适当的装订空间，如考虑在上方或侧面装订。通常认为左侧装订便于归档存储和使用。

15. 填写说明　必须认真准备为说明标题所做的相关说明，使填表者事先知道填表要求，保证填写的准确性。对某些表格则需要一个一般性的说明，如血压图表。

16. 表格大小应一致　尺寸不应大于病案袋或病案夹，使其利于存档。若为大于病案袋的特殊表格，应设计折叠线，使其在折叠后大小合适，折叠处应有箭头符号表示。

17. 注意保存表格原件　如果要照相复制，每复制一次表格的质量都会下降，为保证表格的质量，应只对原件进行复制。

综上所述，一个设计良好的表格应该是：

（1）外观整洁、整齐、美观，费用合理。

（2）存储、归档方便，便于检索。

（3）表格内容易辨认，易理解。

（4）易于有关人员的填写和使用。

（5）易于解释，能够清楚地转达信息及指令。

三、表格的技术处理

1. 留出空白　在印刷之前要为印刷者留出 5mm；如果采用胶印，要求印刷者留出一道边，并保证机器能夹住纸张；如果需要对表格穿孔或装订，则需要留出 20mm 的空白。

建议表格设计留出以下空间：上边：8mm，下边：5mm，装订边的空间：20mm。

书写需要留出的空间：通常情况下每个汉字约占 5mm，若为英文手写应为每个字留 2.5mm，但设计者需注意，空间不可留得太大，否则会纵容不良的书写习惯。

2. 表格的行距　设计表格时，应考虑填写表格时使用的机器特性，以便使表格适用手写和机器填写。

（1）手写行距需 7～8mm，英文为 6～7mm。

（2）用打字机填写的表格需要根据字体的大小，并且行距应与打字机的滚筒转动的移行一致。还要考虑打字机表格键的使用问题。同时也要处理所使用的打字机字体的间距，通常以 10～12mm 间距为好。

每一条垂直线的两边要留出一个空格，即在垂直线与填写的内容之间要有一个空格。

3. 格子式表格　用计算机记录数据的表格

（1）表格上方左右的格子要保持一致。

（2）清晰地说明需要用√或×或数字表示的内容。

（3）要清楚地指明每个格子所确属的问题。

4. 识别标记　包括：

（1）可识别的标题。

（2）可识别的号码（指表格类别的代码）。

（3）单位名称。

（4）最后一次印刷的日期。

用于识别标记的字体应印刷清楚、得体、醒目，在表格不太引人注意的地方有识别号码。

5. 墨色　一般来说，几乎所有表格都印成黑色。如果使用其他颜色的对照，有利于区别表格，但这些颜色通常用于照片复制不太理想。在考虑费用的前提下，可采用不同颜色的纸张或者采用加色边。

6. 画线　用细线分开栏目或表示一个项目结束，虚线用于填写内容。横线的长短应根据需要设计。

7. 表格的测试　一份表格及其填写的过程不是与病案或医疗工作相割裂的孤立部分，大多数表格对其他表格都有很大的影响，对表格的设计者和其他人亦是如此。因此，当设计新的表格或检查现有表格时，应注意征求和听取以下人员的意见：

（1）对表格及其内容负责的人。

（2）填写表格的人。

（3）不直接填写数据，但从数据中获得资料的人，即表格的使用者。

8. 我国一般医院医疗表格的尺寸

（1）一般病案记录表格同于国际标准的 A4 纸，为 21cm×29.5cm。

（2）半页记录表格为 19cm×13cm。

（3）各种检查报告回报单为 18cm×7.5cm。

（4）各种索引卡片为 12cm×7.5cm。

医院应设表格管理委员会负责监督和控制表格的产生，表格管理委员会是病案管理委员会的下属组织，一般由医务管理人员、医师、护士、病案科人员共同组成，承担表格设计和生产的责任，对申请印制新的表格，要审慎地进行考核，严格控制表格的过量产生，建立分析表格的需要性、目的性、使用及排列的标准。表格管理委员会或病案科负责保存表格的样本，并负责定期与有关科室一起对现有的表格进行评估和做必要的修改，或协助其设计新的表格，使表格充分发挥作用。

附　录

一、《中华人民共和国执业医师法》摘录

（1998 年 6 月 26 日第九届全国人民代表大会常务委员会第三次会议通过
中华人民共和国主席令第 5 号自 1998 年 6 月 26 日起实施）

第一章　总　则

第一条　为了加强医师队伍的建设，提高医师的职业道德和业务素质，保障医师的合法权益，保护人民健康，制定本法。

第二条　依法取得执业医师资格或者执业助理医师资格，经注册在医疗、预防、保健机构中执业的专业医务人员，适用本法。

本法所称医师，包括执业医师和执业助理医师。

第三条　医师应当具备良好的职业道德和医疗执业水平，发扬人道主义精神，履行防病治病、救死扶伤、保护人民健康的神圣职责。

全社会应当尊重医师。医师依法履行职责，受法律保护。

第四条　国务院卫生行政部门主管全国的医师工作。

县级以上地方人民政府卫生行政部门负责管理本行政区域内的医师工作。

第五条　国家对在医疗、预防、保健工作中作出贡献的医师，给予奖励。

第六条　医师的医学专业技术职称和医学专业技术职务的评定、聘任，按照国家有关规定办理。

第七条　医师可以依法组织和参加医师协会。

第二章　考试和注册

第八条　国家实行医师资格考试制度。医师资格考试分为执业医师资格考试和执业助理医师资格考试。

医师资格考试的办法，由国务院卫生行政部门制定。医师资格考试由省级以上人民政府卫生行政部门组织实施。

第九条　具有下列条件之一的，可以参加执业医师资格考试：

（一）具有高等学校医学专业本科以上学历，在执业医师指导下，在医疗、预防、保健机构中试用期满一年的；

（二）取得执业助理医师执业证书后，具有高等学校医学专科学历，在医疗、预防、保健机构中工作满二年的；具有中等专业学校医学专业学历，在医疗、预防、保健机构中工作满五年的。

第十条　具有高等学校医学专科学历或者中等专业学校医学专科学历，在执业医师指导下，在医疗、预防、保健机构中试用期满一年的，可以参加执业助理医师资格考试。

第十一条 以师承方式学习传统医学满三年或者经多年实践医术确有专长的，经县级以上人民政府卫生行政部门确定的传统医学专业组织或者医疗、预防、保健机构考核合格并推荐，可以参加执业医师资格或者执业助理医师资格考试。考试的内容和办法由国务院卫生行政部门另行制定。

第十二条 医师资格考试成绩合格，取得执业医师资格或者执业助理医师资格。

第十三条 国家实行医师执业注册制度。

取得医师资格的，可以向所在地县级以上人民政府卫生行政部门申请注册。

除有本法第十五条规定的情形外，受理申请的卫生行政部门应当自收到申请之日起三十日内准予注册，并发给由国务院卫生行政部门统一印制的医师执业证书。

医疗、预防、保健机构可以为本机构中的医师集体办理注册手续。

第十四条 医师经注册后，可以在医疗、预防、保健机构中按照注册的执业地点、执业类别、执业范围执业，从事相应的医疗、预防、保健业务。

未经医师注册取得执业证书，不得从事医师执业活动。

第十五条 有下列情形之一的，不予注册：

（一）不具有完全民事行为能力的；

（二）因受刑事处罚，自刑罚执行完毕之日起至申请注册之日止不满二年的；

（三）受吊销医师执业证书行政处罚，自处罚决定之日起至申请注册之日止不满二年的；

（四）有国务院卫生行政部门规定不宜从事医疗、预防、保健业务的其他情形的。

受理申请的卫生行政部门对不符合条件不予注册的，应当自收到申请之日起三十日内书面通知申请人，并说明理由。申请人有异议的，可以自收到通知之日起十五日内，依法申请复议或者向人民法院提起诉讼。

第十六条 医师注册后有下列情形之一的，其所在的医疗、预防、保健机构应当在三十日内报告准予注册的卫生行政部门，卫生行政部门应当注销注册，收回医师执业证书：

（一）死亡或者被宣告失踪的；

（二）受刑事处罚的；

（三）受吊销医师执业证书行政处罚的；

（四）依照本法第三十一条规定暂停执业活动期满，再次考核仍不合格的；

（五）中止医师执业活动满二年的；

（六）有国务院卫生行政部门规定不宜从事医疗、预防、保健业务的其他情形的。

被注销注册的当事人有异议的，可以自收到注销注册通知之日起十五日内，依法申请复议或者向人民法院提起诉讼。

第十七条 医师变更执业地点、执业类别、执业范围等注册事项的，应当到准予注册的卫生行政部门依照本法第十三条的规定办理变更注册手续。

第十八条 中止医师执业活动二年以上以及有本法第十五条规定情形消失的，申请重新执业，应当由本法第三十一条规定的机构考核合格，并依照本法第十三条的规定重新注册。

第十九条 申请个体行医的执业医师，须经注册后在医疗、预防、保健机构中执业满五年，并按照国家有关规定办理审批手续；未经批准，不得行医。

县级以上地方人民政府卫生行政部门对个体行医的医师，应当按照国务院卫生行政部门的规定，经常监督检查，凡发现有本法第十六条规定的情形的，应当及时注销注册，收回医师执业证书。

第二十条　县级以上地方人民政府卫生行政部门应当将准予注册和注销注册的人员名单予以公告，并由省级人民政府卫生行政部门汇总，报国务院卫生行政部门备案。

第三章　执业规则

第二十一条　医师在执业活动中享有下列权利：

（一）在注册的执业范围内，进行医学诊查、疾病调查、医学处置、出具相应的医学证明文件，选择合理的医疗、预防、保健方案；

（二）按照国务院卫生行政部门规定的标准，获得与本人执业活动相当的医疗设备基本条件；

（三）从事医学研究、学术交流，参加专业学术团体；

（四）参加专业培训，接受继续医学教育；

（五）在执业活动中，人格尊严、人身安全不受侵犯；

（六）获取工资报酬和津贴，享受国家规定的福利待遇；

（七）对所在机构的医疗、预防、保健工作和卫生行政部门的工作提出意见和建议，依法参与所在机构的民主管理。

第二十二条　医师在执业活动中履行下列义务：

（一）遵守法律、法规，遵守技术操作规范；

（二）树立敬业精神，遵守职业道德，履行医师职责，尽职尽责为患者服务；

（三）关心、爱护、尊重患者，保护患者的隐私；

（四）努力钻研业务，更新知识，提高专业技术水平；

（五）宣传卫生保健知识，对患者进行健康教育。

第二十三条　医师实施医疗、预防、保健措施，签署有关医学证明文件，必须亲自诊查、调查，并按照规定及时填写医学文书，不得隐匿、伪造或者销毁医学文书及有关资料。

医师不得出具与自己执业范围无关或者与执业类别不相符的医学证明文件。

第二十四条　对急危患者，医师应当采取紧急措施及时进行诊治；不得拒绝急救处置。

第二十五条　医师应当使用经国家有关部门批准使用的药品、消毒药剂和医疗器械。

除正当治疗外，不得使用麻醉药品、医疗用毒性药品、精神药品和放射性药品。

第二十六条　医师应当如实向患者或者其家属介绍病情，但应注意避免对患者产生不利后果。

医师进行实验性临床医疗，应当经医院批准并征得患者本人或者其家属同意。

第二十七条　医师不得利用职务之便，索取、非法收受患者财物或者牟取其他不正当利益。

第二十八条　遇有自然灾害、传染病流行、突发重大伤亡事故及其他严重威胁人民生命健康的紧急情况时，医师应当服从县级以上人民政府卫生行政部门的调遣。

第二十九条　医师发生医疗事故或者发现传染病疫情时，应当依照有关规定及时向所在机构或者卫生行政部门报告。

医师发现患者涉嫌伤害事件或者非正常死亡时，应当按照有关规定向有关部门报告。

第三十条　执业助理医师应当在执业医师的指导下，在医疗、预防、保健机构中按照其执业类别执业。

在乡、民族乡、镇的医疗、预防、保健机构中工作的执业助理医师，可以根据医疗诊治的情况和需要，独立从事一般的执业活动。

第五章　法律责任

第三十六条　以不正当手段取得医师执业证书的，由发给证书的卫生行政部门予以吊销；对负有直接责任的主管人员和其他直接责任人员，依法给予行政处分。

第三十七条　医师在执业活动中，违反本法规定，有下列行为之一的，由县级以上人民政府卫生行政部门给予警告或者责令暂停六个月以上一年以下执业活动；情节严重的，吊销其医师执业证书；构成犯罪的，依法追究刑事责任：

（一）违反卫生行政规章制度或者技术操作规范，造成严重后果的；

（二）由于不负责任延误急危病重患者的抢救和诊治，造成严重后果的；

（三）造成医疗责任事故的；

（四）未经亲自诊查、调查，签署诊断、治疗、流行病学等证明文件或者有关出生、死亡等证明文件的；

（五）隐匿、伪造或者擅自销毁医学文书及有关资料的；

（六）使用未经批准使用的药品、消毒药剂和医疗器械的；

（七）不按照规定使用麻醉药品、医疗用毒性药品、精神药品和放射性药品的；

（八）未经患者或者其家属同意，对患者进行实验性临床医疗的；

（九）泄露患者隐私，造成严重后果的；

（十）利用职务之便，索取、非法收受患者财物或者牟取其他不正当利益的；

（十一）发生自然灾害、传染病流行、突发重大伤亡事故以及其他严重威胁人民生命健康的紧急情况时，不服从卫生行政部门调遣的；

（十二）发生医疗事故或者发现传染病疫情，患者涉嫌伤害事件或者非正常死亡，不按照规定报告的。

第三十八条　医师在医疗、预防、保健工作中造成事故的，依照法律或者国家有关规定处理。

第三十九条　未经批准擅自开办医疗机构行医或者非医师行医的，由县级以上人民政府卫生行政部门予以取缔，没收其违法所得及其药品、器械，并处十万元以下的罚款；对医师吊销其执业证书；给患者造成损害的，依法承担赔偿责任；构成犯罪的，依法追究刑事责任。

第四十条　阻碍医师依法执业，侮辱、诽谤、威胁、殴打医师或者侵犯医师人身自由、干扰医师正常工作、生活的，依照治安管理处罚条例的规定处罚；构成犯罪的，依法追究刑事责任。

第四十一条　医疗、预防、保健机构未依照本法第十六条的规定履行报告职责，导致严重后果的，由县级以上人民政府卫生行政部门给予警告；并对该机构的行政负责人依法给予行政处分。

第四十二条　卫生行政部门工作人员或者医疗、预防、保健机构工作人员违反本法有关规定，弄虚作假、玩忽职守、滥用职权、徇私舞弊，尚不构成犯罪的，依法给予行政处分；构成犯罪的，依法追究刑事责任。

二、《中华人民共和国侵权责任法》摘录

（2009 年 12 月 26 日第十一届全国人民代表大会常务委员会第十二次会议通过
中华人民共和国主席令第 21 号自 2010 年 7 月 1 日起施行）

第一章　一般规定

第一条　为保护民事主体的合法权益，明确侵权责任，预防并制裁侵权行为，促进社会和谐稳定，制定本法。

第二条　侵害民事权益，应当依照本法承担侵权责任。

本法所称民事权益，包括生命权、健康权、姓名权、名誉权、荣誉权、肖像权、隐私权、婚姻自主权、监护权、所有权、用益物权、担保物权、著作权、专利权、商标专用权、发现权、股权、继承权等人身、财产权益。

第三条　被侵权人有权请求侵权人承担侵权责任。

第四条　侵权人因同一行为应当承担行政责任或者刑事责任的，不影响依法承担侵权责任。

因同一行为应当承担侵权责任和行政责任、刑事责任，侵权人的财产不足以支付的，先承担侵权责任。

第五条　其他法律对侵权责任另有特别规定的，依照其规定。

第二章　责任构成和责任方式

第六条　行为人因过错侵害他人民事权益，应当承担侵权责任。

根据法律规定推定行为人有过错，行为人不能证明自己没有过错的，应当承担侵权责任。

第七条　行为人损害他人民事权益，不论行为人有无过错，法律规定应当承担侵权责任的，依照其规定。

第八条　二人以上共同实施侵权行为，造成他人损害的，应当承担连带责任。

第九条　教唆、帮助他人实施侵权行为的，应当与行为人承担连带责任。

教唆、帮助无民事行为能力人、限制民事行为能力人实施侵权行为的，应当承担侵权责任；该无民事行为能力人、限制民事行为能力人的监护人未尽到监护责任的，应当承担相应的责任。

第十条　二人以上实施危及他人人身、财产安全的行为，其中一人或者数人的行为造成他人损害，能够确定具体侵权人的，由侵权人承担责任；不能确定具体侵权人的，行为人承担连带责任。

第十一条　二人以上分别实施侵权行为造成同一损害，每个人的侵权行为都足以造成全部损害的，行为人承担连带责任。

第十二条　二人以上分别实施侵权行为造成同一损害，能够确定责任大小的，各自承担相应的责任；难以确定责任大小的，平均承担赔偿责任。

第十三条　法律规定承担连带责任的，被侵权人有权请求部分或者全部连带责任人承担责任。

第十四条　连带责任人根据各自责任大小确定相应的赔偿数额；难以确定责任大小的，平均承担赔偿责任。

支付超出自己赔偿数额的连带责任人，有权向其他连带责任人追偿。

第十五条　承担侵权责任的方式主要有：

（一）停止侵害；

（二）排除妨碍；

（三）消除危险；

（四）返还财产；

（五）恢复原状；

（六）赔偿损失；

（七）赔礼道歉；

（八）消除影响、恢复名誉。

以上承担侵权责任的方式，可以单独适用，也可以合并适用。

第十六条　侵害他人造成人身损害的，应当赔偿医疗费、护理费、交通费等为治疗和康复支出的合理费用，以及因误工减少的收入。造成残疾的，还应当赔偿残疾生活辅助具费和残疾赔偿金。造成死亡的，还应当赔偿丧葬费和死亡赔偿金。

第十七条　因同一侵权行为造成多人死亡的，可以以相同数额确定死亡赔偿金。

第十八条　被侵权人死亡的，其近亲属有权请求侵权人承担侵权责任。被侵权人为单位，该单位分立、合并的，承继权利的单位有权请求侵权人承担侵权责任。

被侵权人死亡的，支付被侵权人医疗费、丧葬费等合理费用的人有权请求侵权人赔偿费用，但侵权人已支付该费用的除外。

第十九条　侵害他人财产的，财产损失按照损失发生时的市场价格或者其他方式计算。

第二十条　侵害他人人身权益造成财产损失的，按照被侵权人因此受到的损失赔偿；被侵权人的损失难以确定，侵权人因此获得利益的，按照其获得的利益赔偿；侵权人因此获得的利益难以确定，被侵权人和侵权人就赔偿数额协商不一致，向人民法院提起诉讼的，由人民法院根据实际情况确定赔偿数额。

第二十一条　侵权行为危及他人人身、财产安全的，被侵权人可以请求侵权人承担停止侵害、排除妨碍、消除危险等侵权责任。

第二十二条　侵害他人人身权益，造成他人严重精神损害的，被侵权人可以请求精神损害赔偿。

第二十三条　因防止、制止他人民事权益被侵害而使自己受到损害的，由侵权人承担责任。侵权人逃逸或者无力承担责任，被侵权人请求补偿的，受益人应当给予适当补偿。

第二十四条　受害人和行为人对损害的发生都没有过错的，可以根据实际情况，由双方分担损失。

第二十五条　损害发生后，当事人可以协商赔偿费用的支付方式。协商不一致的，赔偿费用应当一次性支付；一次性支付确有困难的，可以分期支付，但应当提供相应的担保。

第三章　不承担责任和减轻责任的情形

第二十六条　被侵权人对损害的发生也有过错的，可以减轻侵权人的责任。

第二十七条　损害是因受害人故意造成的，行为人不承担责任。

第二十八条　损害是因第三人造成的，第三人应当承担侵权责任。

第二十九条　因不可抗力造成他人损害的，不承担责任。法律另有规定的，依照其规定。

第三十条　因正当防卫造成损害的，不承担责任。正当防卫超过必要的限度，造成不应有的损害的，正当防卫人应当承担适当的责任。

第三十一条　因紧急避险造成损害的，由引起险情发生的人承担责任。如果危险是由自然原因引起的，紧急避险人不承担责任或者给予适当补偿。紧急避险采取措施不当或者超过必要的限度，造成不应有的损害的，紧急避险人应当承担适当的责任。

第四章　关于责任主体的特殊规定

第三十二条　无民事行为能力人、限制民事行为能力人造成他人损害的，由监护人承担侵权责任。监护人尽到监护责任的，可以减轻其侵权责任。

有财产的无民事行为能力人、限制民事行为能力人造成他人损害的，从本人财产中支付赔偿费用。不足部分，由监护人赔偿。

第三十三条　完全民事行为能力人对自己的行为暂时没有意识或者失去控制造成他人损害有过错的，应当承担侵权责任；没有过错的，根据行为人的经济状况对受害人适当补偿。

完全民事行为能力人因醉酒、滥用麻醉药品或者精神药品对自己的行为暂时没有意识或者失去控制造成他人损害的，应当承担侵权责任。

第三十四条　用人单位的工作人员因执行工作任务造成他人损害的，由用人单位承担侵权责任。

劳务派遣期间，被派遣的工作人员因执行工作任务造成他人损害的，由接受劳务派遣的用工单位承担侵权责任；劳务派遣单位有过错的，承担相应的补充责任。

第三十五条　个人之间形成劳务关系，提供劳务一方因劳务造成他人损害的，由接受劳务一方承担侵权责任。提供劳务一方因劳务自己受到损害的，根据双方各自的过错承担相应的责任。

第三十六条　网络用户、网络服务提供者利用网络侵害他人民事权益的，应当承担侵权责任。

网络用户利用网络服务实施侵权行为的，被侵权人有权通知网络服务提供者采取删除、屏蔽、断开链接等必要措施。网络服务提供者接到通知后未及时采取必要措施的，对损害的扩大部分与该网络用户承担连带责任。

网络服务提供者知道网络用户利用其网络服务侵害他人民事权益，未采取必要措施的，与该网络用户承担连带责任。

第三十七条　宾馆、商场、银行、车站、娱乐场所等公共场所的管理人或者群众性活动的组织者，未尽到安全保障义务，造成他人损害的，应当承担侵权责任。

因第三人的行为造成他人损害的，由第三人承担侵权责任；管理人或者组织者未尽到安全保障义务的，承担相应的补充责任。

第三十八条　无民事行为能力人在幼儿园、学校或者其他教育机构学习、生活期间受到人身损害的，幼儿园、学校或者其他教育机构应当承担责任，但能够证明尽到教育、管理职责的，不承担责任。

第三十九条　限制民事行为能力人在学校或者其他教育机构学习、生活期间受到人身损害，学校或者其他教育机构未尽到教育、管理职责的，应当承担责任。

第四十条 无民事行为能力人或者限制民事行为能力人在幼儿园、学校或者其他教育机构学习、生活期间，受到幼儿园、学校或者其他教育机构以外的人员人身损害的，由侵权人承担侵权责任；幼儿园、学校或者其他教育机构未尽到管理职责的，承担相应的补充责任。

第七章　医疗损害责任

第五十四条 患者在诊疗活动中受到损害，医疗机构及其医务人员有过错的，由医疗机构承担赔偿责任。

第五十五条 医务人员在诊疗活动中应当向患者说明病情和医疗措施。需要实施手术、特殊检查、特殊治疗的，医务人员应当及时向患者说明医疗风险、替代医疗方案等情况，并取得其书面同意；不宜向患者说明的，应当向患者的近亲属说明，并取得其书面同意。

医务人员未尽到前款义务，造成患者损害的，医疗机构应当承担赔偿责任。

第五十六条 因抢救生命垂危的患者等紧急情况，不能取得患者或者其近亲属意见的，经医疗机构负责人或者授权的负责人批准，可以立即实施相应的医疗措施。

第五十七条 医务人员在诊疗活动中未尽到与当时的医疗水平相应的诊疗义务，造成患者损害的，医疗机构应当承担赔偿责任。

第五十八条 患者有损害，因下列情形之一的，推定医疗机构有过错：

（一）违反法律、行政法规、规章以及其他有关诊疗规范的规定；

（二）隐匿或者拒绝提供与纠纷有关的病历资料；

（三）伪造、篡改或者销毁病历资料。

第五十九条 因药品、消毒药剂、医疗器械的缺陷，或者输入不合格的血液造成患者损害的，患者可以向生产者或者血液提供机构请求赔偿，也可以向医疗机构请求赔偿。患者向医疗机构请求赔偿的，医疗机构赔偿后，有权向负有责任的生产者或者血液提供机构追偿。

第六十条 患者有损害，因下列情形之一的，医疗机构不承担赔偿责任：

（一）患者或者其近亲属不配合医疗机构进行符合诊疗规范的诊疗；

（二）医务人员在抢救生命垂危的患者等紧急情况下已经尽到合理诊疗义务；

（三）限于当时的医疗水平难以诊疗。

前款第一项情形中，医疗机构及其医务人员也有过错的，应当承担相应的赔偿责任。

第六十一条 医疗机构及其医务人员应当按照规定填写并妥善保管住院志、医嘱单、检验报告、手术及麻醉记录、病理资料、护理记录、医疗费用等病历资料。

患者要求查阅、复制前款规定的病历资料的，医疗机构应当提供。

第六十二条 医疗机构及其医务人员应当对患者的隐私保密。泄露患者隐私或者未经患者同意公开其病历资料，造成患者损害的，应当承担侵权责任。

第六十三条 医疗机构及其医务人员不得违反诊疗规范实施不必要的检查。

第六十四条 医疗机构及其医务人员的合法权益受法律保护。干扰医疗秩序，妨害医务人员工作、生活的，应当依法承担法律责任。

第十二章　附　　则

第九十二条 本法自 2010 年 7 月 1 日起施行。

三、病历书写基本规范

卫医政发〔2010〕11号

第一章　基本要求

第一条　病历是指医务人员在医疗活动过程中形成的文字、符号、图表、影像、切片等资料的总和，包括门（急）诊病历和住院病历。

第二条　病历书写是指医务人员通过问诊、查体、辅助检查、诊断、治疗、护理等医疗活动获得有关资料，并进行归纳、分析、整理形成医疗活动记录的行为。

第三条　病历书写应当客观、真实、准确、及时、完整、规范。

第四条　病历书写应当使用蓝黑墨水、碳素墨水，需复写的病历资料可以使用蓝或黑色油水的圆珠笔。计算机打印的病历应当符合病历保存的要求。

第五条　病历书写应当使用中文，通用的外文缩写和无正式中文译名的症状、体征、疾病名称等可以使用外文。

第六条　病历书写应规范使用医学术语，文字工整，字迹清晰，表述准确，语句通顺，标点正确。

第七条　病历书写过程中出现错字时，应当用双线划在错字上，保留原记录清楚、可辨，并注明修改时间，修改人签名。不得采用刮、粘、涂等方法掩盖或去除原来的字迹。

上级医务人员有审查修改下级医务人员书写的病历的责任。

第八条　病历应当按照规定的内容书写，并由相应医务人员签名。

实习医务人员、试用期医务人员书写的病历，应当经过本医疗机构注册的医务人员审阅、修改并签名。

进修医务人员由医疗机构根据其胜任本专业工作实际情况认定后书写病历。

第九条　病历书写一律使用阿拉伯数字书写日期和时间，采用24小时制记录。

第十条　对需取得患者书面同意方可进行的医疗活动，应当由患者本人签署知情同意书。患者不具备完全民事行为能力时，应当由其法定代理人签字；患者因病无法签字时，应当由其授权的人员签字；为抢救患者，在法定代理人或被授权人无法及时签字的情况下，可由医疗机构负责人或者授权的负责人签字。

因实施保护性医疗措施不宜向患者说明情况的，应当将有关情况告知患者近亲属，由患者近亲属签署知情同意书，并及时记录。患者无近亲属的或者患者近亲属无法签署同意书的，由患者的法定代理人或者关系人签署同意书。

第二章　门（急）诊病历书写内容及要求

第十一条　门（急）诊病历内容包括门（急）诊病历首页（门（急）诊手册封面）、病历记录、化验单（检验报告）、医学影像检查资料等。

第十二条　门（急）诊病历首页内容应当包括患者姓名、性别、出生年月日、民族、婚姻状况、职业、工作单位、住址、药物过敏史等项目。

门诊手册封面内容应当包括患者姓名、性别、年龄、工作单位或住址、药物过敏史等项目。

第十三条 门（急）诊病历记录分为初诊病历记录和复诊病历记录。

初诊病历记录书写内容应当包括就诊时间、科别、主诉、现病史、既往史，阳性体征、必要的阴性体征和辅助检查结果，诊断及治疗意见和医师签名等。

复诊病历记录书写内容应当包括就诊时间、科别、主诉、病史、必要的体格检查和辅助检查结果、诊断、治疗处理意见和医师签名等。

急诊病历书写就诊时间应当具体到分钟。

第十四条 门（急）诊病历记录应当由接诊医师在患者就诊时及时完成。

第十五条 急诊留观记录是急诊患者因病情需要留院观察期间的记录，重点记录观察期间病情变化和诊疗措施，记录简明扼要，并注明患者去向。抢救危重患者时，应当书写抢救记录。门（急）诊抢救记录书写内容及要求按照住院病历抢救记录书写内容及要求执行。

第三章　住院病历书写内容及要求

第十六条 住院病历内容包括住院病案首页、入院记录、病程记录、手术同意书、麻醉同意书、输血治疗知情同意书、特殊检查（特殊治疗）同意书、病危（重）通知书、医嘱单、辅助检查报告单、体温单、医学影像检查资料、病理资料等。

第十七条 入院记录是指患者入院后，由经治医师通过问诊、查体、辅助检查获得有关资料，并对这些资料归纳分析书写而成的记录。可分为入院记录、再次或多次入院记录、24小时内入出院记录、24小时内入院死亡记录。

入院记录、再次或多次入院记录应当于患者入院后24小时内完成；24小时内入出院记录应当于患者出院后24小时内完成，24小时内入院死亡记录应当于患者死亡后24小时内完成。

第十八条 入院记录的要求及内容。

（一）患者一般情况包括姓名、性别、年龄、民族、婚姻状况、出生地、职业、入院时间、记录时间、病史陈述者。

（二）主诉是指促使患者就诊的主要症状（或体征）及持续时间。

（三）现病史是指患者本次疾病的发生、演变、诊疗等方面的详细情况，应当按时间顺序书写。内容包括发病情况、主要症状特点及其发展变化情况、伴随症状、发病后诊疗经过及结果、睡眠和饮食等一般情况的变化，以及与鉴别诊断有关的阳性或阴性资料等。

1. 发病情况：记录发病的时间、地点、起病缓急、前驱症状、可能的原因或诱因。

2. 主要症状特点及其发展变化情况：按发生的先后顺序描述主要症状的部位、性质、持续时间、程度、缓解或加剧因素，以及演变发展情况。

3. 伴随症状：记录伴随症状，描述伴随症状与主要症状之间的相互关系。

4. 发病以来诊治经过及结果：记录患者发病后到入院前，在院内、外接受检查与治疗的详细经过及效果。对患者提供的药名、诊断和手术名称需加引号（" "）以示区别。

5. 发病以来一般情况：简要记录患者发病后的精神状态、睡眠、食欲、大小便、体重等情况。

与本次疾病虽无紧密关系、但仍需治疗的其他疾病情况，可在现病史后另起一段予以记录。

（四）既往史是指患者过去的健康和疾病情况。内容包括既往一般健康状况、疾病史、传染病史、预防接种史、手术外伤史、输血史、食物或药物过敏史等。

（五）个人史，婚育史、月经史，家族史。

1. 个人史：记录出生地及长期居留地，生活习惯及有无烟、酒、药物等嗜好，职业与工作条件及有无工业毒物、粉尘、放射性物质接触史，有无冶游史。

2. 婚育史、月经史：婚姻状况、结婚年龄、配偶健康状况、有无子女等。女性患者记录初潮年龄、行经期天数、间隔天数、末次月经时间（或闭经年龄），月经量、痛经及生育等情况。

3. 家族史：父母、兄弟、姐妹健康状况，有无与患者类似疾病，有无家族遗传倾向的疾病。

（六）体格检查应当按照系统循序进行书写。内容包括体温、脉搏、呼吸、血压，一般情况，皮肤、黏膜，全身浅表淋巴结，头部及其器官，颈部，胸部（胸廓、肺部、心脏、血管），腹部（肝、脾等），直肠肛门，外生殖器，脊柱，四肢，神经系统等。

（七）专科情况应当根据专科需要记录专科特殊情况。

（八）辅助检查指入院前所作的与本次疾病相关的主要检查及其结果。应分类按检查时间顺序记录检查结果，如系在其他医疗机构所作检查，应当写明该机构名称及检查号。

（九）初步诊断是指经治医师根据患者入院时情况，综合分析所作出的诊断。如初步诊断为多项时，应当主次分明。对待查病例应列出可能性较大的诊断。

（十）书写入院记录的医师签名。

第十九条　再次或多次入院记录，是指患者因同一种疾病再次或多次住入同一医疗机构时书写的记录。要求及内容基本同入院记录。主诉是记录患者本次入院的主要症状（或体征）及持续时间；现病史中要求首先对本次住院前历次有关住院诊疗经过进行小结，然后再书写本次入院的现病史。

第二十条　患者入院不足 24 小时出院的，可以书写 24 小时内入出院记录。内容包括患者姓名、性别、年龄、职业、入院时间、出院时间、主诉、入院情况、入院诊断、诊疗经过、出院情况、出院诊断、出院医嘱，医师签名等。

第二十一条　患者入院不足 24 小时死亡的，可以书写 24 小时内入院死亡记录。内容包括患者姓名、性别、年龄、职业、入院时间、死亡时间、主诉、入院情况、入院诊断、诊疗经过（抢救经过）、死亡原因、死亡诊断，医师签名等。

第二十二条　病程记录是指继入院记录之后，对患者病情和诊疗过程所进行的连续性记录。内容包括患者的病情变化情况、重要的辅助检查结果及临床意义、上级医师查房意见、会诊意见、医师分析讨论意见、所采取的诊疗措施及效果、医嘱更改及理由、向患者及其近亲属告知的重要事项等。

病程记录的要求及内容：

（一）首次病程记录是指患者入院后由经治医师或值班医师书写的第一次病程记录，应当在患者入院 8 小时内完成。首次病程记录的内容包括病例特点、拟诊讨论（诊断依据及鉴别诊断）、诊疗计划等。

1. 病例特点：应当在对病史、体格检查和辅助检查进行全面分析、归纳和整理后写出本病例特征，包括阳性发现和具有鉴别诊断意义的阴性症状和体征等。

2. 拟诊讨论（诊断依据及鉴别诊断）：根据病例特点，提出初步诊断和诊断依据；对诊断不明的写出鉴别诊断并进行分析；并对下一步诊治措施进行分析。

3. 诊疗计划：提出具体的检查及治疗措施安排。

（二）日常病程记录是指对患者住院期间诊疗过程的经常性、连续性记录。由经治医师书写，也可以由实习医务人员或试用期医务人员书写，但应有经治医师签名。书写日常病程记录时，首先标明记录时间，另起一行记录具体内容。对病危患者应当根据病情变化随时书写病程记录，每天至少 1 次，记录时间应当具体到分钟。对病重患者，至少 2 天记录一次病程记录。对病情稳定的患者，至少 3 天记录一次病程记录。

（三）上级医师查房记录是指上级医师查房时对患者病情、诊断、鉴别诊断、当前治疗措施疗效的分析及下一步诊疗意见等的记录。

主治医师首次查房记录应当于患者入院 48 小时内完成。内容包括查房医师的姓名、专业技术职务、补充的病史和体征、诊断依据与鉴别诊断的分析及诊疗计划等。

主治医师日常查房记录间隔时间视病情和诊疗情况确定，内容包括查房医师的姓名、专业技术职务、对病情的分析和诊疗意见等。

科主任或具有副主任医师以上专业技术职务任职资格医师查房的记录，内容包括查房医师的姓名、专业技术职务、对病情的分析和诊疗意见等。

（四）疑难病例讨论记录是指由科主任或具有副主任医师以上专业技术任职资格的医师主持、召集有关医务人员对确诊困难或疗效不确切病例讨论的记录。内容包括讨论日期、主持人、参加人员姓名及专业技术职务、具体讨论意见及主持人小结意见等。

（五）交（接）班记录是指患者经治医师发生变更之际，交班医师和接班医师分别对患者病情及诊疗情况进行简要总结的记录。交班记录应当在交班前由交班医师书写完成；接班记录应当由接班医师于接班后 24 小时内完成。交（接）班记录的内容包括入院日期、交班或接班日期、患者姓名、性别、年龄、主诉、入院情况、入院诊断、诊疗经过、目前情况、目前诊断、交班注意事项或接班诊疗计划、医师签名等。

（六）转科记录是指患者住院期间需要转科时，经转入科室医师会诊并同意接收后，由转出科室和转入科室医师分别书写的记录。包括转出记录和转入记录。转出记录由转出科室医师在患者转出科室前书写完成（紧急情况除外）；转入记录由转入科室医师于患者转入后 24 小时内完成。转科记录内容包括入院日期、转出或转入日期，转出、转入科室，患者姓名、性别、年龄、主诉、入院情况、入院诊断、诊疗经过、目前情况、目前诊断、转科目的及注意事项或转入诊疗计划、医师签名等。

（七）阶段小结是指患者住院时间较长，由经治医师每月所作病情及诊疗情况总结。阶段小结的内容包括入院日期、小结日期，患者姓名、性别、年龄、主诉、入院情况、入院诊断、诊疗经过、目前情况、目前诊断、诊疗计划、医师签名等。

交（接）班记录、转科记录可代替阶段小结。

（八）抢救记录是指患者病情危重，采取抢救措施时作的记录。因抢救急危患者，未能及时书写病历的，有关医务人员应当在抢救结束后 6 小时内据实补记，并加以注明。内容包括病情变化情况、抢救时间及措施、参加抢救的医务人员姓名及专业技术职称等。记录抢救时间应当具体到分钟。

（九）有创诊疗操作记录是指在临床诊疗活动过程中进行的各种诊断、治疗性操作（如胸腔穿刺、腹腔穿刺等）的记录。应当在操作完成后即刻书写。内容包括操作名称、操作时间、操作步骤、结果及患者一般情况，记录过程是否顺利、有无不良反应，术后注意事项及是否向患者说明，操作医师签名。

（十）会诊记录（含会诊意见）是指患者在住院期间需要其他科室或者其他医疗机构协

助诊疗时，分别由申请医师和会诊医师书写的记录。会诊记录应另页书写。内容包括申请会诊记录和会诊意见记录。申请会诊记录应当简要载明患者病情及诊疗情况、申请会诊的理由和目的，申请会诊医师签名等。常规会诊意见记录应当由会诊医师在会诊申请发出后 48 小时内完成，急会诊时会诊医师应当在会诊申请发出后 10 分钟内到场，并在会诊结束后即刻完成会诊记录。会诊记录内容包括会诊意见、会诊医师所在的科别或者医疗机构名称、会诊时间及会诊医师签名等。申请会诊医师应在病程记录中记录会诊意见执行情况。

（十一）术前小结是指在患者手术前，由经治医师对患者病情所作的总结。内容包括简要病情、术前诊断、手术指征、拟施手术名称和方式、拟施麻醉方式、注意事项，并记录手术者术前查看患者相关情况等。

（十二）术前讨论记录是指因患者病情较重或手术难度较大，手术前在上级医师主持下，对拟实施手术方式和术中可能出现的问题及应对措施所作的讨论。讨论内容包括术前准备情况、手术指征、手术方案、可能出现的意外及防范措施、参加讨论者的姓名及专业技术职务、具体讨论意见及主持人小结意见、讨论日期、记录者的签名等。

（十三）麻醉术前访视记录是指在麻醉实施前，由麻醉医师对患者拟施麻醉进行风险评估的记录。麻醉术前访视可另立单页，也可在病程中记录。内容包括姓名、性别、年龄、科别、病案号，患者一般情况、简要病史、与麻醉相关的辅助检查结果、拟行手术方式、拟行麻醉方式、麻醉适应证及麻醉中需注意的问题、术前麻醉医嘱、麻醉医师签字并填写日期。

（十四）麻醉记录是指麻醉医师在麻醉实施中书写的麻醉经过及处理措施的记录。麻醉记录应当另页书写，内容包括患者一般情况、术前特殊情况、麻醉前用药、术前诊断、术中诊断、手术方式及日期、麻醉方式、麻醉诱导及各项操作开始及结束时间、麻醉期间用药名称、方式及剂量、麻醉期间特殊或突发情况及处理、手术起止时间、麻醉医师签名等。

（十五）手术记录是指手术者书写的反映手术一般情况、手术经过、术中发现及处理等情况的特殊记录，应当在术后 24 小时内完成。特殊情况下由第一助手书写时，应有手术者签名。手术记录应当另页书写，内容包括一般项目（患者姓名、性别、科别、病房、床位号、住院病历号或病案号）、手术日期、术前诊断、术中诊断、手术名称、手术者及助手姓名、麻醉方法、手术经过、术中出现的情况及处理等。

（十六）手术安全核查记录是指由手术医师、麻醉医师和巡回护士三方，在麻醉实施前、手术开始前和患者离室前，共同对患者身份、手术部位、手术方式、麻醉及手术风险、手术使用物品清点等内容进行核对的记录，输血的患者还应对血型、用血量进行核对。应有手术医师、麻醉医师和巡回护士三方核对、确认并签字。

（十七）手术清点记录是指巡回护士对手术患者术中所用血液、器械、敷料等的记录，应当在手术结束后即时完成。手术清点记录应当另页书写，内容包括患者姓名、住院病历号（或病案号）、手术日期、手术名称、术中所用各种器械和敷料数量的清点核对、巡回护士和手术器械护士签名等。

（十八）术后首次病程记录是指参加手术的医师在患者术后即时完成的病程记录。内容包括手术时间、术中诊断、麻醉方式、手术方式、手术简要经过、术后处理措施、术后应当特别注意观察的事项等。

（十九）麻醉术后访视记录是指麻醉实施后，由麻醉医师对术后患者麻醉恢复情况进行访视的记录。麻醉术后访视可另立单页，也可在病程中记录。内容包括姓名、性别、年龄、科别、病案号，患者一般情况、麻醉恢复情况、清醒时间、术后医嘱、是否拔除气管插管等，如有特殊情况应详细记录，麻醉医师签字并填写日期。

（二十）出院记录是指经治医师对患者此次住院期间诊疗情况的总结，应当在患者出院后 24 小时内完成。内容主要包括入院日期、出院日期、入院情况、入院诊断、诊疗经过、出院诊断、出院情况、出院医嘱、医师签名等。

（二十一）死亡记录是指经治医师对死亡患者住院期间诊疗和抢救经过的记录，应当在患者死亡后 24 小时内完成。内容包括入院日期、死亡时间、入院情况、入院诊断、诊疗经过（重点记录病情演变、抢救经过）、死亡原因、死亡诊断等。记录死亡时间应当具体到分钟。

（二十二）死亡病例讨论记录是指在患者死亡一周内，由科主任或具有副主任医师以上专业技术职务任职资格的医师主持，对死亡病例进行讨论、分析的记录。内容包括讨论日期、主持人及参加人员姓名、专业技术职务、具体讨论意见及主持人小结意见、记录者的签名等。

（二十三）病重（病危）患者护理记录是指护士根据医嘱和病情对病重（病危）患者住院期间护理过程的客观记录。病重（病危）患者护理记录应当根据相应专科的护理特点书写。内容包括患者姓名、科别、住院病历号（或病案号）、床位号、页码、记录日期和时间、出入液量、体温、脉搏、呼吸、血压等病情观察、护理措施和效果、护士签名等。记录时间应当具体到分钟。

第二十三条 手术同意书是指手术前，经治医师向患者告知拟施手术的相关情况，并由患者签署是否同意手术的医学文书。内容包括术前诊断、手术名称、术中或术后可能出现的并发症、手术风险、患者签署意见并签名、经治医师和术者签名等。

第二十四条 麻醉同意书是指麻醉前，麻醉医师向患者告知拟施麻醉的相关情况，并由患者签署是否同意麻醉意见的医学文书。内容包括患者姓名、性别、年龄、病案号、科别、术前诊断、拟行手术方式、拟行麻醉方式，患者基础疾病及可能对麻醉产生影响的特殊情况，麻醉中拟行的有创操作和监测，麻醉风险、可能发生的并发症及意外情况，患者签署意见并签名、麻醉医师签名并填写日期。

第二十五条 输血治疗知情同意书是指输血前，经治医师向患者告知输血的相关情况，并由患者签署是否同意输血的医学文书。输血治疗知情同意书内容包括患者姓名、性别、年龄、科别、病案号、诊断、输血指征、拟输血成份、输血前有关检查结果、输血风险及可能产生的不良后果、患者签署意见并签名、医师签名并填写日期。

第二十六条 特殊检查、特殊治疗同意书是指在实施特殊检查、特殊治疗前，经治医师向患者告知特殊检查、特殊治疗的相关情况，并由患者签署是否同意检查、治疗的医学文书。内容包括特殊检查、特殊治疗项目名称、目的、可能出现的并发症及风险、患者签名、医师签名等。

第二十七条 病危（重）通知书是指因患者病情危、重时，由经治医师或值班医师向患者家属告知病情，并由患方签名的医疗文书。内容包括患者姓名、性别、年龄、科别，目前诊断及病情危重情况，患方签名、医师签名并填写日期。一式两份，一份交患方保存，另一份归病历中保存。

第二十八条 医嘱是指医师在医疗活动中下达的医学指令。医嘱单分为长期医嘱单和临时医嘱单。

长期医嘱单内容包括患者姓名、科别、住院病历号（或病案号）、页码、起始日期和时间、长期医嘱内容、停止日期和时间、医师签名、执行时间、执行护士签名。临时医嘱单内容包括医嘱时间、临时医嘱内容、医师签名、执行时间、执行护士签名等。

医嘱内容及起始、停止时间应当由医师书写。医嘱内容应当准确、清楚，每项医嘱应当只包含一个内容，并注明下达时间，应当具体到分钟。医嘱不得涂改。需要取消时，应当使用红色墨水标注"取消"字样并签名。

一般情况下，医师不得下达口头医嘱。因抢救急危患者需要下达口头医嘱时，护士应当复诵一遍。抢救结束后，医师应当即刻据实补记医嘱。

第二十九条 辅助检查报告单是指患者住院期间所做各项检验、检查结果的记录。内容包括患者姓名、性别、年龄、住院病历号（或病案号）、检查项目、检查结果、报告日期、报告人员签名或者印章等。

第三十条 体温单为表格式，以护士填写为主。内容包括患者姓名、科室、床号、入院日期、住院病历号（或病案号）、日期、手术后天数、体温、脉博、呼吸、血压、大便次数、出入液量、体重、住院周数等。

第四章 打印病历内容及要求

第三十一条 打印病历是指应用字处理软件编辑生成并打印的病历（如 Word 文档、WPS 文档等）。打印病历应当按照本规定的内容录入并及时打印，由相应医务人员手写签名。

第三十二条 医疗机构打印病历应当统一纸张、字体、字号及排版格式。打印字迹应清楚易认，符合病历保存期限和复印的要求。

第三十三条 打印病历编辑过程中应当按照权限要求进行修改，已完成录入打印并签名的病历不得修改。

第五章 其 他

第三十四条 住院病案首页按照《卫生部关于修订下发住院病案首页的通知》（卫医发〔2001〕286 号）的规定书写。

第三十五条 特殊检查、特殊治疗按照《医疗机构管理条例实施细则》（1994 年卫生部令第 35 号）有关规定执行。

第三十六条 中医病历书写基本规范由国家中医药管理局另行制定。

第三十七条 电子病历基本规范由卫生部另行制定。

第三十八条 本规范自 2010 年 3 月 1 日起施行。我部于 2002 年颁布的《病历书写基本规范（试行）》（卫医发〔2002〕190 号）同时废止。

四、电子病历应用管理规范（试行）

国卫办医发〔2017〕8号

第一章 总 则

第一条 为规范医疗机构电子病历（含中医电子病历，下同）应用管理，满足临床工作需要，保障医疗质量和医疗安全，保证医患双方合法权益，根据《中华人民共和国执业医师法》、《中华人民共和国电子签名法》、《医疗机构管理条例》等法律法规，制定本规范。

第二条 实施电子病历的医疗机构，其电子病历的建立、记录、修改、使用、保存和管理等适用本规范。

第三条 电子病历是指医务人员在医疗活动过程中，使用信息系统生成的文字、符号、图表、图形、数字、影像等数字化信息，并能实现存储、管理、传输和重现的医疗记录，是病历的一种记录形式，包括门（急）诊病历和住院病历。

第四条 电子病历系统是指医疗机构内部支持电子病历信息的采集、存储、访问和在线帮助，并围绕提高医疗质量、保障医疗安全、提高医疗效率而提供信息处理和智能化服务功能的计算机信息系统。

第五条 国家卫生计生委和国家中医药管理局负责指导全国电子病历应用管理工作。地方各级卫生计生行政部门（含中医药管理部门）负责本行政区域内的电子病历应用监督管理工作。

第二章 电子病历的基本要求

第六条 医疗机构应用电子病历应当具备以下条件：

（一）具有专门的技术支持部门和人员，负责电子病历相关信息系统建设、运行和维护等工作；具有专门的管理部门和人员，负责电子病历的业务监管等工作；

（二）建立、健全电子病历使用的相关制度和规程；

（三）具备电子病历的安全管理体系和安全保障机制；

（四）具备对电子病历创建、修改、归档等操作的追溯能力；

（五）其他有关法律、法规、规范性文件及省级卫生计生行政部门规定的条件。

第七条 《医疗机构病历管理规定（2013年版》、《病历书写基本规范》、《中医病历书写基本规范》适用于电子病历管理。

第八条 电子病历使用的术语、编码、模板和数据应当符合相关行业标准和规范的要求，在保障信息安全的前提下，促进电子病历信息有效共享。

第九条 电子病历系统应当为操作人员提供专有的身份标识和识别手段，并设置相应权限。操作人员对本人身份标识的使用负责。

第十条 有条件的医疗机构电子病历系统可以使用电子签名进行身份认证，可靠的电子签名与手写签名或盖章具有同等的法律效力。

第十一条 电子病历系统应当采用权威可靠时间源。

第三章　电子病历的书写与存储

第十二条　医疗机构使用电子病历系统进行病历书写，应当遵循客观、真实、准确、及时、完整、规范的原则。

门（急）诊病历书写内容包括门（急）诊病历首页、病历记录、化验报告、医学影像检查资料等。

住院病历书写内容包括住院病案首页、入院记录、病程记录、手术同意书、麻醉同意书、输血治疗知情同意书、特殊检查（特殊治疗）同意书、病危（重）通知单、医嘱单、辅助检查报告单、体温单、医学影像检查报告、病理报告单等。

第十三条　医疗机构应当为患者电子病历赋予唯一患者身份标识，以确保患者基本信息及其医疗记录的真实性、一致性、连续性、完整性。

第十四条　电子病历系统应当对操作人员进行身份识别，并保存历次操作印痕，标记操作时间和操作人员信息，并保证历次操作印痕、标记操作时间和操作人员信息可查询、可追溯。

第十五条　医务人员采用身份标识登录电子病历系统完成书写、审阅、修改等操作并予以确认后，系统应当显示医务人员姓名及完成时间。

第十六条　电子病历系统应当设置医务人员书写、审阅、修改的权限和时限。实习医务人员、试用期医务人员记录的病历，应当由具有本医疗机构执业资格的上级医务人员审阅、修改并予确认。上级医务人员审阅、修改、确认电子病历内容时，电子病历系统应当进行身份识别、保存历次操作痕迹、标记准确的操作时间和操作人信息。

第十七条　电子病历应当设置归档状态，医疗机构应当按照病历管理相关规定，在患者门（急）诊就诊结束或出院后，适时将电子病历转为归档状态。电子病历归档后原则上不得修改，特殊情况下确需修改的，经医疗机构医务部门批准后进行修改并保留修改痕迹。

第十八条　医疗机构因存档等需要可以将电子病历打印后与非电子化的资料合并形成病案保存。具备条件的医疗机构可以对知情同意书、植入材料条形码等非电子化的资料进行数字化采集后纳入电子病历系统管理，原件另行妥善保存。

第十九条　门（急）诊电子病历由医疗机构保管的，保存时间自患者最后一次就诊之日起不少于 15 年；住院电子病历保存时间自患者最后一次出院之日起不少于 30 年。

第四章　电子病历的使用

第二十条　电子病历系统应当设置病历查阅权限，并保证医务人员查阅病历的需要，能够及时提供并完整呈现该患者的电子病历资料。呈现的电子病历应当显示患者个人信息、诊疗记录、记录时间及记录人员、上级审核人员的姓名等。

第二十一条　医疗机构应当为申请人提供电子病历的复制服务。医疗机构可以提供电子版或打印版病历。复制的电子病历文档应当可供独立读取，打印的电子病历纸质版应当加盖医疗机构病历管理专用章。

第二十二条　有条件的医疗机构可以为患者提供医学影像检查图像、手术录像、介入操作录像等电子资料复制服务。

第五章　电子病历的封存

第二十三条　依法需要封存电子病历时，应当在医疗机构或者其委托代理人、患者或者其代理人双方共同在场的情况下，对电子病历共同进行确认，并进行复制后封存。封存的电子病历复制件可以是电子版；也可以对打印的纸质版进行复印，并加盖病案管理章后进行封存。

第二十四条　封存的电子病历复制件应当满足以下技术条件及要求：

（一）储存于独立可靠的存储介质，并由医患双方或双方代理人共同签封；

（二）可在原系统内读取，但不可修改；

（三）操作痕迹、操作时间、操作人员信息可查询、可追溯；

（四）其他有关法律、法规、规范性文件和省级卫生计生行政部门规定的条件及要求。

第二十五条　封存后电子病历的原件可以继续使用。电子病历尚未完成，需要封存时，可以对已完成的电子病历先行封存，当医务人员按照规定完成后，再对新完成部分进行封存。

第六章　附　则

第二十六条　本规范所称的电子签名，是指《电子签名法》第二条规定的数据电文中以电子形式所含、所附用于识别签名人身份并表明签名人认可其中内容的数据。"可靠的电子签名"是指符合《电子签名法》第十三条有关条件的电子签名。

第二十七条　本规范所称电子病历操作人员包括使用电子病历系统的医务人员，维护、管理电子病历信息系统的技术人员和实施电子病历质量监管的行政管理人员。

第二十八条　本规范所称电子病历书写是指医务人员使用电子病历系统，对通过问诊、查体、辅助检查、诊断、治疗、护理等医疗活动获得的有关资料进行归纳、分析、整理形成医疗活动记录的行为。

第二十九条　省级卫生计生行政部门可根据本规范制定实施细则。

第三十条　《电子病历基本规范（试行）》（卫医政发〔2010〕24号）、《中医电子病历基本规范（试行）》（国中医药发〔2010〕18号）同时废止。

第三十一条　本规范自2017年4月1日起施行。

五、医疗机构病历管理规定

国卫医发〔2013〕31号

第一章　总　则

第一条　为加强医疗机构病历管理，保障医疗质量与安全，维护医患双方的合法权益，制定本规定。

第二条　病历是指医务人员在医疗活动过程中形成的文字、符号、图表、影像、切片等资料的总和，包括门（急）诊病历和住院病历。病历归档以后形成病案。

第三条　本规定适用于各级各类医疗机构对病历的管理。

第四条　按照病历记录形式不同，可区分为纸质病历和电子病历。电子病历与纸质病历具有同等效力。

第五条　医疗机构应当建立健全病历管理制度，设置病案管理部门或者配备专（兼）职人员，负责病历和病案管理工作。

医疗机构应当建立病历质量定期检查、评估与反馈制度。医疗机构医务部门负责病历的质量管理。

第六条　医疗机构及其医务人员应当严格保护患者隐私，禁止以非医疗、教学、研究目的泄露患者的病历资料。

第二章　病历的建立

第七条　医疗机构应当建立门（急）诊病历和住院病历编号制度，为同一患者建立唯一的标识号码。已建立电子病历的医疗机构，应当将病历标识号码与患者身份证明编号相关联，使用标识号码和身份证明编号均能对病历进行检索。

门（急）诊病历和住院病历应当标注页码或者电子页码。

第八条　医务人员应当按照《病历书写基本规范》、《中医病历书写基本规范》、《电子病历基本规范（试行）》和《中医电子病历基本规范（试行）》要求书写病历。

第九条　住院病历应当按照以下顺序排序：体温单、医嘱单、入院记录、病程记录、术前讨论记录、手术同意书、麻醉同意书、麻醉术前访视记录、手术安全核查记录、手术清点记录、麻醉记录、手术记录、麻醉术后访视记录、术后病程记录、病重（病危）患者护理记录、出院记录、死亡记录、输血治疗知情同意书、特殊检查（特殊治疗）同意书、会诊记录、病危（重）通知书、病理资料、辅助检查报告单、医学影像检查资料。

病案应当按照以下顺序装订保存：住院病案首页、入院记录、病程记录、术前讨论记录、手术同意书、麻醉同意书、麻醉术前访视记录、手术安全核查记录、手术清点记录、麻醉记录、手术记录、麻醉术后访视记录、术后病程记录、出院记录、死亡记录、死亡病例讨论记录、输血治疗知情同意书、特殊检查（特殊治疗）同意书、会诊记录、病危（重）通知书、病理资料、辅助检查报告单、医学影像检查资料、体温单、医嘱单、病重（病危）患者护理记录。

第三章 病历的保管

第十条 门（急）诊病历原则上由患者负责保管。医疗机构建有门（急）诊病历档案室或者已建立门（急）诊电子病历的，经患者或者其法定代理人同意，其门（急）诊病历可以由医疗机构负责保管。

住院病历由医疗机构负责保管。

第十一条 门（急）诊病历由患者保管的，医疗机构应当将检查检验结果及时交由患者保管。

第十二条 门（急）诊病历由医疗机构保管的，医疗机构应当在收到检查检验结果后24小时内，将检查检验结果归入或者录入门（急）诊病历，并在每次诊疗活动结束后首个工作日内将门（急）诊病历归档。

第十三条 患者住院期间，住院病历由所在病区统一保管。因医疗活动或者工作需要，须将住院病历带离病区时，应当由病区指定的专门人员负责携带和保管。

医疗机构应当在收到住院患者检查检验结果和相关资料后24小时内归入或者录入住院病历。

患者出院后，住院病历由病案管理部门或者专（兼）职人员统一保存、管理。

第十四条 医疗机构应当严格病历管理，任何人不得随意涂改病历，严禁伪造、隐匿、销毁、抢夺、窃取病历。

第四章 病历的借阅与复制

第十五条 除为患者提供诊疗服务的医务人员，以及经卫生计生行政部门、中医药管理部门或者医疗机构授权的负责病案管理、医疗管理的部门或者人员外，其他任何机构和个人不得擅自查阅患者病历。

第十六条 其他医疗机构及医务人员因科研、教学需要查阅、借阅病历的，应当向患者就诊医疗机构提出申请，经同意并办理相应手续后方可查阅、借阅。查阅后应当立即归还，借阅病历应当在3个工作日内归还。查阅的病历资料不得带离患者就诊医疗机构。

第十七条 医疗机构应当受理下列人员和机构复制或者查阅病历资料的申请，并依规定提供病历复制或者查阅服务：

（一）患者本人或者其委托代理人；

（二）死亡患者法定继承人或者其代理人。

第十八条 医疗机构应当指定部门或者专（兼）职人员负责受理复制病历资料的申请。受理申请时，应当要求申请人提供有关证明材料，并对申请材料的形式进行审核。

（一）申请人为患者本人的，应当提供其有效身份证明；

（二）申请人为患者代理人的，应当提供患者及其代理人的有效身份证明，以及代理人与患者代理关系的法定证明材料和授权委托书；

（三）申请人为死亡患者法定继承人的，应当提供患者死亡证明、死亡患者法定继承人的有效身份证明，死亡患者与法定继承人关系的法定证明材料；

（四）申请人为死亡患者法定继承人代理人的，应当提供患者死亡证明、死亡患者法定继承人及其代理人的有效身份证明，死亡患者与法定继承人关系的法定证明材料，代理人与法定继承人代理关系的法定证明材料及授权委托书。

第十九条　医疗机构可以为申请人复制门（急）诊病历和住院病历中的体温单、医嘱单、住院志（入院记录）、手术同意书、麻醉同意书、麻醉记录、手术记录、病重（病危）患者护理记录、出院记录、输血治疗知情同意书、特殊检查（特殊治疗）同意书、病理报告、检验报告等辅助检查报告单、医学影像检查资料等病历资料。

第二十条　公安、司法、人力资源社会保障、保险以及负责医疗事故技术鉴定的部门，因办理案件、依法实施专业技术鉴定、医疗保险审核或仲裁、商业保险审核等需要，提出审核、查阅或者复制病历资料要求的，经办人员提供以下证明材料后，医疗机构可以根据需要提供患者部分或全部病历：

（一）该行政机关、司法机关、保险或者负责医疗事故技术鉴定部门出具的调取病历的法定证明；

（二）经办人本人有效身份证明；

（三）经办人本人有效工作证明（需与该行政机关、司法机关、保险或者负责医疗事故技术鉴定部门一致）。

保险机构因商业保险审核等需要，提出审核、查阅或者复制病历资料要求的，还应当提供保险合同复印件、患者本人或者其代理人同意的法定证明材料；患者死亡的，应当提供保险合同复印件、死亡患者法定继承人或者其代理人同意的法定证明材料。合同或者法律另有规定的除外。

第二十一条　按照《病历书写基本规范》和《中医病历书写基本规范》要求，病历尚未完成，申请人要求复制病历时，可以对已完成病历先行复制，在医务人员按照规定完成病历后，再对新完成部分进行复制。

第二十二条　医疗机构受理复制病历资料申请后，由指定部门或者专（兼）职人员通知病案管理部门或专（兼）职人员，在规定时间内将需要复制的病历资料送至指定地点，并在申请人在场的情况下复制；复制的病历资料经申请人和医疗机构双方确认无误后，加盖医疗机构证明印记。

第二十三条　医疗机构复制病历资料，可以按照规定收取工本费。

第五章　病历的封存与启封

第二十四条　依法需要封存病历时，应当在医疗机构或者其委托代理人、患者或者其代理人在场的情况下，对病历共同进行确认，签封病历复制件。

医疗机构申请封存病历时，医疗机构应当告知患者或者其代理人共同实施病历封存；但患者或者其代理人拒绝或者放弃实施病历封存的，医疗机构可以在公证机构公证的情况下，对病历进行确认，由公证机构签封病历复制件。

第二十五条　医疗机构负责封存病历复制件的保管。

第二十六条　封存后病历的原件可以继续记录和使用。

按照《病历书写基本规范》和《中医病历书写基本规范》要求，病历尚未完成，需要封存病历时，可以对已完成病历先行封存，当医师按照规定完成病历后，再对新完成部分进行封存。

第二十七条　开启封存病历应当在签封各方在场的情况下实施。

第六章　病历的保存

第二十八条　医疗机构可以采用符合档案管理要求的缩微技术等对纸质病历进行处理后保存。

第二十九条　门（急）诊病历由医疗机构保管的，保存时间自患者最后一次就诊之日起不少于 15 年；住院病历保存时间自患者最后一次住院出院之日起不少于 30 年。

第三十条　医疗机构变更名称时，所保管的病历应当由变更后医疗机构继续保管。

医疗机构撤销后，所保管的病历可以由省级卫生计生行政部门、中医药管理部门或者省级卫生计生行政部门、中医药管理部门指定的机构按照规定妥善保管。

第七章　附　则

第三十一条　本规定由国家卫生计生委负责解释。

第三十二条　本规定自 2014 年 1 月 1 日起施行。原卫生部和国家中医药管理局于 2002 年公布的《医疗机构病历管理规定》（卫医发〔2002〕193 号）同时废止。

六、医疗事故处理条例

（2002 年 4 月 4 日中华人民共和国国务院令第 351 号自 2002 年 9 月 1 日起施行）

第一章 总 则

第一条 为了正确处理医疗事故，保护患者和医疗机构及其医务人员的合法权益，维护医疗秩序，保障医疗安全，促进医学科学的发展，制定本条例。

第二条 本条例所称医疗事故，是指医疗机构及其医务人员在医疗活动中，违反医疗卫生管理法律、行政法规、部门规章和诊疗护理规范、常规，过失造成患者人身损害的事故。

第三条 处理医疗事故，应当遵循公开、公平、公正、及时、便民的原则，坚持实事求是的科学态度，做到事实清楚、定性准确、责任明确、处理恰当。

第四条 根据对患者人身造成的损害程度，医疗事故分为四级：

一级医疗事故：造成患者死亡、重度残疾的；

二级医疗事故：造成患者中度残疾、器官组织损伤导致严重功能障碍的；

三级医疗事故：造成患者轻度残疾、器官组织损伤导致一般功能障碍的；

四级医疗事故：造成患者明显人身损害的其他后果的。

具体分级标准由国务院卫生行政部门制定。

第二章 医疗事故的预防与处置

第五条 医疗机构及其医务人员在医疗活动中，必须严格遵守医疗卫生管理法律、行政法规、部门规章和诊疗护理规范、常规，恪守医疗服务职业道德。

第六条 医疗机构应当对其医务人员进行医疗卫生管理法律、行政法规、部门规章和诊疗护理规范、常规的培训和医疗服务职业道德教育。

第七条 医疗机构应当设置医疗服务质量监控部门或者配备专（兼）职人员，具体负责监督本医疗机构的医务人员的医疗服务工作，检查医务人员执业情况，接受患者对医疗服务的投诉，向其提供咨询服务。

第八条 医疗机构应当按照国务院卫生行政部门规定的要求，书写并妥善保管病历资料。

因抢救急危患者，未能及时书写病历的，有关医务人员应当在抢救结束后 6 小时内据实补记，并加以注明。

第九条 严禁涂改、伪造、隐匿、销毁或者抢夺病历资料。

第十条 患者有权复印或者复制其门诊病历、住院志、体温单、医嘱单、化验单（检验报告）、医学影像检查资料、特殊检查同意书、手术同意书、手术及麻醉记录单、病理资料、护理记录以及国务院卫生行政部门规定的其他病历资料。

患者依照前款规定要求复印或者复制病历资料的，医疗机构应当提供复印或者复制服务并在复印或者复制的病历资料上加盖证明印记。复印或者复制病历资料时，应当有患者在场。

医疗机构应患者的要求，为其复印或者复制病历资料，可以按照规定收取工本费。具体收费标准由省、自治区、直辖市人民政府价格主管部门会同同级卫生行政部门规定。

第十一条　在医疗活动中，医疗机构及其医务人员应当将患者的病情、医疗措施、医疗风险等如实告知患者，及时解答其咨询；但是，应当避免对患者产生不利后果。

第十二条　医疗机构应当制定防范、处理医疗事故的预案，预防医疗事故的发生，减轻医疗事故的损害。

第十三条　医务人员在医疗活动中发生或者发现医疗事故、可能引起医疗事故的医疗过失行为或者发生医疗事故争议的，应当立即向所在科室负责人报告，科室负责人应当及时向本医疗机构负责医疗服务质量监控的部门或者专（兼）职人员报告；负责医疗服务质量监控的部门或者专（兼）职人员接到报告后，应当立即进行调查、核实，将有关情况如实向本医疗机构的负责人报告，并向患者通报、解释。

第十四条　发生医疗事故的，医疗机构应当按照规定向所在地卫生行政部门报告。

发生下列重大医疗过失行为的，医疗机构应当在 12 小时内向所在地卫生行政部门报告：

（一）导致患者死亡或者可能为二级以上的医疗事故；

（二）导致 3 人以上人身损害后果；

（三）国务院卫生行政部门和省、自治区、直辖市人民政府卫生行政部门规定的其他情形。

第十五条　发生或者发现医疗过失行为，医疗机构及其医务人员应当立即采取有效措施，避免或者减轻对患者身体健康的损害，防止损害扩大。

第十六条　发生医疗事故争议时，死亡病例讨论记录、疑难病例讨论记录、上级医师查房记录、会诊意见、病程记录应当在医患双方在场的情况下封存和启封。封存的病历资料可以是复印件，由医疗机构保管。

第十七条　疑似输液、输血、注射、药物等引起不良后果的，医患双方应当共同对现场实物进行封存和启封，封存的现场实物由医疗机构保管；需要检验的，应当由双方共同指定的、依法具有检验资格的检验机构进行检验；双方无法共同指定时，由卫生行政部门指定。

疑似输血引起不良后果，需要对血液进行封存保留的，医疗机构应当通知提供该血液的采供血机构派员到场。

第十八条　患者死亡，医患双方当事人不能确定死因或者对死因有异议的，应当在患者死亡后 48 小时内进行尸检；具备尸体冻存条件的，可以延长至 7 日。尸检应当经死者近亲属同意并签字。

尸检应当由按照国家有关规定取得相应资格的机构和病理解剖专业技术人员进行。承担尸检任务的机构和病理解剖专业技术人员有进行尸检的义务。

医疗事故争议双方当事人可以请法医病理学人员参加尸检，也可以委派代表观察尸检过程。拒绝或者拖延尸检，超过规定时间，影响对死因判定的，由拒绝或者拖延的一方承担责任。

第十九条　患者在医疗机构内死亡的，尸体应当立即移放太平间。死者尸体存放时间一般不得超过 2 周。逾期不处理的尸体，经医疗机构所在地卫生行政部门批准，并报经同级公安部门备案后，由医疗机构按照规定进行处理。

第三章　医疗事故的技术鉴定

第二十条　卫生行政部门接到医疗机构关于重大医疗过失行为的报告或者医疗事故争议当事人要求处理医疗事故争议的申请后，对需要进行医疗事故技术鉴定的，应当交由负责医疗事故技术鉴定工作的医学会组织鉴定；医患双方协商解决医疗事故争议，需要进行医疗事故技术鉴定的，由双方当事人共同委托负责医疗事故技术鉴定工作的医学会组织鉴定。

第二十一条 设区的市级地方医学会和省、自治区、直辖市直接管辖的县（市）地方医学会负责组织首次医疗事故技术鉴定工作。省、自治区、直辖市地方医学会负责组织再次鉴定工作。

必要时，中华医学会可以组织疑难、复杂并在全国有重大影响的医疗事故争议的技术鉴定工作。

第二十二条 当事人对首次医疗事故技术鉴定结论不服的，可以自收到首次鉴定结论之日起 15 日内向医疗机构所在地卫生行政部门提出再次鉴定的申请。

第二十三条 负责组织医疗事故技术鉴定工作的医学会应当建立专家库。

专家库由具备下列条件的医疗卫生专业技术人员组成：

（一）有良好的业务素质和执业品德；

（二）受聘于医疗卫生机构或者医学教学、科研机构并担任相应专业高级技术职务 3 年以上。

符合前款第（一）项规定条件并具备高级技术任职资格的法医可以受聘进入专家库。

负责组织医疗事故技术鉴定工作的医学会依照本条例规定聘请医疗卫生专业技术人员和法医进入专家库，可以不受行政区域的限制。

第二十四条 医疗事故技术鉴定，由负责组织医疗事故技术鉴定工作的医学会组织专家鉴定组进行。

参加医疗事故技术鉴定的相关专业的专家，由医患双方在医学会主持下从专家库中随机抽取。在特殊情况下，医学会根据医疗事故技术鉴定工作的需要，可以组织医患双方在其他医学会建立的专家库中随机抽取相关专业的专家参加鉴定或者函件咨询。

符合本条例第二十三条规定条件的医疗卫生专业技术人员和法医有义务受聘进入专家库，并承担医疗事故技术鉴定工作。

第二十五条 专家鉴定组进行医疗事故技术鉴定，实行合议制。专家鉴定组人数为单数，涉及的主要学科的专家一般不得少于鉴定组成员的二分之一；涉及死因、伤残等级鉴定的，并应当从专家库中随机抽取法医参加专家鉴定组。

第二十六条 专家鉴定组成员有下列情形之一的，应当回避，当事人也可以以口头或者书面的方式申请其回避：

（一）是医疗事故争议当事人或者当事人的近亲属的；

（二）与医疗事故争议有利害关系的；

（三）与医疗事故争议当事人有其他关系，可能影响公正鉴定的。

第二十七条 专家鉴定组依照医疗卫生管理法律、行政法规、部门规章和诊疗护理规范、常规，运用医学科学原理和专业知识，独立进行医疗事故技术鉴定，对医疗事故进行鉴别和判定，为处理医疗事故争议提供医学依据。

任何单位或者个人不得干扰医疗事故技术鉴定工作，不得威胁、利诱、辱骂、殴打专家鉴定组成员。

专家鉴定组成员不得接受双方当事人的财物或者其他利益。

第二十八条 负责组织医疗事故技术鉴定工作的医学会应当自受理医疗事故技术鉴定之日起 5 日内通知医疗事故争议双方当事人提交进行医疗事故技术鉴定所需的材料。

当事人应当自收到医学会的通知之日起 10 日内提交有关医疗事故技术鉴定的材料、书面陈述及答辩。医疗机构提交的有关医疗事故技术鉴定的材料应当包括下列内容：

（一）住院患者的病程记录、死亡病例讨论记录、疑难病例讨论记录、会诊意见、上级医师查房记录等病历资料原件；

（二）住院患者的住院志、体温单、医嘱单、化验单（检验报告）、医学影像检查资料、特殊检查同意书、手术同意书、手术及麻醉记录单、病理资料、护理记录等病历资料原件；

（三）抢救急危患者，在规定时间内补记的病历资料原件；

（四）封存保留的输液、注射用物品和血液、药物等实物，或者依法具有检验资格的检验机构对这些物品、实物作出的检验报告；

（五）与医疗事故技术鉴定有关的其他材料。

在医疗机构建有病历档案的门诊、急诊患者，其病历资料由医疗机构提供；没有在医疗机构建立病历档案的，由患者提供。

医患双方应当依照本条例的规定提交相关材料。医疗机构无正当理由未依照本条例的规定如实提供相关材料，导致医疗事故技术鉴定不能进行的，应当承担责任。

第二十九条 负责组织医疗事故技术鉴定工作的医学会应当自接到当事人提交的有关医疗事故技术鉴定的材料、书面陈述及答辩之日起 45 日内组织鉴定并出具医疗事故技术鉴定书。

负责组织医疗事故技术鉴定工作的医学会可以向双方当事人调查取证。

第三十条 专家鉴定组应当认真审查双方当事人提交的材料，听取双方当事人的陈述及答辩并进行核实。

双方当事人应当按照本条例的规定如实提交进行医疗事故技术鉴定所需要的材料，并积极配合调查。当事人任何一方不予配合，影响医疗事故技术鉴定的，由不予配合的一方承担责任。

第三十一条 专家鉴定组应当在事实清楚、证据确凿的基础上，综合分析患者的病情和个体差异，作出鉴定结论，并制作医疗事故技术鉴定书。鉴定结论以专家鉴定组成员的过半数通过。鉴定过程应当如实记载。

医疗事故技术鉴定书应当包括下列主要内容：

（一）双方当事人的基本情况及要求；

（二）当事人提交的材料和负责组织医疗事故技术鉴定工作的医学会的调查材料；

（三）对鉴定过程的说明；

（四）医疗行为是否违反医疗卫生管理法律、行政法规、部门规章和诊疗护理规范、常规；

（五）医疗过失行为与人身损害后果之间是否存在因果关系；

（六）医疗过失行为在医疗事故损害后果中的责任程度；

（七）医疗事故等级；

（八）对医疗事故患者的医疗护理医学建议。

第三十二条 医疗事故技术鉴定办法由国务院卫生行政部门制定。

第三十三条 有下列情形之一的，不属于医疗事故：

（一）在紧急情况下为抢救垂危患者生命而采取紧急医学措施造成不良后果的；

（二）在医疗活动中由于患者病情异常或者患者体质特殊而发生医疗意外的；

（三）在现有医学科学技术条件下，发生无法预料或者不能防范的不良后果的；

（四）无过错输血感染造成不良后果的；

（五）因患方原因延误诊疗导致不良后果的；

（六）因不可抗力造成不良后果的。

第三十四条　医疗事故技术鉴定，可以收取鉴定费用。经鉴定，属于医疗事故的，鉴定费用由医疗机构支付；不属于医疗事故的，鉴定费用由提出医疗事故处理申请的一方支付。鉴定费用标准由省、自治区、直辖市人民政府价格主管部门会同同级财政部门、卫生行政部门规定。

第四章　医疗事故的行政处理与监督

第三十五条　卫生行政部门应当依照本条例和有关法律、行政法规、部门规章的规定，对发生医疗事故的医疗机构和医务人员作出行政处理。

第三十六条　卫生行政部门接到医疗机构关于重大医疗过失行为的报告后，除责令医疗机构及时采取必要的医疗救治措施，防止损害后果扩大外，应当组织调查，判定是否属于医疗事故；对不能判定是否属于医疗事故的，应当依照本条例的有关规定交由负责医疗事故技术鉴定工作的医学会组织鉴定。

第三十七条　发生医疗事故争议，当事人申请卫生行政部门处理的，应当提出书面申请。申请书应当载明申请人的基本情况、有关事实、具体请求及理由等。

当事人自知道或者应当知道其身体健康受到损害之日起1年内，可以向卫生行政部门提出医疗事故争议处理申请。

第三十八条　发生医疗事故争议，当事人申请卫生行政部门处理的，由医疗机构所在地的县级人民政府卫生行政部门受理。医疗机构所在地是直辖市的，由医疗机构所在地的区、县人民政府卫生行政部门受理。

有下列情形之一的，县级人民政府卫生行政部门应当自接到医疗机构的报告或者当事人提出医疗事故争议处理申请之日起7日内移送上一级人民政府卫生行政部门处理：

（一）患者死亡；

（二）可能为二级以上的医疗事故；

（三）国务院卫生行政部门和省、自治区、直辖市人民政府卫生行政部门规定的其他情形。

第三十九条　卫生行政部门应当自收到医疗事故争议处理申请之日起10日内进行审查，作出是否受理的决定。对符合本条例规定，予以受理，需要进行医疗事故技术鉴定的，应当自作出受理决定之日起5日内将有关材料交由负责医疗事故技术鉴定工作的医学会组织鉴定并书面通知申请人；对不符合本条例规定，不予受理的，应当书面通知申请人并说明理由。

当事人对首次医疗事故技术鉴定结论有异议，申请再次鉴定的，卫生行政部门应当自收到申请之日起7日内交由省、自治区、直辖市地方医学会组织再次鉴定。

第四十条　当事人既向卫生行政部门提出医疗事故争议处理申请，又向人民法院提起诉讼的，卫生行政部门不予受理；卫生行政部门已经受理的，应当终止处理。

第四十一条　卫生行政部门收到负责组织医疗事故技术鉴定工作的医学会出具的医疗事故技术鉴定书后，应当对参加鉴定的人员资格和专业类别、鉴定程序进行审核；必要时，可以组织调查，听取医疗事故争议双方当事人的意见。

第四十二条 卫生行政部门经审核，对符合本条例规定作出的医疗事故技术鉴定结论，应当作为对发生医疗事故的医疗机构和医务人员作出行政处理以及进行医疗事故赔偿调解的依据；经审核，发现医疗事故技术鉴定不符合本条例规定的，应当要求重新鉴定。

第四十三条 医疗事故争议由双方当事人自行协商解决的，医疗机构应当自协商解决之日起7日内向所在地卫生行政部门作出书面报告，并附具协议书。

第四十四条 医疗事故争议经人民法院调解或者判决解决的，医疗机构应当自收到生效的人民法院的调解书或者判决书之日起7日内向所在地卫生行政部门作出书面报告，并附具调解书或者判决书。

第四十五条 县级以上地方人民政府卫生行政部门应当按照规定逐级将当地发生的医疗事故以及依法对发生医疗事故的医疗机构和医务人员作出行政处理的情况，上报国务院卫生行政部门。

第五章　医疗事故的赔偿

第四十六条 发生医疗事故的赔偿等民事责任争议，医患双方可以协商解决；不愿意协商或者协商不成的，当事人可以向卫生行政部门提出调解申请，也可以直接向人民法院提起民事诉讼。

第四十七条 双方当事人协商解决医疗事故的赔偿等民事责任争议的，应当制作协议书。协议书应当载明双方当事人的基本情况和医疗事故的原因、双方当事人共同认定的医疗事故等级以及协商确定的赔偿数额等，并由双方当事人在协议书上签名。

第四十八条 已确定为医疗事故的，卫生行政部门应医疗事故争议双方当事人请求，可以进行医疗事故赔偿调解。调解时，应当遵循当事人双方自愿原则，并应当依据本条例的规定计算赔偿数额。

经调解，双方当事人就赔偿数额达成协议的，制作调解书，双方当事人应当履行；调解不成或者经调解达成协议后一方反悔的，卫生行政部门不再调解。

第四十九条 医疗事故赔偿，应当考虑下列因素，确定具体赔偿数额：

（一）医疗事故等级；

（二）医疗过失行为在医疗事故损害后果中的责任程度；

（三）医疗事故损害后果与患者原有疾病状况之间的关系。

不属于医疗事故的，医疗机构不承担赔偿责任。

第五十条 医疗事故赔偿，按照下列项目和标准计算：

（一）医疗费：按照医疗事故对患者造成的人身损害进行治疗所发生的医疗费用计算，凭据支付，但不包括原发病医疗费用。结案后确实需要继续治疗的，按照基本医疗费用支付。

（二）误工费：患者有固定收入的，按照本人因误工减少的固定收入计算，对收入高于医疗事故发生地上一年度职工年平均工资3倍以上的，按照3倍计算；无固定收入的，按照医疗事故发生地上一年度职工年平均工资计算。

（三）住院伙食补助费：按照医疗事故发生地国家机关一般工作人员的出差伙食补助标准计算。

（四）陪护费：患者住院期间需要专人陪护的，按照医疗事故发生地上一年度职工年平均工资计算。

（五）残疾生活补助费：根据伤残等级，按照医疗事故发生地居民年平均生活费计算，自定残之月起最长赔偿 30 年；但是，60 周岁以上的，不超过 15 年；70 周岁以上的，不超过 5 年。

（六）残疾用具费：因残疾需要配置补偿功能器具的，凭医疗机构证明，按照普及型器具的费用计算。

（七）丧葬费：按照医疗事故发生地规定的丧葬费补助标准计算。

（八）被扶养人生活费：以死者生前或者残疾者丧失劳动能力前实际扶养且没有劳动能力的人为限，按照其户籍所在地或者居所地居民最低生活保障标准计算。对不满 16 周岁的，扶养到 16 周岁。对年满 16 周岁但无劳动能力的，扶养 20 年；但是，60 周岁以上的，不超过 15 年；70 周岁以上的，不超过 5 年。

（九）交通费：按照患者实际必需的交通费用计算，凭据支付。

（十）住宿费：按照医疗事故发生地国家机关一般工作人员的出差住宿补助标准计算，凭据支付。

（十一）精神损害抚慰金：按照医疗事故发生地居民年平均生活费计算。造成患者死亡的，赔偿年限最长不超过 6 年；造成患者残疾的，赔偿年限最长不超过 3 年。

第五十一条　参加医疗事故处理的患者近亲属所需交通费、误工费、住宿费，参照本条例第五十条的有关规定计算，计算费用的人数不超过 2 人。

医疗事故造成患者死亡的，参加丧葬活动的患者的配偶和直系亲属所需交通费、误工费、住宿费，参照本条例第五十条的有关规定计算，计算费用的人数不超过 2 人。

第五十二条　医疗事故赔偿费用，实行一次性结算，由承担医疗事故责任的医疗机构支付。

第六章　罚　则

第五十三条　卫生行政部门的工作人员在处理医疗事故过程中违反本条例的规定，利用职务上的便利收受他人财物或者其他利益，滥用职权，玩忽职守，或者发现违法行为不予查处，造成严重后果的，依照刑法关于受贿罪、滥用职权罪、玩忽职守罪或者其他有关罪的规定，依法追究刑事责任；尚不够刑事处罚的，依法给予降级或者撤职的行政处分。

第五十四条　卫生行政部门违反本条例的规定，有下列情形之一的，由上级卫生行政部门给予警告并责令限期改正；情节严重的，对负有责任的主管人员和其他直接责任人员依法给予行政处分：

（一）接到医疗机构关于重大医疗过失行为的报告后，未及时组织调查的；

（二）接到医疗事故争议处理申请后，未在规定时间内审查或者移送上一级人民政府卫生行政部门处理的；

（三）未将应当进行医疗事故技术鉴定的重大医疗过失行为或者医疗事故争议移交医学会组织鉴定的；

（四）未按照规定逐级将当地发生的医疗事故以及依法对发生医疗事故的医疗机构和医务人员的行政处理情况上报的；

（五）未依照本条例规定审核医疗事故技术鉴定书的。

第五十五条　医疗机构发生医疗事故的，由卫生行政部门根据医疗事故等级和情节，给予警告；情节严重的，责令限期停业整顿直至由原发证部门吊销执业许可证，对负有责任的医务人员依照刑法关于医疗事故罪的规定，依法追究刑事责任；尚不够刑事处罚的，依法给予行政处分或者纪律处分。

对发生医疗事故的有关医务人员，除依照前款处罚外，卫生行政部门并可以责令暂停6个月以上1年以下执业活动；情节严重的，吊销其执业证书。

第五十六条 医疗机构违反本条例的规定，有下列情形之一的，由卫生行政部门责令改正；情节严重的，对负有责任的主管人员和其他直接责任人员依法给予行政处分或者纪律处分：

（一）未如实告知患者病情、医疗措施和医疗风险的；

（二）没有正当理由，拒绝为患者提供复印或者复制病历资料服务的；

（三）未按照国务院卫生行政部门规定的要求书写和妥善保管病历资料的；

（四）未在规定时间内补记抢救工作病历内容的；

（五）未按照本条例的规定封存、保管和启封病历资料和实物的；

（六）未设置医疗服务质量监控部门或者配备专（兼）职人员的；

（七）未制定有关医疗事故防范和处理预案的；

（八）未在规定时间内向卫生行政部门报告重大医疗过失行为的；

（九）未按照本条例的规定向卫生行政部门报告医疗事故的；

（十）未按照规定进行尸检和保存、处理尸体的。

第五十七条 参加医疗事故技术鉴定工作的人员违反本条例的规定，接受申请鉴定双方或者一方当事人的财物或者其他利益，出具虚假医疗事故技术鉴定书，造成严重后果的，依照刑法关于受贿罪的规定，依法追究刑事责任；尚不够刑事处罚的，由原发证部门吊销其执业证书或者资格证书。

第五十八条 医疗机构或者其他有关机构违反本条例的规定，有下列情形之一的，由卫生行政部门责令改正，给予警告；对负有责任的主管人员和其他直接责任人员依法给予行政处分或者纪律处分；情节严重的，由原发证部门吊销其执业证书或者资格证书：

（一）承担尸检任务的机构没有正当理由，拒绝进行尸检的；

（二）涂改、伪造、隐匿、销毁病历资料的。

第五十九条 以医疗事故为由，寻衅滋事、抢夺病历资料，扰乱医疗机构正常医疗秩序和医疗事故技术鉴定工作，依照刑法关于扰乱社会秩序罪的规定，依法追究刑事责任；尚不够刑事处罚的，依法给予治安管理处罚。

第七章 附 则

第六十条 本条例所称医疗机构，是指依照《医疗机构管理条例》的规定取得《医疗机构执业许可证》的机构。

县级以上城市从事计划生育技术服务的机构依照《计划生育技术服务管理条例》的规定开展与计划生育有关的临床医疗服务，发生的计划生育技术服务事故，依照本条例的有关规定处理；但是，其中不属于医疗机构的县级以上城市从事计划生育技术服务的机构发生的计划生育技术服务事故，由计划生育行政部门行使依照本条例有关规定由卫生行政部门承担的受理、交由负责医疗事故技术鉴定工作的医学会组织鉴定和赔偿调解的职能；对发生计划生育技术服务事故的该机构及其有关责任人员，依法进行处理。

第六十一条 非法行医，造成患者人身损害，不属于医疗事故，触犯刑律的，依法追究刑事责任；有关赔偿，由受害人直接向人民法院提起诉讼。

　　第六十二条　军队医疗机构的医疗事故处理办法，由中国人民解放军卫生主管部门会同国务院卫生行政部门依据本条例制定。

　　第六十三条　本条例自 2002 年 9 月 1 日起施行。1987 年 6 月 29 日国务院发布的《医疗事故处理办法》同时废止。本条例施行前已经处理结案的医疗事故争议，不再重新处理。

七、医疗质量管理办法

（2016 年 7 月 26 日经国家卫生计生委委主任会议讨论通过，
现予公布，自 2016 年 11 月 1 日起施行。）

第一章 总 则

第一条 为加强医疗质量管理，规范医疗服务行为，保障医疗安全，根据有关法律法规，制定本办法。

第二条 本办法适用于各级卫生计生行政部门以及各级各类医疗机构医疗质量管理工作。

第三条 国家卫生计生委负责全国医疗机构医疗质量管理工作。

县级以上地方卫生计生行政部门负责本行政区域内医疗机构医疗质量管理工作。

国家中医药管理局和军队卫生主管部门分别在职责范围内负责中医和军队医疗机构医疗质量管理工作。

第四条 医疗质量管理是医疗管理的核心，各级各类医疗机构是医疗质量管理的第一责任主体，应当全面加强医疗质量管理，持续改进医疗质量，保障医疗安全。

第五条 医疗质量管理应当充分发挥卫生行业组织的作用，各级卫生计生行政部门应当为卫生行业组织参与医疗质量管理创造条件。

第二章 组织机构和职责

第六条 国家卫生计生委负责组织或者委托专业机构、行业组织（以下称专业机构）制订医疗质量管理相关制度、规范、标准和指南，指导地方各级卫生计生行政部门和医疗机构开展医疗质量管理与控制工作。省级卫生计生行政部门可以根据本地区实际，制订行政区域医疗质量管理相关制度、规范和具体实施方案。

县级以上地方卫生计生行政部门在职责范围内负责监督、指导医疗机构落实医疗质量管理有关规章制度。

第七条 国家卫生计生委建立国家医疗质量管理与控制体系，完善医疗质量控制与持续改进的制度和工作机制。

各级卫生计生行政部门组建或者指定各级、各专业医疗质量控制组织（以下称质控组织）落实医疗质量管理与控制的有关工作要求。

第八条 国家级各专业质控组织在国家卫生计生委指导下，负责制订全国统一的质控指标、标准和质量管理要求，收集、分析医疗质量数据，定期发布质控信息。

省级和有条件的地市级卫生计生行政部门组建相应级别、专业的质控组织，开展医疗质量管理与控制工作。

第九条 医疗机构医疗质量管理实行院、科两级责任制。

医疗机构主要负责人是本机构医疗质量管理的第一责任人；临床科室以及药学、护理、医技等部门（以下称业务科室）主要负责人是本科室医疗质量管理的第一责任人。

第十条 医疗机构应当成立医疗质量管理专门部门，负责本机构的医疗质量管理工作。

二级以上的医院、妇幼保健院以及专科疾病防治机构（以下称二级以上医院）应当设立医疗质量管理委员会。医疗质量管理委员会主任由医疗机构主要负责人担任，委员由医疗管理、质量控制、护理、医院感染管理、医学工程、信息、后勤等相关职能部门负责人以及相关临床、药学、医技等科室负责人组成，指定或者成立专门部门具体负责日常管理工作。其他医疗机构应当设立医疗质量管理工作小组或者指定专（兼）职人员，负责医疗质量具体管理工作。

第十一条　医疗机构医疗质量管理委员会的主要职责是：

（一）按照国家医疗质量管理的有关要求，制订本机构医疗质量管理制度并组织实施；

（二）组织开展本机构医疗质量监测、预警、分析、考核、评估以及反馈工作，定期发布本机构质量管理信息；

（三）制订本机构医疗质量持续改进计划、实施方案并组织实施；

（四）制订本机构临床新技术引进和医疗技术临床应用管理相关工作制度并组织实施；

（五）建立本机构医务人员医疗质量管理相关法律、法规、规章制度、技术规范的培训制度，制订培训计划并监督实施；

（六）落实省级以上卫生计生行政部门规定的其他内容。

第十二条　二级以上医院各业务科室应当成立本科室医疗质量管理工作小组，组长由科室主要负责人担任，指定专人负责日常具体工作。医疗质量管理工作小组主要职责是：

（一）贯彻执行医疗质量管理相关的法律、法规、规章、规范性文件和本科室医疗质量管理制度；

（二）制订本科室年度质量控制实施方案，组织开展科室医疗质量管理与控制工作；

（三）制订本科室医疗质量持续改进计划和具体落实措施；

（四）定期对科室医疗质量进行分析和评估，对医疗质量薄弱环节提出整改措施并组织实施；

（五）对本科室医务人员进行医疗质量管理相关法律、法规、规章制度、技术规范、标准、诊疗常规及指南的培训和宣传教育；

（六）按照有关要求报送本科室医疗质量管理相关信息。

第十三条　各级卫生计生行政部门和医疗机构应当建立健全医疗质量管理人员的培养和考核制度，充分发挥专业人员在医疗质量管理工作中的作用。

第三章　医疗质量保障

第十四条　医疗机构应当加强医务人员职业道德教育，发扬救死扶伤的人道主义精神，坚持"以患者为中心"，尊重患者权利，履行防病治病、救死扶伤、保护人民健康的神圣职责。

第十五条　医务人员应当恪守职业道德，认真遵守医疗质量管理相关法律法规、规范、标准和本机构医疗质量管理制度的规定，规范临床诊疗行为，保障医疗质量和医疗安全。

第十六条　医疗机构应当按照核准登记的诊疗科目执业。卫生技术人员开展诊疗活动应当依法取得执业资质，医疗机构人力资源配备应当满足临床工作需要。

医疗机构应当按照有关法律法规、规范、标准要求，使用经批准的药品、医疗器械、耗材开展诊疗活动。

医疗机构开展医疗技术应当与其功能任务和技术能力相适应，按照国家关于医疗技术和手术管理有关规定，加强医疗技术临床应用管理。

第十七条 医疗机构及其医务人员应当遵循临床诊疗指南、临床技术操作规范、行业标准和临床路径等有关要求开展诊疗工作，严格遵守医疗质量安全核心制度，做到合理检查、合理用药、合理治疗。

第十八条 医疗机构应当加强药学部门建设和药事质量管理，提升临床药学服务能力，推行临床药师制，发挥药师在处方审核、处方点评、药学监护等合理用药管理方面的作用。临床诊断、预防和治疗疾病用药应当遵循安全、有效、经济的合理用药原则，尊重患者对药品使用的知情权。

第十九条 医疗机构应当加强护理质量管理，完善并实施护理相关工作制度、技术规范和护理指南；加强护理队伍建设，创新管理方法，持续改善护理质量。

第二十条 医疗机构应当加强医技科室的质量管理，建立覆盖检查、检验全过程的质量管理制度，加强室内质量控制，配合做好室间质量评价工作，促进临床检查检验结果互认。

第二十一条 医疗机构应当完善门急诊管理制度，规范门急诊质量管理，加强门急诊专业人员和技术力量配备，优化门急诊服务流程，保证门急诊医疗质量和医疗安全，并把门急诊工作质量作为考核科室和医务人员的重要内容。

第二十二条 医疗机构应当加强医院感染管理，严格执行消毒隔离、手卫生、抗菌药物合理使用和医院感染监测等规定，建立医院感染的风险监测、预警以及多部门协同干预机制，开展医院感染防控知识的培训和教育，严格执行医院感染暴发报告制度。

第二十三条 医疗机构应当加强病历质量管理，建立并实施病历质量管理制度，保障病历书写客观、真实、准确、及时、完整、规范。

第二十四条 医疗机构及其医务人员开展诊疗活动，应当遵循患者知情同意原则，尊重患者的自主选择权和隐私权，并对患者的隐私保密。

第二十五条 医疗机构开展中医医疗服务，应当符合国家关于中医诊疗、技术、药事等管理的有关规定，加强中医医疗质量管理。

第四章 医疗质量持续改进

第二十六条 医疗机构应当建立本机构全员参与、覆盖临床诊疗服务全过程的医疗质量管理与控制工作制度。医疗机构应当严格按照卫生计生行政部门和质控组织关于医疗质量管理控制工作的有关要求，积极配合质控组织开展工作，促进医疗质量持续改进。

医疗机构应当按照有关要求，向卫生计生行政部门或者质控组织及时、准确地报送本机构医疗质量安全相关数据信息。

医疗机构应当熟练运用医疗质量管理工具开展医疗质量管理与自我评价，根据卫生计生行政部门或者质控组织发布的质控指标和标准完善本机构医疗质量管理相关指标体系，及时收集相关信息，形成本机构医疗质量基础数据。

第二十七条 医疗机构应当加强临床专科服务能力建设，重视专科协同发展，制订专科建设发展规划并组织实施，推行"以患者为中心、以疾病为链条"的多学科诊疗模式。加强继续医学教育，重视人才培养、临床技术创新性研究和成果转化，提高专科临床服务能力与水平。

第二十八条 医疗机构应当加强单病种质量管理与控制工作，建立本机构单病种管理的指标体系，制订单病种医疗质量参考标准，促进医疗质量精细化管理。

第二十九条 医疗机构应当制订满意度监测指标并不断完善，定期开展患者和员工满意度监测，努力改善患者就医体验和员工执业感受。

第三十条　医疗机构应当开展全过程成本精确管理，加强成本核算、过程控制、细节管理和量化分析，不断优化投入产出比，努力提高医疗资源利用效率。

第三十一条　医疗机构应当对各科室医疗质量管理情况进行现场检查和抽查，建立本机构医疗质量内部公示制度，对各科室医疗质量关键指标的完成情况予以内部公示。

医疗机构应当定期对医疗卫生技术人员开展医疗卫生管理法律法规、医院管理制度、医疗质量管理与控制方法、专业技术规范等相关内容的培训和考核。

医疗机构应当将科室医疗质量管理情况作为科室负责人综合目标考核以及聘任、晋升、评先评优的重要指标。

医疗机构应当将科室和医务人员医疗质量管理情况作为医师定期考核、晋升以及科室和医务人员绩效考核的重要依据。

第三十二条　医疗机构应当强化基于电子病历的医院信息平台建设，提高医院信息化工作的规范化水平，使信息化工作满足医疗质量管理与控制需要，充分利用信息化手段开展医疗质量管理与控制。建立完善医疗机构信息管理制度，保障信息安全。

第三十三条　医疗机构应当对本机构医疗质量管理要求执行情况进行评估，对收集的医疗质量信息进行及时分析和反馈，对医疗质量问题和医疗安全风险进行预警，对存在的问题及时采取有效干预措施，并评估干预效果，促进医疗质量的持续改进。

第五章　医疗安全风险防范

第三十四条　国家建立医疗质量（安全）不良事件报告制度，鼓励医疗机构和医务人员主动上报临床诊疗过程中的不良事件，促进信息共享和持续改进。

医疗机构应当建立医疗质量（安全）不良事件信息采集、记录和报告相关制度，并作为医疗机构持续改进医疗质量的重要基础工作。

第三十五条　医疗机构应当建立药品不良反应、药品损害事件和医疗器械不良事件监测报告制度，并按照国家有关规定向相关部门报告。

第三十六条　医疗机构应当提高医疗安全意识，建立医疗安全与风险管理体系，完善医疗安全管理相关工作制度、应急预案和工作流程，加强医疗质量重点部门和关键环节的安全与风险管理，落实患者安全目标。医疗机构应当提高风险防范意识，建立完善相关制度，利用医疗责任保险、医疗意外保险等风险分担形式，保障医患双方合法权益。制订防范、处理医疗纠纷的预案，预防、减少医疗纠纷的发生。完善投诉管理，及时化解和妥善处理医疗纠纷。

第六章　监督管理

第三十七条　县级以上地方卫生计生行政部门负责对本行政区域医疗机构医疗质量管理情况的监督检查。医疗机构应当予以配合，不得拒绝、阻碍或者隐瞒有关情况。

第三十八条　县级以上地方卫生计生行政部门应当建立医疗机构医疗质量管理评估制度，可以根据当地实际情况，组织或者委托专业机构，利用信息化手段开展第三方评估工作，定期在行业内发布评估结果。

县级以上地方卫生计生行政部门和各级质控组织应当重点加强对县级医院、基层医疗机构和民营医疗机构的医疗质量管理和监督。

第三十九条　国家卫生计生委依托国家级人口健康信息平台建立全国医疗质量管理与控制信息系统，对全国医疗质量管理的主要指标信息进行收集、分析和反馈。

省级卫生计生行政部门应当依托区域人口健康信息平台，建立本行政区域的医疗质量管理与控制信息系统，对本行政区域医疗机构医疗质量管理相关信息进行收集、分析和反馈，对医疗机构医疗质量进行评价，并实现与全国医疗质量管理与控制信息系统互连互通。

第四十条　各级卫生计生行政部门应当建立医疗机构医疗质量管理激励机制，采取适当形式对医疗质量管理先进的医疗机构和管理人员予以表扬和鼓励，积极推广先进经验和做法。

第四十一条　县级以上地方卫生计生行政部门应当建立医疗机构医疗质量管理情况约谈制度。对发生重大或者特大医疗质量安全事件、存在严重医疗质量安全隐患，或者未按要求整改的各级各类医疗机构负责人进行约谈；对造成严重后果的，予以通报，依法处理，同时报上级卫生计生行政部门备案。

第四十二条　各级卫生计生行政部门应当将医疗机构医疗质量管理情况和监督检查结果纳入医疗机构及其主要负责人考核的关键指标，并与医疗机构校验、医院评审、评价以及个人业绩考核相结合。考核不合格的，视情况对医疗机构及其主要负责人进行处理。

第七章　法律责任

第四十三条　医疗机构开展诊疗活动超出登记范围、使用非卫生技术人员从事诊疗工作、违规开展禁止或者限制临床应用的医疗技术、使用不合格或者未经批准的药品、医疗器械、耗材等开展诊疗活动的，由县级以上地方卫生计生行政部门依据国家有关法律法规进行处理。

第四十四条　医疗机构有下列情形之一的，由县级以上卫生计生行政部门责令限期改正；逾期不改的，给予警告，并处三万元以下罚款；对公立医疗机构负有责任的主管人员和其他直接责任人员，依法给予处分：

（一）未建立医疗质量管理部门或者未指定专（兼）职人员负责医疗质量管理工作的；

（二）未建立医疗质量管理相关规章制度的；

（三）医疗质量管理制度不落实或者落实不到位，导致医疗质量管理混乱的；

（四）发生重大医疗质量安全事件隐匿不报的；

（五）未按照规定报送医疗质量安全相关信息的；

（六）其他违反本办法规定的行为。

第四十五条　医疗机构执业的医师、护士在执业活动中，有下列行为之一的，由县级以上地方卫生计生行政部门依据《执业医师法》、《护士条例》等有关法律法规的规定进行处理；构成犯罪的，依法追究刑事责任：

（一）违反卫生法律、法规、规章制度或者技术操作规范，造成严重后果的；

（二）由于不负责任延误急危患者抢救和诊治，造成严重后果的；

（三）未经亲自诊查，出具检查结果和相关医学文书的；

（四）泄露患者隐私，造成严重后果的；

（五）开展医疗活动未遵守知情同意原则的；

（六）违规开展禁止或者限制临床应用的医疗技术、不合格或者未经批准的药品、医疗器械、耗材等开展诊疗活动的；

（七）其他违反本办法规定的行为。

其他卫生技术人员违反本办法规定的，根据有关法律、法规的规定予以处理。

第四十六条　县级以上地方卫生计生行政部门未按照本办法规定履行监管职责，造成严重后果的，对直接负责的主管人员和其他直接责任人员依法给予行政处分。

第八章　附　则

第四十七条　本办法下列用语的含义：

（一）医疗质量：指在现有医疗技术水平及能力、条件下，医疗机构及其医务人员在临床诊断及治疗过程中，按照职业道德及诊疗规范要求，给予患者医疗照顾的程度。

（二）医疗质量管理：指按照医疗质量形成的规律和有关法律、法规要求，运用现代科学管理方法，对医疗服务要素、过程和结果进行管理与控制，以实现医疗质量系统改进、持续改进的过程。

（三）医疗质量安全核心制度：指医疗机构及其医务人员在诊疗活动中应当严格遵守的相关制度，主要包括：首诊负责制度、三级查房制度、会诊制度、分级护理制度、值班和交接班制度、疑难病例讨论制度、急危重患者抢救制度、术前讨论制度、死亡病例讨论制度、查对制度、手术安全核查制度、手术分级管理制度、新技术和新项目准入制度、危急值报告制度、病历管理制度、抗菌药物分级管理制度、临床用血审核制度、信息安全管理制度等。

（四）医疗质量管理工具：指为实现医疗质量管理目标和持续改进所采用的措施、方法和手段，如全面质量管理（TQC）、质量环（PDCA循环）、品管圈（QCC）、疾病诊断相关组（DRGs）绩效评价、单病种管理、临床路径管理等。

第四十八条　本办法自2016年11月1日起施行。

八、处方管理办法

（中华人民共和国卫生部令第 53 号公布，自 2007 年 5 月 1 日起施行）

第一章　总　则

第一条　为规范处方管理，提高处方质量，促进合理用药，保障医疗安全，根据《执业医师法》、《药品管理法》、《医疗机构管理条例》、《麻醉药品和精神药品管理条例》等有关法律、法规，制定本办法。

第二条　本办法所称处方，是指由注册的执业医师和执业助理医师（以下简称医师）在诊疗活动中为患者开具的、由取得药学专业技术职务任职资格的药学专业技术人员（以下简称药师）审核、调配、核对，并作为患者用药凭证的医疗文书。处方包括医疗机构病区用药医嘱单。

本办法适用于与处方开具、调剂、保管相关的医疗机构及其人员。

第三条　卫生部负责全国处方开具、调剂、保管相关工作的监督管理。

县级以上地方卫生行政部门负责本行政区域内处方开具、调剂、保管相关工作的监督管理。

第四条　医师开具处方和药师调剂处方应当遵循安全、有效、经济的原则。

处方药应当凭医师处方销售、调剂和使用。

第二章　处方管理的一般规定

第五条　处方标准（附件 1）由卫生部统一规定，处方格式由省、自治区、直辖市卫生行政部门（以下简称省级卫生行政部门）统一制定，处方由医疗机构按照规定的标准和格式印制。

第六条　处方书写应当符合下列规则：

（一）患者一般情况、临床诊断填写清晰、完整，并与病历记载相一致。

（二）每张处方限于一名患者的用药。

（三）字迹清楚，不得涂改；如需修改，应当在修改处签名并注明修改日期。

（四）药品名称应当使用规范的中文名称书写，没有中文名称的可以使用规范的英文名称书写；医疗机构或者医师、药师不得自行编制药品缩写名称或者使用代号；书写药品名称、剂量、规格、用法、用量要准确规范，药品用法可用规范的中文、英文、拉丁文或者缩写体书写，但不得使用"遵医嘱"、"自用"等含糊不清字句。

（五）患者年龄应当填写实足年龄，新生儿、婴幼儿写日、月龄，必要时要注明体重。

（六）西药和中成药可以分别开具处方，也可以开具一张处方，中药饮片应当单独开具处方。

（七）开具西药、中成药处方，每一种药品应当另起一行，每张处方不得超过 5 种药品。

（八）中药饮片处方的书写，一般应当按照"君、臣、佐、使"的顺序排列；调剂、煎煮的特殊要求注明在药品右上方，并加括号，如布包、先煎、后下等；对饮片的产地、炮制有特殊要求的，应当在药品名称之前写明。

（九）药品用法用量应当按照药品说明书规定的常规用法用量使用，特殊情况需要超剂量使用时，应当注明原因并再次签名。

（十）除特殊情况外，应当注明临床诊断。

（十一）开具处方后的空白处划一斜线以示处方完毕。

（十二）处方医师的签名式样和专用签章应当与院内药学部门留样备查的式样相一致，不得任意改动，否则应当重新登记留样备案。

第七条　药品剂量与数量用阿拉伯数字书写。剂量应当使用法定剂量单位：重量以克（g）、毫克（mg）、微克（μg）、纳克（ng）为单位；容量以升（L）、毫升（ml）为单位；国际单位（IU）、单位（U）；中药饮片以克（g）为单位。

片剂、丸剂、胶囊剂、颗粒剂分别以片、丸、粒、袋为单位；溶液剂以支、瓶为单位；软膏及乳膏剂以支、盒为单位；注射剂以支、瓶为单位，应当注明含量；中药饮片以剂为单位。

第三章　处方权的获得

第八条　经注册的执业医师在执业地点取得相应的处方权。

经注册的执业助理医师在医疗机构开具的处方，应当经所在执业地点执业医师签名或加盖专用签章后方有效。

第九条　经注册的执业助理医师在乡、民族乡、镇、村的医疗机构独立从事一般的执业活动，可以在注册的执业地点取得相应的处方权。

第十条　医师应当在注册的医疗机构签名留样或者专用签章备案后，方可开具处方。

第十一条　医疗机构应当按照有关规定，对本机构执业医师和药师进行麻醉药品和精神药品使用知识和规范化管理的培训。执业医师经考核合格后取得麻醉药品和第一类精神药品的处方权，药师经考核合格后取得麻醉药品和第一类精神药品调剂资格。

医师取得麻醉药品和第一类精神药品处方权后，方可在本机构开具麻醉药品和第一类精神药品处方，但不得为自己开具该类药品处方。药师取得麻醉药品和第一类精神药品调剂资格后，方可在本机构调剂麻醉药品和第一类精神药品。

第十二条　试用期人员开具处方，应当经所在医疗机构有处方权的执业医师审核、并签名或加盖专用签章后方有效。

第十三条　进修医师由接收进修的医疗机构对其胜任本专业工作的实际情况进行认定后授予相应的处方权。

第四章　处方的开具

第十四条　医师应当根据医疗、预防、保健需要，按照诊疗规范、药品说明书中的药品适应证、药理作用、用法、用量、禁忌、不良反应和注意事项等开具处方。

开具医疗用毒性药品、放射性药品的处方应当严格遵守有关法律、法规和规章的规定。

第十五条　医疗机构应当根据本机构性质、功能、任务，制定药品处方集。

第十六条　医疗机构应当按照经药品监督管理部门批准并公布的药品通用名称购进药品。同一通用名称药品的品种，注射剂型和口服剂型各不得超过 2 种，处方组成类同的复方制剂 1~2 种。因特殊诊疗需要使用其他剂型和剂量规格药品的情况除外。

第十七条　医师开具处方应当使用经药品监督管理部门批准并公布的药品通用名称、新活性化合物的专利药品名称和复方制剂药品名称。

医师开具院内制剂处方时应当使用经省级卫生行政部门审核、药品监督管理部门批准的名称。

医师可以使用由卫生部公布的药品习惯名称开具处方。

第十八条 处方开具当日有效。特殊情况下需延长有效期的，由开具处方的医师注明有效期限，但有效期最长不得超过 3 天。

第十九条 处方一般不得超过 7 日用量；急诊处方一般不得超过 3 日用量；对于某些慢性病、老年病或特殊情况，处方用量可适当延长，但医师应当注明理由。

医疗用毒性药品、放射性药品的处方用量应当严格按照国家有关规定执行。

第二十条 医师应当按照卫生部制定的麻醉药品和精神药品临床应用指导原则，开具麻醉药品、第一类精神药品处方。

第二十一条 门（急）诊癌症疼痛患者和中、重度慢性疼痛患者需长期使用麻醉药品和第一类精神药品的，首诊医师应当亲自诊查患者，建立相应的病历，要求其签署《知情同意书》。

病历中应当留存下列材料复印件：

（一）二级以上医院开具的诊断证明；

（二）患者户籍簿、身份证或者其他相关有效身份证明文件；

（三）为患者代办人员身份证明文件。

第二十二条 除需长期使用麻醉药品和第一类精神药品的门（急）诊癌症疼痛患者和中、重度慢性疼痛患者外，麻醉药品注射剂仅限于医疗机构内使用。

第二十三条 为门（急）诊患者开具的麻醉药品注射剂，每张处方为一次常用量；控缓释制剂，每张处方不得超过 7 日常用量；其他剂型，每张处方不得超过 3 日常用量。

第一类精神药品注射剂，每张处方为一次常用量；控缓释制剂，每张处方不得超过 7 日常用量；其他剂型，每张处方不得超过 3 日常用量。哌醋甲酯用于治疗儿童多动症时，每张处方不得超过 15 日常用量。

第二类精神药品一般每张处方不得超过 7 日常用量；对于慢性病或某些特殊情况的患者，处方用量可以适当延长，医师应当注明理由。

第二十四条 为门（急）诊癌症疼痛患者和中、重度慢性疼痛患者开具的麻醉药品、第一类精神药品注射剂，每张处方不得超过 3 日常用量；控缓释制剂，每张处方不得超过 15 日常用量；其他剂型，每张处方不得超过 7 日常用量。

第二十五条 为住院患者开具的麻醉药品和第一类精神药品处方应当逐日开具，每张处方为 1 日常用量。

第二十六条 对于需要特别加强管制的麻醉药品，盐酸二氢埃托啡处方为一次常用量，仅限于二级以上医院内使用；盐酸哌替啶处方为一次常用量，仅限于医疗机构内使用。

第二十七条 医疗机构应当要求长期使用麻醉药品和第一类精神药品的门（急）诊癌症患者和中、重度慢性疼痛患者，每 3 个月复诊或者随诊一次。

第二十八条 医师利用计算机开具、传递普通处方时，应当同时打印出纸质处方，其格式与手写处方一致；打印的纸质处方经签名或者加盖签章后有效。药师核发药品时，应当核对打印的纸质处方，无误后发给药品，并将打印的纸质处方与计算机传递处方同时收存备查。

第五章　处方的调剂

第二十九条　取得药学专业技术职务任职资格的人员方可从事处方调剂工作。

第三十条　药师在执业的医疗机构取得处方调剂资格。药师签名或者专用签章式样应当在本机构留样备查。

第三十一条　具有药师以上专业技术职务任职资格的人员负责处方审核、评估、核对、发药以及安全用药指导；药士从事处方调配工作。

第三十二条　药师应当凭医师处方调剂处方药品，非经医师处方不得调剂。

第三十三条　药师应当按照操作规程调剂处方药品：认真审核处方，准确调配药品，正确书写药袋或粘贴标签，注明患者姓名和药品名称、用法、用量，包装；向患者交付药品时，按照药品说明书或者处方用法，进行用药交待与指导，包括每种药品的用法、用量、注意事项等。

第三十四条　药师应当认真逐项检查处方前记、正文和后记书写是否清晰、完整，并确认处方的合法性。

第三十五条　药师应当对处方用药适宜性进行审核，审核内容包括：

（一）规定必须做皮试的药品，处方医师是否注明过敏试验及结果的判定；

（二）处方用药与临床诊断的相符性；

（三）剂量、用法的正确性；

（四）选用剂型与给药途径的合理性；

（五）是否有重复给药现象；

（六）是否有潜在临床意义的药物相互作用和配伍禁忌；

（七）其他用药不适宜情况。

第三十六条　药师经处方审核后，认为存在用药不适宜时，应当告知处方医师，请其确认或者重新开具处方。

药师发现严重不合理用药或者用药错误，应当拒绝调剂，及时告知处方医师，并应当记录，按照有关规定报告。

第三十七条　药师调剂处方时必须做到"四查十对"：查处方，对科别、姓名、年龄；查药品，对药名、剂型、规格、数量；查配伍禁忌，对药品性状、用法用量；查用药合理性，对临床诊断。

第三十八条　药师在完成处方调剂后，应当在处方上签名或者加盖专用签章。

第三十九条　药师应当对麻醉药品和第一类精神药品处方，按年月日逐日编制顺序号。

第四十条　药师对于不规范处方或者不能判定其合法性的处方，不得调剂。

第四十一条　医疗机构应当将本机构基本用药供应目录内同类药品相关信息告知患者。

第四十二条　除麻醉药品、精神药品、医疗用毒性药品和儿科处方外，医疗机构不得限制门诊就诊人员持处方到药品零售企业购药。

第六章　监督管理

第四十三条　医疗机构应当加强对本机构处方开具、调剂和保管的管理。

第四十四条　医疗机构应当建立处方点评制度，填写处方评价表（附件2），对处方实施动态监测及超常预警，登记并通报不合理处方，对不合理用药及时予以干预。

第四十五条 医疗机构应当对出现超常处方 3 次以上且无正当理由的医师提出警告，限制其处方权；限制处方权后，仍连续 2 次以上出现超常处方且无正当理由的，取消其处方权。

第四十六条 医师出现下列情形之一的，处方权由其所在医疗机构予以取消：

（一）被责令暂停执业；

（二）考核不合格离岗培训期间；

（三）被注销、吊销执业证书；

（四）不按照规定开具处方，造成严重后果的；

（五）不按照规定使用药品，造成严重后果的；

（六）因开具处方牟取私利。

第四十七条 未取得处方权的人员及被取消处方权的医师不得开具处方。未取得麻醉药品和第一类精神药品处方资格的医师不得开具麻醉药品和第一类精神药品处方。

第四十八条 除治疗需要外，医师不得开具麻醉药品、精神药品、医疗用毒性药品和放射性药品处方。

第四十九条 未取得药学专业技术职务任职资格的人员不得从事处方调剂工作。

第五十条 处方由调剂处方药品的医疗机构妥善保存。普通处方、急诊处方、儿科处方保存期限为 1 年，医疗用毒性药品、第二类精神药品处方保存期限为 2 年，麻醉药品和第一类精神药品处方保存期限为 3 年。

处方保存期满后，经医疗机构主要负责人批准、登记备案，方可销毁。

第五十一条 医疗机构应当根据麻醉药品和精神药品处方开具情况，按照麻醉药品和精神药品品种、规格对其消耗量进行专册登记，登记内容包括发药日期、患者姓名、用药数量。专册保存期限为 3 年。

第五十二条 县级以上地方卫生行政部门应当定期对本行政区域内医疗机构处方管理情况进行监督检查。

县级以上卫生行政部门在对医疗机构实施监督管理过程中，发现医师出现本办法第四十六条规定情形的，应当责令医疗机构取消医师处方权。

第五十三条 卫生行政部门的工作人员依法对医疗机构处方管理情况进行监督检查时，应当出示证件；被检查的医疗机构应当予以配合，如实反映情况，提供必要的资料，不得拒绝、阻碍、隐瞒。

第七章 法律责任

第五十四条 医疗机构有下列情形之一的，由县级以上卫生行政部门按照《医疗机构管理条例》第四十八条的规定，责令限期改正，并可处以 5000 元以下的罚款；情节严重的，吊销其《医疗机构执业许可证》：

（一）使用未取得处方权的人员、被取消处方权的医师开具处方的；

（二）使用未取得麻醉药品和第一类精神药品处方资格的医师开具麻醉药品和第一类精神药品处方的；

（三）使用未取得药学专业技术职务任职资格的人员从事处方调剂工作的。

第五十五条 医疗机构未按照规定保管麻醉药品和精神药品处方，或者未依照规定进行专册登记的，按照《麻醉药品和精神药品管理条例》第七十二条的规定，由设区的市级卫生行政部门责令限期改正，给予警告；逾期不改正的，处 5000 元以上 1 万元以下的罚款；情节严重的，吊销其印鉴卡；对直接负责的主管人员和其他直接责任人员，依法给予降级、撤职、开除的处分。

第五十六条　医师和药师出现下列情形之一的，由县级以上卫生行政部门按照《麻醉药品和精神药品管理条例》第七十三条的规定予以处罚：

（一）未取得麻醉药品和第一类精神药品处方资格的医师擅自开具麻醉药品和第一类精神药品处方的；

（二）具有麻醉药品和第一类精神药品处方医师未按照规定开具麻醉药品和第一类精神药品处方，或者未按照卫生部制定的麻醉药品和精神药品临床应用指导原则使用麻醉药品和第一类精神药品的；

（三）药师未按照规定调剂麻醉药品、精神药品处方的。

第五十七条　医师出现下列情形之一的，按照《执业医师法》第三十七条的规定，由县级以上卫生行政部门给予警告或者责令暂停六个月以上一年以下执业活动；情节严重的，吊销其执业证书。

（一）未取得处方权或者被取消处方权后开具药品处方的；

（二）未按照本办法规定开具药品处方的；

（三）违反本办法其他规定的。

第五十八条　药师未按照规定调剂处方药品，情节严重的，由县级以上卫生行政部门责令改正、通报批评，给予警告；并由所在医疗机构或者其上级单位给予纪律处分。

第五十九条　县级以上地方卫生行政部门未按照本办法规定履行监管职责的，由上级卫生行政部门责令改正。

第八章　附　则

第六十条　乡村医生按照《乡村医生从业管理条例》的规定，在省级卫生行政部门制定的乡村医生基本用药目录范围内开具药品处方。

第六十一条　本办法所称药学专业技术人员，是指按照卫生部《卫生技术人员职务试行条例》规定，取得药学专业技术职务任职资格人员，包括主任药师、副主任药师、主管药师、药师、药士。

第六十二条　本办法所称医疗机构，是指按照《医疗机构管理条例》批准登记的从事疾病诊断、治疗活动的医院、社区卫生服务中心（站）、妇幼保健院、卫生院、疗养院、门诊部、诊所、卫生室（所）、急救中心（站）、专科疾病防治院（所、站）以及护理院（站）等医疗机构。

第六十三条　本办法自 2007 年 5 月 1 日起施行。《处方管理办法（试行）》（卫医发〔2004〕269 号）和《麻醉药品、精神药品处方管理规定》（卫医法〔2005〕436 号）同时废止。

九、住院病案首页数据质量管理与控制指标（2016 年版）

一、住院病案首页填报完整率

定义：住院病案首页填报完整率是指首页必填项目完整填报的病案份数占同期出院病案总数的比例。

住院病案首页项目填报完整率是指 n 份病案首页填报的必填项目之和占 n 份病案首页全部必填项目总数的比例。

计算公式：

$$病案首页填报完整率 = \frac{首页必填项目完整填报的病案份数}{检出出院病案总数} \times 100\%$$

$$病案首页项目填报完整率 = \frac{n\ 份病案首页填报的必填项目之和}{n\ 份病案首页全部必填项目总数} \times 100\%$$

意义：反映医疗机构填报住院病案首页的总体情况，是衡量住院病案首页数据质量的基础指标，是应用首页数据客观评价医院服务能力和医疗质量的工作基础。

二、主要诊断选择正确率

定义：主要诊断选择正确的病案数占同期出院病案总数的比例。
计算公式：

$$主要诊断选择正确率 = \frac{病案首页主要诊断选择正确的病案数}{检查出院病案总数} \times 100\%$$

意义：主要诊断是病种质量管理、临床路径管理的数据基础，也是应用 DRGs 这一评价工具对医院进行绩效评估的重要依据。主要诊断选择正确率是评估诊疗措施适宜性的重要指标，反映医疗机构及其医师的临床能力及诊治水平。

三、主要手术及操作选择正确率

定义：主要手术及操作选择正确的病案数占同期有手术及操作的出院病案总数的比例
计算公式：

$$主要手术及操作选择正确率 = \frac{主要手术及操作选择正确的病案数}{检查有手术及操作的出院病案总数} \times 100\%$$

意义：主要手术及操作信息是病种质量管理、临床路径管理的数据基础，也是对医院进行技术能力及绩效评价的重要依据。

四、其他诊断填写完整正确率

定义：其他诊断填写完整正确的病案数占同期出院病案总数的比例。
计算公式：

$$其他诊断填写完整正确率 = \frac{其他诊断填写完整正确的病案数}{检查出院病案总数} \times 100\%$$

意义：其他诊断（包括并发症和合并症）体现患者疾病的危重及复杂程度，是保障诊断相关分组（DRGs）客观准确的重要数据。其他诊断填写完整正确率能够更客观地反映医疗机构及其医师的临床能力及诊治水平。

五、主要诊断编码正确率

定义：主要诊断编码正确的病案数占同期出院病案总数的比例。

计算公式：

$$主要诊断编码正确率 = \frac{主要诊断编码正确的病案数}{检查出院病案总数} \times 100\%$$

意义：主要诊断编码正确率是反映医疗机构病案编码质量的重要指标，对正确统计医院及地区疾病谱、支撑 DRGs 分组和医疗机构绩效评估均具有重要意义。

六、其他诊断编码正确率

定义：其他诊断编码正确的病案数占同期出院病案总数的比例。

计算公式：

$$其他诊断编码正确率 = \frac{其他诊断编码正确的病案数}{检查出院病案总数} \times 100\%$$

意义：其他诊断编码正确率是反映医疗机构病案编码质量的重要指标，对正确统计医院及地区疾病谱、支撑 DRGs 分组和医疗机构绩效评估均具有重要意义。

七、手术及操作编码正确率

定义：手术及操作编码正确的病案数占同期有手术及操作记录的出院病案总数的比例。

计算公式：

$$手术及操作编码正确率 = \frac{手术及操作编码正确的病案数}{检查有手术及操作记录的出院病案总数} \times 100\%$$

意义：手术及操作编码正确率是反映医疗机构病案编码质量的重要指标，对重要病种质量评价、临床路径质量分析具有重要意义。编码员应当根据国际疾病分类规则对临床实施的手术操作准确编写 ICD－9－CM－3 手术操作代码。

八、病案首页数据质量优秀率

定义：病案首页数据质量优秀的病案数占同期出院病案总数的比例。

计算公式：

$$病案首页数据质量优秀率 = \frac{病案首页数据质量优秀的病案数}{检查出院病案总数} \times 100\%$$

意义：病案首页数据质量优秀率是全面反映病案首页数据填报质量的主要指标。医疗机构应当对住院病案首页数据质量进行全面管理，使首页内容填报全面、准确。

九、医疗费用信息准确率

定义：医疗费用信息准确的病案数占同期出院病案总数的比例。

计算公式：

$$医疗费用信息准确率 = \frac{医疗费用信息准确的病案数}{检查出院病案总数} \times 100\%$$

意义：医疗费用信息准确率是医疗费用分析的重要指标，用于评价医院是否启用标准收费字典库及按照收费分类要求进行信息系统改造，并对照接口标准准确上传住院医疗费用信息。

十、病案首页数据上传率

定义：上传首页数据的病案数占同期出院病案总数的比例。

计算公式：

$$病案首页信息上传率 = \frac{上传首页数据的病案数}{同期出院病案总数} \times 100\%$$

意义：病案首页数据上传率是反映医疗机构首页数据导出及信息上传的完整性，是利用首页数据客观评价医院服务能力和医疗质量的工作基础。

附件：1. 住院病案首页必填项目列表
2. 住院病案首页数据质量评分标准

附件1 住院病案首页必填项目列表

序号	项目	信息分类	序号	项目	信息分类
1	医疗机构	住院信息	39	ABO 血型	诊疗信息
2	组织机构代码	诊疗信息	40	Rh 血型	诊疗信息
3	第　次住院	住院信息	41	（主要手术）名称	诊疗信息
4	入院途径	住院信息	42	（主要手术）级别	诊疗信息
5	入院时间	住院信息	43	（主要手术）切口愈合等级	诊疗信息
6	入院科别	住院信息	44	（主要手术）麻醉方式	诊疗信息
7	（入院）病房	住院信息	45	（入院前）颅脑损伤时间	诊疗信息
8	转科科别	住院信息	46	（入院后）颅脑损伤时间	诊疗信息
9	出院时间	住院信息	47	（重症监护室）名称	诊疗信息
10	出院科别	住院信息	48	（重症监护室）进入时间	诊疗信息
11	（出院）病房	住院信息	49	（重症监护室）转出时间	诊疗信息
12	实际住院天数	住院信息	50	医疗付费方式	患者信息
13	科主任	住院信息	51	病案号	患者信息
14	主任（副主任）医师	住院信息	52	姓名	患者信息
15	主治医师	住院信息	53	性别	患者信息
16	住院医师	住院信息	54	出生日期	患者信息
17	责任护士	住院信息	55	年龄	患者信息
18	编码员	住院信息	56	国籍	患者信息
19	（主要手术）日期	住院信息	57	出生地（省、市、县）	患者信息

序号	项目	信息分类	序号	项目	信息分类
20	（主要手术）术者	住院信息	58	籍贯	患者信息
21	（主要手术）Ⅰ助	住院信息	59	民族	患者信息
22	（主要手术）Ⅱ助	住院信息	60	身份证号	患者信息
23	（主要手术）麻醉医师	住院信息	61	职业	患者信息
24	离院方式	住院信息	62	婚姻	患者信息
25	是否有31天内再次入院计划	住院信息	63	现住址（省、市、县、街道）	患者信息
26	日常生活能力评定量表得分（入院）	住院信息	64	现住址电话	患者信息
27	日常生活能力评定量表得分（出院）	住院信息	65	现住址邮编	患者信息
28	门急诊诊断	诊疗信息	66	户口地址（省、市、县、街道）	患者信息
29	门急诊诊断编码	诊疗信息	67	户口地址邮编	患者信息
30	（主要出院诊断）名称	诊疗信息	68	工作单位及地址	患者信息
31	（主要出院诊断）入院病情	诊疗信息	69	工作单位电话	患者信息
32	（主要出院诊断）疗效	诊疗信息	70	工作单位邮编	患者信息
33	（主要出院诊断）编码	诊疗信息	71	联系人姓名	患者信息
34	损伤中毒的外部原因	诊疗信息	72	联系人关系	患者信息
35	损伤中毒的外部原因编码	诊疗信息	73	联系人地址	患者信息
36	病理号（有一次住院多个标本的可能）	诊疗信息	74	联系人电话	患者信息
37	病理诊断	诊疗信息	75	住院总费用	费用信息
38	有无药物过敏	诊疗信息	76	自付费用	费用信息

注：必填栏不能为空项，没有可填写内容时填写"—"

附件2　住院病案首页数据质量评分标准

医院名称　　　　　　　　　　　　患者姓名　　　　　　　　　病案号

检查项目	项目类别	项目数	评分项	分值	减分
患者基本信息（18分）	A类	2	新生儿入院体重	4	
			新生儿出生体重	4	
	B类	1	病案号	2	
	C类	4	性别	1	
			出生日期	1	
			年龄	1	
			医疗付费方式	1	
	D类	20	健康卡号、患者姓名、出生地、籍贯、民族、身份证号、职业、婚姻状况、现住址、电话号码、邮编、户口地址及邮编、工作单位及地址、单位电话及邮编、联系人姓名、关系、地址、电话号码。	0.5 分/项，减至4分为止	
住院过程信息（26分）	A类	1	离院方式	4	
	B类	5	入院时间	2	
			出院时间	2	
			实际住院天数	2	
			出院科别	2	
			是否有31天内再住院计划	2	
	C类	3	入院途径	1	
			入院科别	1	
			转科科别	1	
诊疗信息（50分）	A类	6	出院主要诊断	4	
			主要诊断编码	4	
			其他诊断	1分/项，减至4分为止	
			其他诊断编码	1分/项，减至4分为止	
			主要手术或操作名称	4	
			主要手术或操作编码	4	

续表

检查项目	项目类别	项目数	评分项	分值	减分
诊疗信息 （50 分）	B 类	8	入院病情	2	
			病理诊断	2	
			病理诊断编码	2	
			切口愈合等级	2	
			颅脑损伤患者昏迷时间	2	
			其他手术或操作名称	0.5 分/项，减至 2 分为止	
			其他手术或操作编码	0.5 分/项，减至 2 分为止	
			手术及操作日期	2	
	C 类	3	门（急）诊诊断	1	
			门（急）诊诊断疾病编码	1	
			麻醉方式	1	
	D 类	12	损伤（中毒）外部原因及疾病编码、病理诊断及编码和病历号、药物过敏史、尸检记录、血型及 Rh 标识、手术级别、术者、第一助手。	0.5/项，减至 3 分为止	
费用信息 （6 分）	A 类	1	总费用	4	
	D 类	10	综合医疗服务类、诊断类、治疗类、康复类、中医类、西药类、中药类、血液和血制品类、耗材类、其他类。	每项 0.5 分，减至 2 分为止	

总分 100 分

减分

实际得分

检查人员：

检查时间

十、住院病历排序

一、在院病历排列顺序

1. 体温单（逆序）
2. 医嘱单（逆序）
3. 入院记录
4. 病程记录（顺序）
5. 术前讨论记录
6. 手术知情同意书
7. 麻醉知情同意书
8. 麻醉术前视访记录
9. 手术风险评估表
10. 手术安全核查表
11. 手术清点记录
12. 麻醉记录
13. 手术记录
14. 麻醉术后访视记录
15. 术后病程记录
16. 病重（病名）患者护理记录（顺序）
17. 出院/死亡记录
18. 输血治疗知情同意书
19. 特殊检查（特殊治疗）同意书
20. 会诊记录
21. 病危（重）通知书
22. 病理资料
23. 辅助检查报告单（顺序）
24. 医学影像检查资料

★相同病案文书按照逆序排序。

二、出院病历排列顺序

1. 住院病案首页
2. 入院记录
3. 病程记录
4. 术前讨论记录
5. 手术知情同意书
6. 麻醉知情同意书
7. 麻醉术前访视记录
8. 手术风险评估表

9. 手术安全检查表

10. 手术清点记录

11. 麻醉记录

12. 手术记录

13. 麻醉术后访视记录

14. 术后病程记录

15. 出院/死亡记录

16. 死亡病例讨论记录

17. 输血治疗知情同意书

18. 特殊检查（特殊治疗）同意书

19. 会诊记录

20. 病危（重）通知书

21. 病理资料

22. 辅助检查报告单

23. 医学影像检查资料

24. 体温单（顺序）

25. 医嘱单（顺序）

26. 病重（病危）患者护理记录（顺序）